# 卒中后失语循证医学研究

主 编 孟智宏 杜宇征 邓士哲

全国百佳图书出版单位
中国中医药出版社
·北京·

**图书在版编目（CIP）数据**

卒中后失语循证医学研究/孟智宏，杜宇征，邓士哲主编.—北京：
中国中医药出版社，2023.3（2023.4重印）
ISBN 978-7-5132-5293-5

Ⅰ.①卒…　Ⅱ.①孟…　②杜…　③邓…　Ⅲ.①脑血管
疾病-失语症-循证医学-研究　Ⅳ.①R743

中国国家版本馆 CIP 数据核字（2023）第 021346 号

中国中医药出版社出版
北京经济技术开发区科创十三街 31 号院二区 8 号楼
邮政编码　100176
传真　010-64405721
河北省武强县画业有限责任公司印刷
各地新华书店经销

开本 710×1000　1/16　印张 16　彩插 0.5　字数 245 千字
2023 年 3 月第 1 版　2023 年 4 月第 2 次印刷
书号　ISBN 978-7-5132-5293-5

定价　72.00 元
网址　www.cptcm.com

服务热线　010-64405510
购书热线　010-89535836
维权打假　010-64405753

微信服务号　zgzyycbs
微商城网址　https://kdt.im/LIdUGr
官方微博　http://e.weibo.com/cptcm
天猫旗舰店网址　https://zgzyycbs.tmall.com

如有印装质量问题请与本社出版部联系（010-64405510）

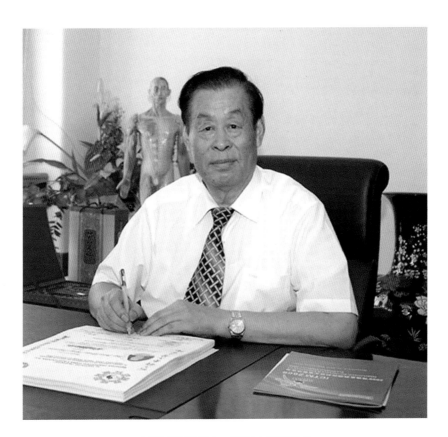

中国工程院院士、国医大师石学敏

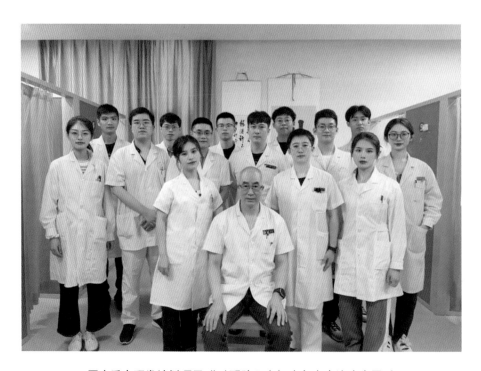

国家重点研发计划项目"'醒脑开窍'康复方案治疗中风后
运动性失语的循证研究"课题组

# 石　序

中华上下五千年，中医药是凝聚着民族智慧的瑰宝，是千百年来中医药学实践的结晶，更是世界优秀文化的精华。一部高质量论著，不仅是优秀临床医生经验传播的载体，更是临床最佳证据的集中体现。

针灸，自2010年正式被联合国教科文组织列入"人类非物质文化遗产代表作名录"，是我国中医药被世界认可的重要标志之一。近年来，随着针灸一步步走向国际舞台，针灸标准化工作的发展也愈发受到重视，然而符合现代国际规范的临床证据还远远不够。循证医学自20世纪90年代初发展起来，是一门与中医药传承、创新发展密切相关的临床交叉医学学科。顾名思义，《卒中后失语循证医学研究》基于循证医学的理论和方法，收集、筛选、评价、归纳中西医疗法治疗卒中后失语的证据，通过对有效性和安全性的揭示，总结中西医诊疗的临床作用特点和规律，可用于辅助中医药标准化工作管理体系的构建，指导卒中后失语临床指南、路径和卫生决策的制定。

遵循中医药发展规律，秉持"传承精华，守正创新"的发展原则，本书名实相副，筛取资料得当，条分缕析，既重视中医传统理论体系的传承，又未忽视现代临床研究进展，对各类疗法做出中肯的评述，给出客观的推荐意见，给予详细的健康指导，与国际标准相衔接，成为中医药国际传播的桥梁，对提高卒中后失语诊疗的综合水平将产生积极影响。

文须有益于大方之家，理解著书之难，必古人之未所及就，后世之所不可无，难在继承前人经验的同时，又去糟粕取精华，阐明义理，言之有序。本书内容丰富而不驳杂，精审而不疏漏，紧扣临床实用性和适用性的主题，内容翔实，结论可靠。但愿该书开此先锋，能引来和者竞起，成为日后临床诊疗论著的示范。回顾数十年来中医药的发展历程，看到中医药的世界认可度不断提高，是吾辈之幸，相信中医药振兴发展的道路必将越走越宽，越走越远。

在此书即将出版之际，欣然为之序。

中国工程院院士　国医大师

石学敏

2022 年 12 月

# 编写说明

本书是在石学敏院士学术思想指导下完成编著。

卒中后失语是卒中后功能障碍的主要表现之一，约占卒中患者的1/3。在我国，卒中后失语的患者众多，然其治疗效果并不理想，严重影响患者日常交流，在日常康复中可能影响其他功能的恢复效果，甚至给患者造成心理创伤。基于此，笔者团队在国家重点研发计划项目"'醒脑开窍'康复方案治疗中风后运动性失语的循证研究"（编号：2018YFC1706001）的资助下，着重于卒中后失语的相关研究，著成此书。

近年来，在党和政府对卒中后康复日益重视的大背景下，在众多同仁的支持和言语治疗前辈们的带领下，我国言语治疗领域的科研工作逐步由小到大、由弱到强，言语治疗"医、教、研"工作全面发展，学术交流也逐渐丰富多彩，百花齐放。笔者团队作为国家重点研发计划项目的承担者，有责任为后人留下一部全面系统的卒中后失语治疗的循证手册，从而为现在乃至将来临床治疗提供借鉴和指导。为此，笔者团队对国内外卒中后失语文献进行了全面检索和挖掘，通过阅读及遴选，将核心内容收录此书。全书囊括了目前国内外诸多学者对于卒中后失语的治疗方法，并从中医学及西医学两个方面对国内外诸多主流治疗方案进行系统评价及分析，同时纳入了目前国内外较为新颖的治疗方法，并进行梳理和总结。

医者仁心，唯爱与责。孟智宏教授从医三十余年，擅长针药并用中西医结合治疗脑血管病、冠心病、高血压、呼吸系统疾病、感染性疾病、糖尿病等，多年来深耕专业，笃行不怠，沉心于临床，一次次为患者解除病痛。诊室中一面面锦旗闪耀荣光，写满真情，记录了孟智宏教授妙手仁心背后的不凡经历。孟智宏教授带领团队主持及承担国家"973"课题、国家自然科学基金、省部级等课题10余项，目前主持在研课题："醒脑开窍"康复方案治疗中风后运动性失语的循证研究（国家重点研发计划项目：中医药现代化研究），获得中国针灸学会科学技术奖二等奖2项，中华中医药学会科学技术奖三等奖1项，天津市科学技术进步奖三等奖1项，天津市卫生局科技进步奖一、二等奖各1项。主持编撰中华中医药学会专家共识及标准各1项，出版中医针灸专著5部，发表论文140余篇，其中SCI论文20余篇。此书在孟智宏教授的悉心指导下完成，借以此书，感谢孟智宏教授在卒中后失语领域所作出的杰出贡献。

　　本书志在为卒中后失语的治疗进展尽以绵薄之力，向医界同仁展示卒中后失语治疗的多样手段，以期使更多患者解除病痛，早日康复。同时，谨向付出了艰辛劳动的全体编写人员致以崇高的敬意，向为此书提供帮助的各界人士表示衷心的感谢。

《卒中后失语循证医学研究》编委会

2022年12月15日于天津

# 目　录

# 中篇　西医疗法

## 下篇　其他疗法

# 绪　论

卒中属于中医学"中风"范畴，目前已成为我国致死率首位的疾病，而有21%～38%的卒中患者出现卒中后失语（post-stroke aphasia，PSA），造成患者语言理解与表达上的障碍，给患者生理及心理带来了巨大负担。卒中后导致大脑言语相关区域的损伤，患者从而出现持续的失语相关表现，然因其机制及大脑的复杂性，目前尚无最佳的治疗方案。其临床表现为自发言语、重复、命名、听觉理解、阅读和写作功能受损。目前已经提出了多种康复方法来恢复卒中后失语，包括药物治疗、行为治疗和刺激方法。本书汇集了目前国内外主流的失语治疗方案，编者对每类治疗方案的临床证据进行整理，以严格的循证医学方法学为指导，对各类治疗方案进行了评估和分类，总结中医学与西医学在卒中后失语治疗中的理论思想，阐述机制研究，清晰地呈现研究类型和证据质量，对每类治疗方案逐一形成推荐意见和推荐依据，可用于规范临床医师的治疗，并提供清晰的治疗思路和技术指导。

全书共分中医疗法、西医疗法、其他疗法三个部分。中医疗法部分由针刺疗法和中药疗法组成。西医疗法部分由西药疗法和西药联合其他疗法组成。其他疗法部分由物理疗法、镜像神经元康复疗法、心理疗法和音乐疗法组成。

针刺疗法：从卒中后失语的历史沿革，即古今文献对该病的记载开始阐述，纳入了包括电针、头针、舌针、体针、各类针刺联合疗法等西医学对照研究，总结了治疗原则，给予了相应的针刺处方和选穴依据，提供了多种治疗卒中后失语的手段，以适应不同的临床应用场景。

中药疗法：选取了中药为主的疗法与西药在治疗卒中后失语的对比研

究，总结了治疗原则，提供了具体的推荐意见，总结了相应的治疗原则，根据不同的证型，给予了具体的药物处方和方解。

西药疗法：西药疗法治疗卒中后失语单元，介绍了一系列可以通过调节神经递质系统的药物，包括可以影响儿茶酚胺类、5 - 羟色胺类、胆碱类、氨基酸类神经递质的各种药物，以及部分其他药物；同时分别阐述了各类药物的作用靶点和药理机制，本着严谨的态度，依据现有的临床研究结果，给出了相应的推荐意见。

西药联合其他疗法：仅使用药物治疗失语症的疗效目前仍有争议，多项研究报告指出，药物干预与康复治疗结合时，往往获益优于单一的疗法，药物干预可以结合专业的言语训练、Schuell 刺激疗法、高压氧治疗、重复经颅磁刺激（rTMS）、心理干预等，药物与康复治疗的组合可以相互协同，提高疗效。

物理疗法：本单元主要选取语言康复训练疗法、经颅磁刺激为主要治疗手段的物理治疗方法，依据循证医学理论，将其与西药基础治疗相对比，本章还总结了不同频率重复经颅磁刺激（rTMS）疗效的区别，并为不同失语症患者制订相对应的治疗原则，提供合理的推荐治疗方案，为临床治疗提供参考。

镜像神经元康复疗法：脑语言区镜像神经元与语言区神经元具有同源性，在卒中后失语的康复中发挥重要作用。最新研究结果表明，语言区结构的同源性为言语功能的治疗提供了神经学基础。本章通过归纳镜像神经元康复疗法及其联合治疗，总结适用于临床的治疗方案。

心理疗法：心理治疗作为失语治疗的辅助手段，不能单独成为主流的治疗方法，但是考虑到失语患者在疾病发生及治疗过程中可能出现难以避免的心理问题，则需要通过与患者建立有效沟通，提高患者的康复自信心，从而消除负面情绪，自觉配合治疗，最终达到理想的治疗效果，本章介绍了在针刺或言语治疗的基础上，配合心理疗法，相较于单一的疗法，有助于患者神经功能恢复及预后。

音乐疗法：音乐疗法同样为失语治疗的辅助手段，本章介绍了音乐疗法的具体治疗方案，通过对节奏和旋律的把控，使得失语症患者对声音的认知能力得到提高，并根据不同的疗程，推荐了音乐疗法与其他疗法。

　　本书总结了目前主流的几类失语治疗方案，随着科学技术的发展，相信会有越来越多的新型治疗手段出现，但切忌忽略了中医药这一伟大宝库。本书将传统疗法及现代疗法并重，加以总结，以飨读者。

# 上篇 中医疗法

几千年来，中医药在防治疾病、保障人民健康等方面起到非常重要的作用，是中华民族发展进程中同疾病作斗争的经验积累。近年来，中医药事业蓬勃发展，中医药疗法逐渐走上国际舞台，得到国际范围的认可。

卒中后失语属于中医学"中风"范畴，其病机关键是脏腑内伤，风、火、痰、瘀诸邪逐步伤及心、脾、肝、肾四经，侵及神明，舌窍不通而导致失语。中医药治疗的主要目的在于扶正祛邪，调节脏腑阴阳，通络活血，开窍醒神，从而疏通舌体局部气血，促使语言功能恢复正常。针灸与中药作为中医药疗法的重要组成部分，在疾病的防治中发挥了重要作用。

本篇围绕针刺治疗及中药治疗为主要内容展开，分别对针刺治疗、针刺联合治疗、特殊针法、中药治疗、中药联合治疗等方式治疗卒中后失语的临床操作、疗程、疗效等方面进行论述。

# 第一章　针刺疗法

　　针灸学科是一门传承几千年的古老而经典的学科，是运用中医学理论基础研究经络、腧穴和刺灸方法，探讨针灸疗法防治疾病规律的学科，具有适应证广、疗效显著、操作方便、经济安全等优点。针灸疗法作为中医药学的重要组成部分之一，在卒中后失语（PSA）的临床治疗上取得了良好的疗效，在改善患者语言功能、生活质量等方面均有较好的效果，同时针灸也是中风后患者肢体康复的优选治疗方案。

　　针刺治疗卒中后失语有明确的临床疗效。卒中后失语属于中医学"中风"范畴，其病机关键是脏腑内伤，风、火、痰、瘀诸邪逐步伤及心、脾、肝、肾四经，侵及神明，舌窍不通而导致失语。针刺治疗可扶正祛邪，调节脏腑阴阳，通络活血，开窍醒神，从而疏通舌体局部气血，促使语言功能恢复正常。针刺治疗卒中后失语首选的经络是督脉，其次是足少阳胆经和任脉。督脉属于奇经八脉，总督一身之阳气，成为"阳脉之海"，循行及联络主要脏腑为脑、肾、心。而中风病位在脑，故通过针刺督脉穴位，既能够直达中风之病所，亦可联络脑、心、肾，起到调节全身脏腑气血的作用，从而阻止中风的发生及进展。针刺任脉和足少阳胆经腧穴能够疏通经络，调理气血，开窍醒神，利咽通音。腧穴以廉泉穴、金津穴、玉液穴、百会穴、通里穴、内关穴、水沟穴等为高频选穴，选穴部位集中在头颈部。针灸治疗方式以头针、电针最为常见，舌针与刺络放血疗法也较为常见。

　　本章以针灸作为卒中后失语主要治疗方法，围绕失语的历史沿革、不同针刺治疗方法、不同针刺处方、针刺的选穴规律，以及针刺治疗卒中后失语的现代研究这几个方面展开论述，整理介绍单一针刺方法的整体研究情况，对比分析各不同治疗方案的临床优势，供临床参考选用。

# 第一节　单一针刺疗法

## 一、历史沿革

"失语"一词，仅见于西医学领域，中医古籍中并没有专篇系统阐述，然而通过对"失语"的考究，并结合古书中相关描述，与失语相对应的叫法形式多样，如"喑痱""风喑""风噫""失喑""失噫""舌謇语涩""中风失音""失音不语""中风喑哑不能言""舌强不能言""言语謇涩""中风不语，痰迷心窍，舌不能言"及"语言不利，暴瘖难言"等。

古代有关失语的记载首见于《黄帝内经》，其中《素问·大奇论》描述了卒中后失语的相关症状："心脉小坚急，皆膈偏枯。男子发左，女子发右，不喑舌转，可治。"《素问·脉解》定义失语为"喑痱"，谓："内夺而厥，则为喑痱，此肾虚也，少阴不至者，厥也。"同时，也指出了失语的发病与肾虚这一因素密切相关。此外，在《灵枢·寒热病》中也记载了失语症的治疗方法，其曰："暴喑气硬，取扶突与舌本出血。"

东汉时期，华佗《中藏经》谓："心脾俱中风，则舌强不能言，盖脾脉络胃夹咽，连舌本，散舌下，二脏受风，则舌本强硬而不语也。"指出心脾二脏易感受风邪侵袭，经络阻滞，而导致舌头僵硬不能语。张仲景《金匮要略·中风历节病脉证并治》记载："邪入于脏，舌即难言，口吐涎。"这一时期，许多医家认识到心、脾受邪亦与本病有关，甚至拓展到五脏，认为"中风舌强不语"由脏腑经络营血亏虚、邪入于脏所致。

隋唐时期，巢元方《诸病源候论》记载有"风癔"一词，谓："风癔候，风邪之气，若先中于阴，病发五脏者，其状奄忽不知人，喉里噫噫然有声，舌强不能言……又名风懿。"孙思邈《备急千金要方》一书云："风懿者，奄勿不知人，咽中塞窒窒然，舌强不能言，病在脏腑……名喑痱。"他指出，中风患者会出现意识不清伴有失语的临床表现，这主要是由脏腑病变所引起的。王焘在《外台秘要·卒中风方》中曰："肝风其口不能言，脾风其声不出。"至隋唐时期，医家在继承本病是由邪入五脏所致的理论后，明确提出风邪入脏腑使人致病，特别指出心、脾、肝三脏受"风"可致"不能言"。同时，也进一步提出运用脏腑补泻原则以治疗卒中后失语。

《备急千金要方·诸风》云："中风失音，不能言语，缓息火仍移灸百会五十壮毕，还灸天窗五十壮。"此处论述体现了在卒中后失语治疗中灸法的应用，百会穴作为其主要发挥作用的穴位，表明此时人们已经认识到在卒中后失语治疗中头部腧穴的重要作用。

金元时期，刘完素在《素问玄机原病式》中提出了"暴喑"一词，其云："暴喑，皆属于火……肾虚，水不制火，火必克金，金肺主声。"李杲《医学发明》说："中风，外无六经之形证，内无便溺之阻隔，知为血弱，不能养于筋，手足不能运化，舌强不能言。"王国瑞《扁鹊神应针灸玉龙经》曰："中风不语最难医，发际顶门穴要知，更问百会明补泻，即日苏醒免灾危。"这一时期，古代医家对本病病因病机的认识仍然是对前人经验的总结，但却首次提出将中风和不语关联在一起，并且认识到中风可以导致"不语"，同时明确提出头针可以用于治疗本病，为针灸诊疗失语症贡献出选穴上的依据。

明清时期，楼英所著《医学纲目》将失语称为"风喑"，同时也有对其病因病机的论述："舌强不能言者，以风入心脾经，心之别脉系于舌本，脾之脉夹咽连舌本散舌下，今风涎入其经络，故舌不转而不能言也。"张介宾《景岳全书》云："舌强不能言者，心肾经病。"沈金鳌《杂病源流犀烛》则提出："风痱病由脾实者，由膏粱过甚之故……风懿病有由于热者，则以痰火郁积而然，由于虚者，元弱痰横之故。肾气内夺，则舌喑，足废。"尤在泾《金匮翼·中风·中风失音不语》云："舌强不能语，虽语而謇涩不清，痰涎风气之所为也。"叶天士《临证指南医案》提出："若肢体拘挛，半身不遂，口眼喝斜，舌强言謇，二便不爽，此本体气虚，风阳夹痰火壅塞，以致营卫脉络失和。"王清任《医林改错》云："辨语言謇涩非痰火……舌亦半边无气，亦不能全动，故说话不真。"林珮琴《类证治裁》认为："舌为心、脾、肝、肾四经所系，邪中其经，则痰涎闭其脉道，舌机不掉。"这一时期，医家对于失语病机的认识进一步完善，已经不认为单单风邪可以致病，着重指出脏腑内伤为病机关键，主要归纳为风、火、痰、瘀四邪伤及心、肝、脾、肾等脏腑，进而阻断心神之经络，扰及神明，闭阻舌窍，出现舌强、言语謇涩不利的表现。同时，这一时期也出现了许多针灸治疗卒中后失语的记载，如《神应经》云："失音不语：间使、支沟、灵道、鱼际、合谷、阴谷、复溜、然谷。"《百症赋》云："哑门、关冲，舌缓不语而要紧。"《普济方》云："中风语言謇涩……风在左灸右，在右灸左，穴百会……神效。"《医宗金鉴》云："风府只宜刺，中风舌缓不能言，颈项强急及瘫痪，头风百病与伤寒。"《医学纲目》云："中风不语，不省人事，顶门灸七壮，百会针入豆许，先补后泻，泻多补少。"给后世各医家提供了许多临床诊疗上的参考。

## 二、针刺方法

### （一）电针疗法

1. 电针疗法的理论基础  电针（electroacupuncture，EA）疗法是近现代出现的将针灸与电学相结合用于临床的一种穴位刺激疗法。电针能够在针刺得气后起到持续行针的作用，提高了针灸治疗中风的疗效，其常用波形有疏密波、断续波、连续波，它比传统针刺方法更容易控制，更标准化和量化，并且该方法使用起来简、便、廉，能够被临床所广泛接受。近年来大量现代研究表明，电针通过抑制炎性因子在细胞内的信号转导、降低兴奋性氨基酸含量、调节免疫细胞因子、神经递质和 HPA 轴相关激素的表达，同时激发自我保护机制的信号转导，发挥了减少神经元细胞凋亡、促进细胞保护、抑制再灌注损伤、平衡脑神经自稳的作用。同时，也有研究发现电针能够提高大脑皮层兴奋性，持续进行神经刺激，如言语中枢及支配咽喉部肌肉的神经，调节神经肌肉兴奋性，促进语言功能的恢复，并且神经影像学表示，电针能够诱导各语言功能区的激活，促进患者语言功能的改善。

2. 电针疗法在 PSA 中的现代应用  通过查阅大量文献发现，单纯电针疗法治疗卒中后失语文献数量较少，大多数研究是电针与其他治疗方案的联合使用，且缺乏高质量的循证医学证据。此外，单纯电针治疗卒中后失语的研究多为在头部穴位处施加电针，头电针的使用疗效往往优于其他单一治疗方案的疗效，可能由于采用精确的电刺激参数，在头针的基础上，增强有效刺激量，进一步改善了皮层和缺血半暗带血液循环的供给、利用，促进脑细胞代谢的恢复和损伤脑组织的修复，从而促进语言功能网络的功能代偿和重组，共同促进语言功能恢复。

在单纯电针治疗卒中后失语的文献当中，大部分研究是头电针与常规头针的比较研究，其他少数是与传统针刺、体针等治疗方案的比较。值得注意的是，不同研究的头电针的选穴方案也不尽相同。下面对一些电针治疗方案进行整理比较。

（1）在电针言语三区（焦氏头针分区法）与传统失语针刺方案（选穴：廉泉、通里、哑门）疗程8周的比较当中，电针言语三区的疗效要优于传统失语针刺方法。

①选穴。言语一区、言语二区、言语三区。②定位。言语一区：为运动区下2/5。上点在前后正中线的中点向移0.5cm处，下点在眉枕线和鬓角发际前缘相交处。上下两点之间的连即运动区。言语二区：以顶骨结节下方2cm处为起点，向后引平行前后正中线的3cm长的直线。言语三区：耳尖直上1.5寸处，向后4cm长的水平线。③操作方法。取大脑优势半球相应语言区针刺，连接电针，波形使用疏波，电流量以患者能耐受为度，连续刺激30分钟，每日2次，每周治疗10~12次，疗程为8周。

（2）在电针优势半球传统头针治疗方案与体针方案疗程两周的比较当中，电针优势半球传统头针治疗方案要优于体针治疗方案的疗效。

①选穴。优势半球顶颞前斜线下2/5和颞前线。②定位。顶颞前斜线：在头部侧面，即自前顶穴起，止于悬厘穴的连线，取下2/5；颞前线：颞部两鬓内，即自颔厌穴起，止于悬厘穴的连线。③操作方法。电针选择连续波，通电20分钟，再留针20分钟，每日针刺1次，每周治疗5~6次，疗程为两周。

（3）在电针优势半球于氏颞区与电针传统头针方案疗程6周的比较当中，电针优势半球于氏颞区要优于电针传统头针方案的疗效。

①选穴。于氏头针颞区。②定位。头维下方0.5寸，顶骨结节前下0.5寸及其两者之间。③操作方法。在优势半球，于氏颞区平均分配4针，首先把于氏颞区平均分为前后两部分，然后在两部分分别上下平行刺入两针，由前向后平刺，连接电针，选择疏密波，先通电30分钟，再留针30分钟。每日2次，每周10~12次，疗程为6周。

（4）在电针双侧顶颞前斜线下2/5和颞前线与手针患侧顶颞前斜线下2/5和颞前线疗程两周的比较当中，电针双侧顶颞前斜线下2/5和颞前线要优于手针患侧顶颞前斜线下2/5和颞前线的疗效。

①选穴。双侧顶颞前斜线下2/5和颞前线。②定位。顶颞前斜线：在头部侧面，即自前顶穴起，止于悬厘穴的连线，取下2/5；颞前线：颞部

两鬓内，即自额厌位起，止于悬厘穴的连线。③操作方法。患侧电针选择疏密波，健侧电针选择连续波，频率皆为 30～100Hz，时间为 30 分钟，每日针刺 1 次，每周治疗 5～6 次，疗程为两周。

**（二）头针疗法**

1. 头针疗法的形成依据　头针，是指在头部或头皮部特定的穴线或穴位进行针刺，以防治疾病的方法，又称为头皮针。头针疗法历史悠久，《黄帝内经》中即指出："气乱于头则为厥逆，头重眩仆……取之天柱。"《灵枢·邪气脏腑病形》中也有"十二经脉，三百六十五络，其血气皆上于面而走空窍"之论。明代张介宾更在《素问·脉要精微论》中注"头者精明之府"，而后又有"五脏六腑之精气，皆上升于头"之论；且"头为诸阳之会"，手三阳经止于头面，足三阳经起于头面，六阴经中除手少阴心经与足厥阴肝经经脉直接循行于头面，其他阴经均通过其经别合入相表里的阳经经脉后，到达头面部。《铜人腧穴针灸图经》记载头临泣："治卒中风不识人，目眩鼻塞，目生白翳，多泪。"《灵枢·五乱》云："气乱于头则为厥逆，头重眩仆……气在于头者，取之天柱、大杼。"《针灸甲乙经》云："病汗不出，而呕苦，百会主之。"此外，《灵枢·卫气》述："胸有气街……头有气街……故气在头者，止之于脑。"表明头亦为气街所在之处，针刺此处可达振奋经气而起开窍醒脑之效。这些头针疗法的历史前沿及理论基础，都为其临床疗法的形成与应用奠定了丰富的理论基础。

2. 头针治疗卒中后失语的理论基础

（1）传统理论基础　头针作为治疗失语症的主要方法，有较确切的疗效。中医学认为，卒中后失语在中医属"喑痱""舌强"之类，其病因病机为风、火、痰、瘀四邪阻滞心、肾，上扰神明，闭阻舌窍而致舌强语謇，病机总属下元肾精亏虚，其病位在心（脑），涉及脾、肾等。针灸的优势在于调节脏腑神机功能，故取之头针则可直达病位，起到醒脑调神之用，是由于头为脏腑经络之血汇聚部位，"头为诸阳之会""诸经皆归于脑"，脑为元神之府，舌窍机关皆为神所主。故卒中后失语的治疗应以脑、舌、心部位为关键。研究表明，通过头部特定区域的针刺，可以发挥调节脏腑阴阳、活血化瘀、疏通经络等作用，可直接刺激并改善患者的大脑供血，从而促进受损语言中枢细胞的修复。

（2）现代理论基础　西医学认为，可通过特定刺激或治疗方式促进损伤神经元进行重组修复，进一步恢复中枢局部区域相关功能，称之为大脑的功能重塑性。大量的研究表明，针刺在各生物因子表达方面具有积极作用，如提高超氧化物歧化酶活性及降低丙二醛含量，可抑制自由基的生成，减少和抑制细胞凋亡，促进脑功能的重建，并借此对失语治疗产生积极影响。在现代解剖学的基础上，对于卒中后失语的头针治疗逐步深入，在进行头部针刺时，根据大脑皮层功能定位原理划分，将单一穴位治疗逐步演变为区域的大面积刺激治疗，通过刺激治疗区，达到改善相应大脑皮层功能的治疗效果。同时，有研究证明，头部针刺可刺激相应大脑皮质血液循环，增加脑血流量及脑组织的供氧量，改善脑组织局部微循环，从而修复皮层神经组织，促进已损害部位的侧支循环建立，改善和调节大脑神经组织的功能，促进语言功能恢复。

3. 头针疗法的应用 目前，头针疗法广泛应用于卒中后失语的治疗当中，目前常见的头针应用方案有"方氏头针""汤氏头针""焦氏头针"等，其中"焦氏头针""方氏头针""汤氏头针"分别是以大脑皮层功能定位、生物全息理论、生物全息理论和大脑皮层功能定位理论相结合为理论基础。"焦氏头针"以针刺头皮上大脑皮层的投射区，通过"皮层－丘脑－皮层"调节，重建言语功能的神经通路，治疗多种脑源性疾病；"方氏头针"以生物全息理论为基础，并创立意象头针模式来取穴针刺治疗；"汤氏头针"则以生物全息理论和大脑皮层功能定位理论相结合为基础，在头皮的相应区域进行针刺治疗。各疗法方式理论基础不同，却有异曲同工的作用。

此外，有研究发现，人体头部的一些区域是大脑皮层功能在头皮的投影区，在这些区域进行针刺，可以有效地改善病灶部位的血液供应，从而促进大脑皮层功能的恢复，进而改善语言功能。选区的方式主要是根据神经生理学观点及脑功能与血流的关系进行，以及根据大脑皮层功能定位选择头针刺激区。根据大脑皮层的功能定位和经络学说原理来针刺相应的穴位或区域，激发经气，醒脑开窍，疏通经络，同时可缓解头部血管痉挛，从而达到促进语言功能恢复的效果。目前，普遍认为语言功能主要与皮层颞上回后部皮质（Wernicke区）和额下回皮质（Broca区）关系紧密。同时，近年来研究发现，语言功能相关的脑区额、顶、颞等区域联系密切。相关皮质及其联系的皮质下纤维结构破坏往往与失语症的发生相关。头针多根据大脑语言功能区在头皮上投映的位置进行施针，如"焦氏头针"就以大脑皮层功能定位为理论基础，针刺头皮上大脑皮层的投射区言语一区、言语二区等。Broca 区为言语一区对应大脑皮层功能区域，Wernicke 区为言语二区对应区域，顶叶缘上回为言语三区。巧合的是，言语一区与镜像神经元脑区体表投射亦相吻合，而镜像神经元系统的激活具有真正语言支持功能，参与语言加工。焦氏头针在针刺优势侧言语一区的同时，可激活左侧镜像区（与语言区相吻合），有助于脑语言网络的激活和神经重塑。

近年来的研究表明，头针疗法很少单用于临床，往往与其他治疗方案合用治疗卒中后失语。更有越来越多的研究者运用现代脑影像技术，创新地阐释头针、靳三针、舌针疗法在失语症治疗上的作用。在卒中后运动性失语人群（平均年龄 >60 岁）中，各种头针施行方式应用广泛，如定位头针、头针与董氏奇穴、梅花针叩刺、舌体针、腹针、汤药的相互配合使用，均取得了较好疗效。

## （三）舌针疗法

1. 舌针疗法的理论基础　舌为一个完整统一体，同时是一个特殊的全息胚结构，存在全身各部的反应点和反应区，通常舌尖对应心、肺，舌中对应脾胃，舌根对应肾、膀胱，舌边对应肝胆。刺激舌上相应脏腑病变对应的区域，舌穴便能调脏腑通经络。有学者认为，脑内的神经元全息结构为经络中枢，舌表面的穴位为经络感受器、刺激感受器，可起到相应的治疗作用。

舌与脏腑有密切联系，经络理论中手少阴心经之别系舌本，足太阴脾经连舌本、散舌下，足少阴肾经夹舌本，足厥阴肝经络舌本。通过针刺舌体上具有疏通经气、活血通络、醒脑益智、开窍启语之功效的穴位，不仅可刺激与舌有联系的经络，而且有利于濡养舌体，增强舌的功能活动，有助于语言功能的恢复。

西医学认为，舌下神经、舌咽神经、三叉神经和面神经广泛分布于舌体，通过末梢神经刺激，也能增强中枢神经系统的兴奋性，促进神经反射，通过皮层 - 丘脑 - 皮层的调节，使特异性传导系统和非特异性传导系统相互达到平衡，可重建语言活动的神经环路，加速语言功能的恢复。

舌针疗法属微针疗法范畴，是现代生物全息论指导下新创立的一种疗法。针刺舌体局部，可使针感向舌根部传导，反射性兴奋低级与高级语言中枢，通过舌下神经舌神经舌咽神经，把针感传向大脑皮层，强烈的针感刺激可使患者不自主地发出"啊"音，形成条件反射，对患者有启蒙开窍的作用，进而促进言语功能的恢复。特别是针对以语言謇涩、表达困难为主症的运动性失语应用广泛。

2. 舌针疗法的应用　舌针即在舌上针灸治病的方法。《素问·刺疟》云："十二疟者……一刺则衰，二刺则知，三刺则已，不已刺舌下两脉出血。"这是关于舌针的最早记载。后历代医家对舌针亦有所发展，如《针灸大全》记载了金津、玉液等舌穴，但舌针一直未形成体系。近代，基于舌与全身脏腑器官的整体联系的理论，管正斋先生系统地运用于中风的治疗，创立了"管氏舌针"。孙介光运用解剖投影及临床经验对大不相同的舌针穴位定位进行总结，创立了一个具有舌面脏腑分布区域，舌下形似倒置人形、与人体解剖部位相对应的穴位分布系统。二者虽然取穴不同，但都是"腧穴近治作用"的体现。

管氏舌针中常点刺心穴、肝穴、脾穴、肾穴、聚泉、中矩、金津、玉液来治疗失语。《类证治裁》说："舌为心、脾、肝、肾四经所系，邪中其经，则痰迷气道，舌机不掉。"舌与心、肝、脾、肾通过经络密切联系，中风后心、肝、脾、肾四脏受累而产生失语。针刺心、肝、脾、肾四穴，除了能够激发与舌有联系的经络，通经气，调气血，醒神开窍，还可濡养舌体，促进舌的功能活动。中矩、聚泉是任督二脉交接之处，通过经脉与经别与五脏六腑均有联系，起着统领舌体上经脉的作用。聚泉位于舌面正中，舌中属脾胃，脾主运化，为后天气血生化之本，针刺此穴，可促进脾主气血、主运化的功能，可散体内之痰热瘀邪。《灵枢·九针十二原》曰："凡用针者，虚则实之，满则泄之，菀陈则除之，邪盛则虚之。"金津、玉液位于舌系带两侧静脉上，通过经络与各脏腑相联系，是脏腑气血交聚的枢纽。金津、玉液点刺出血，可以达清心神、开心窍、引肾水、润机关之效。现代研究认为，舌体上有舌下神经、舌咽神经、三叉神经和面神经分布，刺激末梢神经，能增强中枢神经系统的兴奋性，促进神经反射，通过皮层－丘脑－皮层的调节，使特异性传导系统和非特异性传导系统相互达到平衡，重建语言活动的神经环路，促进语言功能的恢复。

广义的舌针取穴是除口腔所包含的内部舌穴之外，还包括外部舌穴，比如孙氏舌针中上唇际穴、下唇际穴，分别位于口唇际上下中点。而靳瑞教授所创"靳三针"之舌三针，取穴分别位于上廉泉及旁开0.8寸处。上廉泉在颈部正对舌根，又称舌本，是任脉脉气所发，阴维脉交会之处。针刺此穴针尖直达舌根，能改善舌体灵活度。《类经图翼》说："然则廉泉非一穴……而且是足少阴之会也。"可见其通于肾经，肾藏精，精生髓，髓聚而成脑，脑内藏元神，元神充足则舌体自如。此外，除心包经和膀胱经间接通于咽喉外，十二经脉中的其他经脉都直接和咽喉相关，舌三针位于咽喉部甲状软骨上方，能够调节上述各经脉。所以，舌三针齐用，可达活舌开窍、通脑醒神、利咽生津之效。

狭义的舌针取穴是指针刺口腔内腧穴，包括舌尖、舌体、舌根、舌底舌系带、舌下阜、舌下壁等周围的穴位。最具代表性的是云南省管正斋所创管氏舌针，取心穴、肝穴、肾穴、脾穴、聚泉、金津、玉液、中矩等治疗卒中后失语。而以孙介光教授为代表的孙氏舌针则和管氏舌针在穴位定位上有很大不同，其中，用于治疗中风的常用穴：颈穴、肩穴、上臂穴、肘穴、前臂穴、手穴、膝穴、小腿穴、足穴、脑灵穴、脑明穴、脑中穴、脑枢穴、脑源穴、脑神穴、襞中穴、附蒂穴等。

目前，舌针治疗中风广泛用于临床，特别是舌针治疗卒中后失语，舌针治疗卒中后失语的取穴集中在金津、玉液、聚泉。此外，大量研究表明，大部分卒中后失语都采取了增效疗法，即不是单一的舌针治疗，其研究结果都趋向于多种针法的配合使用优于其中一种针法或者常规治疗方法。而舌针单独治疗中风的大样本、随机研究仍需要加强，并且需要反复验证。

3. 舌针疗法与传统针刺方法的比较

（1）靳氏舌三针与传统针刺方法的比较　①取穴：第一针为上廉泉，在颌下正中1寸，舌骨与下颌缘之间的凹陷中；第二针、第三针分别在上廉泉旁开0.8寸。②配穴。上肢偏瘫配极泉、尺泽、内关；下肢偏瘫配委中、足三里、三阴交。③操作：针刺舌三针时，患者取仰卧位，统一选40mm长的毫针，75%酒精常规局部消毒，单手快速进针，针尖向舌根方向呈45°～60°斜刺入25～35mm，在得气的基础上，行提插捻转手法20秒，使患者舌根有酸麻胀痛感，并发出声音者佳。留针30分钟，每10分钟捻转1次，每次捻20秒，平补平泻手法，出针后鼓励患者尽量大声说话。针刺肢体穴位时采取直刺，针刺深度为25～35mm，提插捻转，以患者得气为度，留针30分钟，每10分钟捻转1次，平补平泻。每日1次，每周3~6次。④疗程：2~8周。⑤指标：临床疗效评价指标。治疗两周后，靳氏舌三针治疗卒中后失语临床疗效优于传统针刺治疗方法（$Z = 2.48$，$P = 0.01$）（$I^2 = 0\%$，$RR = 1.24$，$95\%\,CI$：$1.05 ~ 1.46$），试验组与对照组平均总有效率分别为89.56%和72.78%。

（2）管氏舌针与传统针刺的比较 ①取穴：心穴（位于舌尖部）、脾穴（沿舌面前后正中线向后1寸，旁开0.4寸）、肾穴（沿舌面前后正中线向后1.6寸，旁开0.4寸）。②操作：针刺前先给予1/5000高锰酸钾液漱口，以清洁口腔。让患者自然将舌伸出口外（如舌不能伸出者，可由医者左手垫纱布敷料固定舌体于口外），常规消毒舌面各穴，选用28号1~1.5寸毫针快速进针，进针1~2分许，拇指向顺时针方向大幅度捻转1~2次，最好出现舌体抽动，不留针，每日1次，12次为1个疗程。③疗程：2~4周。④指标：临床疗效评价指标。治疗两周后，管氏舌针治疗卒中后失语临床疗效优于传统针刺治疗方法（$Z = 4.80$，$P < 0.00001$）（$I^2 = 0\%$，$RR = 1.39$，$95\%\,CI$：$1.21 ~ 1.59$），试验组与对照组平均总有效率分别为92.41%和67.37%。

### （四）刺络放血疗法

1. 刺络放血疗法的理论基础 刺络放血，即针刺腧穴、病灶局部、浅表血络或病理反应点，使之出血的一种疗法。临床应用广泛，临床上可用于治疗包括卒中后失语在内的多种由于风、火、痰、瘀诸邪引起的疾病，具有醒脑开窍、通经活络、祛瘀止痛等作用。

中医学认为，中风之发生，在本为阴阳偏胜，气血逆乱，在标为痰浊，瘀血阻络，气滞血瘀，多有内里亏虚、痰瘀互结的表现。而中风所遗留的后遗症大多是阴阳偏胜，气滞血瘀所致。血为人体的重要组成物质，能够准确地反映机体病理变化的规律，《黄帝内经》中提出"血气不和，百病乃变化而生"。作为针灸学的一种特色疗法，放血疗法有着悠久的历史。《黄帝内经》有许多关于针刺放血的描述。《素问·血气形志》曰："凡治病必先去其血。"机体病变时，《灵枢·九针十二原》原文云："凡用针者，虚则实之，满则泄之，菀陈则除之，邪盛则虚之。"《灵枢·小针解》指出："菀陈则除之者，去血脉也。"此外，古人以放血疗法祛除血脉中的瘀血和各种阻滞经络的物质，以调和气血为原则，疏经活络，调和脏腑气血运行，使得阴阳平衡，从而达到治病的目的。西医学研究亦发现：放血时，刺激血管平滑肌上丰富的自主神经，引起血管平滑肌细胞复杂的信号传导变化，产生细胞内、细胞间及血管局部和整体的调节反应；对血液流变学的红细胞聚集指数、血细胞比容、红细胞刚性指数都有改善作用；可以使中风患者全血黏度、血浆黏度及血小板聚集率等指标明显下降，改善脑组织的供血状况，促进受损脑组织功能的恢复，使语言区功能全部或部分恢复，从而改善失语症状。

2. 刺络放血疗法的应用　在卒中后失语的治疗当中，比较常见的刺络放血方法是点刺金津、玉液两个穴位，金津、玉液两穴在口腔内舌系带两旁静脉上，左为金津，右为玉液，其下有舌下静脉、舌下神经、舌神经，属中医学的经外奇穴，通过经络与诸脏腑互相联系，是脏腑气血交聚相连的枢纽。而人的语言与五脏六腑的生理功能有着密切关系，若脏腑功能失调，气血、津液的代谢功能出现障碍，致痰瘀互结，津液亏虚，蒙闭清窍，舌失所养，出现失语。通过对金津、玉液穴点刺放血，可刺激神经，改善局部血液循环，促进舌肌运动能力，共奏疏通经络、活血化瘀、调和气血、祛瘀生新之功，津液能够充足濡养舌窍，痰瘀得除，经络通畅，故能言语。

（1）选穴　金津、玉液。

（2）配穴　偏瘫：上肢取肩髃、曲池、合谷，下肢取髀关、足三里、三阴交。

（3）操作　金津、玉液穴位于舌底舌系带两侧静脉上，左为金津、右为玉液。患者取仰卧位，张口，舌舔上腭。在金津、玉液进行点刺，以出血约1mL为度。其余穴位按照常规针刺方法行刺，每次留针30分钟，每日1次，每周3~6次。

（4）疗程　2~8周。

（5）点刺金津、玉液与传统针刺的比较　指标：临床疗效评价指标。治疗两周后，点刺金津、玉液治疗卒中后失语临床疗效优于传统针刺治疗方法（$Z = 2.64$，$P = 0.008$）（$I^2 = 0\%$，$RR = 1.15$，95% $CI$：1.04 ~ 1.28），试验组与对照组平均总有效率分别为94.16%和81.6%。

**（五）体针疗法**

体针疗法是临床针刺方法中应用最多，也是最为广泛的方法。一般认为体针是根据整体来治病的一种方法，找出病因和发病机制来对症治疗，具有改善人体脏腑功能失调、疏通经络、扶正祛邪、调和阴阳的作用，同时也能增强患者的体质，改善患者的语言功能。通常根据患者舌、脉、症，采取辨证取穴与循经取穴相结合的方法，其中也不乏经验取穴。直接针刺体穴，可改变大脑皮质语言功能原来的抑制状态，局部刺激能够沟通回路，形成条件反射，对引起语言中枢变性的细胞进行调节，对周围未受损的在脑皮质功能进行弥补和代偿，从而改善语言功能。

体针疗法用于治疗卒中后失语较多见，且往往与神经内科常规疗法进行比较。

（1）选穴 内关、人中、三阴交（双侧）。

（2）辅穴 极泉、尺泽、委中（患侧）。

（3）配穴 天柱、风池、完骨、肩髃、外关、丰隆、太冲、曲池、血海、足三里、丰隆、太溪、中渚。

（4）操作 主穴内关采取捻转泻的方式进行针刺，人中则采取雀啄泻的方式进行针刺，三阴交采取提插补的方式进行针刺。辅穴及配穴平补平泻。每次留针的时间为 30 分钟，每日 1 次，每周 5 日。

（5）疗程 2~8 周。

（6）体针与神经内科常规治疗比较 指标：临床疗效评价指标。治疗两周后，体针治疗卒中后失语临床疗效肯定优于神经内科常规治疗（$Z = 6.32$，$P < 0.00001$）（$I^2 = 0\%$，$RR = 1.43$，$95\% CI$：$1.28 \sim 1.60$），试验组与对照组平均总有效率分别为 88.19% 和 60.49%。

治疗 4 周后，体针治疗卒中后失语临床疗效肯定优于神经内科常规治疗（$Z = 2.65$，$P = 0.008$）（$I^2 = 0\%$，$RR = 1.15$，$95\% CI$：$1.04 \sim 1.28$），试验组与对照组平均总有效率分别为 89.56% 和 71.14%。

（7）体针与语言训练康复方法比较 在体针与语言训练的比较当中，体针的疗效要优于语言训练康复方法的疗效，疗程一般为 4 周，每周 5~7 天。

### 三、针刺处方

#### （一）"醒脑开窍"针刺方法

根据中医学理论，卒中后失语的发病与神有着重要关系。人体所有的生理活动和病理表现，无一不体现"神"的作用。《黄帝内经》有云："得神者昌，失神者亡。"脑为精明之府，是人体元神之所在，人之神气在此处发挥作用，心主血脉，主神志，心脏供给大脑血液，以此保证脑脉的血流供应充足，从而达到脑神统领心神的作用。《金匮要略》云："邪入于腑……舌即难言，口吐涎。"故中医学认为，卒中后失语总病机：窍闭神匿，神不导气。窍闭神匿是针对中风这一疾病，指窍闭持久，痰饮、瘀血、肝风等病邪暂时阻塞清窍，定会伤及心神，元神失养，在一定时间内无法发挥脑府的部分功能，神的宣发受到影响，继而神不导气，元神受损，心神不能复明，阴阳失衡。因此，临床可见头晕、舌窍不利、四肢无力等症。石学敏院士的"醒脑开窍"治疗大法中主穴取人中、内关、三阴交。内关属心包经络穴，可通调三焦，疏理气机，故可开心窍，使心神之气得以散发。舌属心，舌为心之苗，心主神，而与脑密切相关，故治疗舌之疾病可通过手厥阴心包经的内关穴，进而调整心脑功能。正常情况下，人体之神需靠阳气来温煦。人中穴位于督脉，督脉为全身阳脉之海，其擅长调动全身阳气，使人身处于水火相济、阴平阳秘的状态。因此，与"神"相关的疾病使用人中穴也可达到相应的治疗目的。《类证治裁》曰："舌为心、脾、肝、肾四经所系，邪中其经……舌机不掉。"三阴交可滋肝脾肾三经之阴，畅舌本，益脑髓，调气血，安神志；配以副穴极泉通经活络，消痹止痛，扶阳抑阴，以增强醒脑开窍、通调经络、滋肝肾之阴的作用；上肢，特别是肘关节等处的经筋可以通过尺泽穴来疏通，故可作为中经络上肢不遂的主穴。委中疏通经络，运行气血，可改善肢体运动功能。参考古典医学著作，阳经的穴位多用于治疗中风半身不遂等症，如《针灸大成》中云："阳证中风不语，手足瘫痪者……委中、阳陵泉。"《针灸甲乙经》载："廉泉……阴维、任脉之会。"而旁廉泉1、旁廉泉2，参考《黄帝内经》可知，其位于舌下，旁开与足少阴两脉中，其位置当舌系带两旁。廉泉可补益肾精，以滋肾水；旁廉泉1、旁廉泉2可以利关窍，通舌络，润咽喉。三穴配合使用，共奏调理脏腑、交通阴阳、鼓舞气血之功。

1. "醒脑开窍"针刺方法

（1）主穴　①治疗原则：醒脑开窍，滋补肝肾。②应用范围：主穴Ⅰ、主穴Ⅱ应用于以下情况，主穴Ⅰ，中风后未接受过醒脑开窍针刺法治疗的患者，至少连续应用主穴Ⅰ三次，其中意识障碍患者，宜用至意识清醒；主穴Ⅱ，意识清醒且主动运动出现的患者，宜用主穴Ⅱ；交替应用，意识清醒但主动运动尚未出现的患者，宜交替应用主穴Ⅰ、主穴Ⅱ。

主穴Ⅰ腧穴组成：内关、水沟、三阴交；操作步骤与要求，按内关、水沟、三阴交的顺序进行针刺。①内关：医者面向患者，采用单手进针，直刺0.5～1寸，采用捻转提插结合泻法，双侧同时操作，施手法1分钟，不留针。注：捻转提插结合泻法指以任脉、督脉为纵轴，以患者体位区分左右，捻转手法拇指作用力方向为左侧逆时针、右侧顺时针，同时施轻插重提的手法。②水沟：采用单手进针，向鼻中隔方向斜刺0.3～0.5寸，采用雀啄泻法，以眼球湿润或流泪为度，留针30分钟。③三阴交：无下肢功能障碍患者，取双侧三阴交，采用单手进针，直刺1～1.5寸，采用捻转补法，双侧同时操作，施手法1分钟，留针30分钟；合并下肢功能障碍患者，取患侧三阴交，采用单手进针，沿胫骨内侧面后缘进针，针体与胫骨内侧面呈45°，刺入0.5～1寸，采用提插补法，以患侧下肢抽动3次为度，不留针。

主穴Ⅱ腧穴组成：内关、上星、印堂、三阴交；操作步骤与要求，按内关、上星、印堂、三阴交的顺序进行针刺。①内关：医者面向患者，采用单手进针，直刺0.5～1寸，采用捻转提插结合泻法，双侧同时操作，施手法1分钟，不留针。注：捻转提插结合泻法指以任脉、督脉为纵轴，以患者体位区分左右，捻转手法拇指作用力方向为左侧逆时针、右侧顺时针，同时施轻插重提的手法。②上星：采用夹持进针法，向百会方向透刺2.5寸，采用平补平泻手法，施手法1分钟，留针30分钟。③印堂：采用提捏进针法，向鼻尖方向平刺0.3～0.5寸，采用雀啄泻法，施手法1分钟，留针30分钟。④三阴交：无下肢功能障碍患者，取双侧三阴交，采用单手进针，直刺1～1.5寸，采用捻转补法，双侧同时操作，施手法1分钟，留针30分钟；合并下肢功能障碍患者，取患侧三阴交，采用单手进针，沿胫骨内侧面后缘进针，针体与胫骨内侧面呈45°，刺入0.5～1寸，采用提插补法，以患侧下肢抽动3次为度，不留针。

（2）副穴 ①治疗原则：补益脑髓，疏通经络。②应用范围：副穴Ⅰ与副穴Ⅱ配合主穴应用于以下情况，副穴Ⅰ，宜用于所有中风患者，特别适用于椎基底动脉供血不足患者；副穴Ⅱ，宜用于中风合并肢体功能障碍的患者。

副穴Ⅰ腧穴组成：风池、完骨、天柱；操作步骤与要求，按风池、完骨、天柱的顺序进行针刺。①风池：采用单手进针，向对侧眼球方向直刺1~1.5寸，施用小幅度、高频率捻转补法，双侧同时操作，施手法1分钟，留针30分钟。②完骨、天柱：采用单手进针，直刺1~1.5寸，施用小幅度、高频率捻转补法，双侧同时操作，每穴施手法1分钟，留针30分钟。注：小幅度、高频率捻转补法指捻转幅度<90°、频率120~160次/分钟的行针手法。

副穴Ⅱ腧穴组成：下极泉、尺泽、委中；操作步骤与要求，按下极泉、尺泽、委中的顺序进行针刺。①下极泉：使患侧上肢外展90°，充分暴露下极泉，采用单手进针，直刺1~1.5寸，采用提插泻法，以患侧上肢抽动3次为度，不留针。②尺泽：使患侧上肢屈肘120°，采用单手进针，直刺0.5~0.8寸，采用提插泻法，以患侧前臂、手外旋抽动3次为度，不留针。③委中：使患侧下肢抬起呈伸直状态，采用单手进针，直刺或向外斜刺1~1.5寸，采用提插泻法，以患侧下肢抽动3次为度，不留针。

（3）语言障碍　腧穴组成：金津、玉液；操作步骤与要求，按金津、玉液、舌面的顺序进行点刺。①金津、玉液：用舌钳或无菌纱布将患者舌体拉起，以三棱针点刺，出血1~3mL，术后嘱患者温水漱口。②舌面：嘱患者抬头张口，以毫针在舌面散刺8~10次。

（4）"醒脑开窍"针刺与传统针刺的比较　指标：临床疗效评价指标。治疗4周后，醒脑开窍针刺方法治疗卒中后失语临床疗效优于传统针刺治疗方法（$Z = 2.86$，$P = 0.004$）（$I^2 = 50\%$，$RR = 1.26$，$95\% CI$：$1.08 \sim 1.48$），试验组与对照组平均总有效率分别为85.5%和71.3%。

2. "通督调神"针刺方法　通督，指的是借助包括针刺（包括电针及激光针刺等）、艾灸、中药、推拿等常规治疗方法，并结合临床采用一些辅助治疗手段，达到疏通督脉、调畅气机、补髓健脑、益气康复的治疗效果。通督的"通"，不是"打通"，打通的主观意识和目的很强，且不排除借助强力的方法和手段；而这里所说的"通督"，是疏通加固的意思，因势利导，顺势而为，不用强力。通督概念的核心，是要通过疏通或激发督脉的阳气之海，带动奇经八脉的特殊经气循环系统，从而利济周身纵横上下经络系统的"江河湖海"，以期达到虚则补之、实则泻之的治疗目的。

通督概念的开放性决定了其治疗方法的多元化。临床操作中，常以一种治疗方法为主，多种治疗方法为辅。

（1）"通督调神"针刺操作方法　①选穴。主穴：百会、风府透哑门、上廉泉。②辅穴。风池、金津、玉液、列缺、照海。③随症取穴：口角㖞斜加地仓；偏瘫加曲池、合谷、足三里、三阴交。④辨证取穴：肝阳暴亢：太冲；风痰阻络：丰隆；痰热腑实：丰隆；气虚血瘀：足三里；阴虚风动：太溪。⑤操作：百会针刺方法为针尖与穴位成15～30°，沿皮下平刺1.5寸左右，使局部产生酸麻胀感，或放射至整个头部为度，捻转速度为每分钟200次左右，每间隔5分钟行针一次，每次行针约2分钟；风府1寸针向下透刺哑门；风池向喉结方向针刺，其他穴位进针后行手法得气，留针30分钟，每日1次。

（2）"通督调神"针刺与传统针刺的比较　疗程大于两周，通督调神针刺法的疗效要优于传统针刺方法的疗效。在自发言语、听理解、复述、命名、AQ（失语商）值等方面的评分都有所提升。

3. "百会八阵穴"针刺方法　八阵是中国古代的一种军事阵法。张介宾依据其理论创造了方剂治疗方法的医方八阵。百会八阵穴是由李仲愚教授据针灸理论、阴阳理论、八卦九宫理论、八阵理论所创造。百会八阵穴是百会为中心，百会到印堂为半径作圆周，以八等分分圆周而形成的8个特殊部位，因方位不同，分别命名为地坤、云艮、蛇坎、风巽、天乾、兑虎、离鸟、龙震。头为诸阳之会，此8个腧穴因位置不同，所含阴阳之气多少的不同，具有不同的功能。气行则血行，气行则津液输转通畅，从而痰凝渐化，阳气协调则阴津自复。阴津自复，则内风自灭。通过刺激此8个腧穴，可以调节全身的阳气，达到阴平阳秘的状态。刺激百会八阵穴可以贯通脑气与五脏六腑之气，对脑部疾病具有较好的治疗作用。现代研究显示，刺激百会八阵穴在改善局部经气紊乱的同时，可以恢复五脏六腑经气升降出入的平衡。

（1）"百会八阵穴"针刺操作方法　①选穴。以百会到印堂为半径，百会为中心作圆周，以八等分分圆周而形成8个特殊部位，从圆周的下方开始，顺时针方向分别命名为地坤、云艮、蛇坎、风巽、天乾、兑虎、离鸟、龙震。②操作：所选穴位常规消毒后，用毫针进行针刺，采用子午捣臼刺法，进针得气后，先紧按慢提，左转9次，再紧提慢按，右转6次。

③疗程：每周 5 次，每次 30 分钟，共治疗 8～12 周。

（2）"百会八阵穴"针刺方法与头针的比较　治疗 8 周后，"百会八阵穴"针刺方法治疗卒中后失语临床疗效优于头针治疗方法（$Z = 3.02$，$P = 0.002$）（$I^2 = 0\%$，$RR = 1.20$，$95\% CI$：$1.07～1.36$），试验组与对照组平均总有效率分别为 92.36% 和 72.9%。

4. "益髓醒神"针刺方法　"益髓醒神"针刺方法是根据《黄帝内经》中"肾主骨生髓""肾通于脑"等理论提出的一种蕴含"脑－肾－髓"的治疗方法，可使肾气充，气血畅，髓海足，督脉通。其中，百会穴位于脑顶，为督脉之会，与生命活动关系密切，四神聪穴位于百会穴 4 周，二者同用，可益髓通窍。舌下两旁紫脉为金津穴与玉液穴，采用刺血疗法可消除舌头肿痛。廉泉穴为阴维脉、任脉之交会穴，取之则能消痰通舌络。悬钟穴为八会穴中之髓会，通里穴为心经络穴，心主神明而胆主决断，同时，刺之有宣气通窍之功。"益髓醒神"针刺方法始终以"醒神为纲，益髓为本，开窍为要"为指导，可很好地改善卒中后失语患者的临床症状。现代研究认为，"益髓醒神"针刺方法主要有以下作用机制：针刺大脑言语区皮层有利于此处微循环的畅通，促进侧支循环的建立，改善脑组织缺血缺氧的状态，从而促进语言功能的恢复；舌周围取穴，可改善舌体的活动度，促进舌体血液循环，并能够反射性地兴奋中枢神经系统；对神经系统反复的刺激，可改变神经细胞产生动作电位的阈值，有利于电信号的传播，能够代偿大脑语言中枢受损细胞的功能，重建语言传递通路。

①选穴。主穴：百会、四神聪、通里、悬钟、金津、玉液、廉泉、脑损伤部位的头部投影区。②配穴。辨证加减。③操作方法。百会穴向后平刺 0.3～0.5 寸，四神聪穴向百会穴方向平刺 0.3～0.5 寸，通里穴及悬钟穴直刺 0.5 寸，均采用平补平泻手法，金津穴、玉液穴采取点刺放血，廉泉穴向舌根方向刺入皮下，再直刺 3cm，施以小幅度震颤手法 1 分钟左右，然后将毫针提至皮下，分别向左右斜刺入舌根方向，继续施以震颤法，直至舌体、舌根部有酸麻感即可拔针，拔针后用干棉球按压 1 分钟止血。脑损伤部位头部投影同侧耳尖上 2 寸及其上下左右 1 寸均进行针刺，中央穴位直刺，其余四穴斜刺，采用平补平泻手法，行针深度以得气为度。④疗程。留针 30 分钟，每日 1 次，每 10 天为 1 个疗程，共 3 个疗程。

此外，其他治疗卒中后失语的针刺方法还有很多，譬如开音通窍、调神开音、益脑调神、通督开音等针刺治疗方案。但是，单独使用一种针刺方法干预临床研究的文献较少，大部分是一种针刺方法联合其他治疗方案进行干预中风后失语。

## 四、选穴规律

针刺治疗卒中后失语历史源远流长，从古至今，无数医家提出了繁多的针刺治疗方案，但是目前医家对针灸治疗卒中后失语的运用方面存在不足，多以各家经验为主，选穴复杂、混乱，没有一套完整系统的治疗方案，不利于针灸疗效的提高，故整理分析历代医家治疗卒中后失语的选穴规律，以供使用参考。

1. 古代选穴规律　古代选经以督脉为主，肾经、心包经为辅，现代临床上针刺治疗卒中后失语常选取督脉、任脉、足少阴肾经为主。古代针刺治疗卒中后失语单穴使用频次中哑门、中冲、百会居于前三，核心腧穴组合为"哑门－中冲"；经脉选取中，督脉使用频次最高，其次为肾经、心包经。《难经》云："督脉者，起于下极（肾中）之俞，并于脊里，上至风府，入属于脑。"中风病位在心（脑），故督脉取穴如哑门、百会以通督调神，醒脑开音；中风以肾虚为本，少阴肾脉虚弱，气厥不至舌下，则舌喑不能言，选穴取肾经，如阴谷、然谷、涌泉等穴，"经脉所过，主治所及"，足少阴之脉系舌本，标本兼治，故可循经治疗舌强难语。心包位居胸中，可护卫心主，并为心主所用，而为心脏提供营养，其与三焦经互为表里，可共同协助心完成主血脉和主神志等重要功用，手厥阴心包经"主脉所生病"，一切有关血脉之疾病皆可取之，针对气血逆乱之中风，可取心包经中冲等穴。

常用特定穴，善用五输穴。古籍中针刺治疗卒中后失语的特定穴使用率明显高于非特定穴，其中五输穴比重最高，前三名依次为中冲、窍阴、鱼际。《针灸大成》云："所出为井，井象水之泉；所溜为荥，荥象水之陂；所注为俞，俞象水之窬；所行为经，经象水之流；所入为合，合象水之归，皆取水义也。"五输穴位居四肢，经气不断汇聚深入，具有较强的接经通气之功，可治疗病位较深、病势缠绵之痼疾。

远端取穴为主，佐以局部取穴。目前临床针刺治疗卒中后失语，对症取穴以头部及口颜面局部为主，针对卒中后失语的古代穴位选取，以远端取穴为主，尤以上肢部最多，根据标本根结理论，四肢为"根"，头胸腹为"结"，因此，四肢部穴位较十二经脉其他腧穴具有更强的调节脏腑功能的作用；"经脉所过，主治所及"，针刺四肢部穴位可治疗中风后患者局部偏瘫，促进手足运动功能恢复。现代研究证明，卒中后失语和言语失用症经常与手部运动障碍同时发生，而中风后言语语言和运动恢复涉及相似的大脑恢复机制，与手部运动功能的恢复相辅相成。

2. 现代选穴规律　针刺治疗卒中后失语经脉使用频率最高的为督脉，其次为足少阳胆经和任脉。督脉为奇经八脉，又为阳脉之海，总督一身之阳气，其循行路线与太阳起于目内眦，上额交颠，入络脑；与夹脊抵腰中，入循膂络肾；少腹直上，贯脐中央，上贯心。从其循行可见督脉联系人体器官，以脑、肾、心为其要。而中风病位在脑，故通过针刺督脉穴位，既能够直达中风之病所，亦可沟通脑、心、肾，起到调节全身气血的作用，以阻断中风的发生及发展。

任脉"上关元，至咽喉""一源而三歧"。督脉、任脉皆起于胞中，二经循行皆贯注于心，至咽喉，与心有着直接联系，心主血，脉藏神，针刺相关腧穴可疏通经络，调理气血，开窍醒神，利咽通音。

足少阳之脉与督脉交于颠顶，与脑相联系，其经别"入季肋之间，循胸里，属胆，散之肝上，贯心，以上夹咽"，与舌咽等器官相联系，所谓"经脉所过，主治所及"，体现了循经取穴的原则。

针刺治疗卒中后失语选用的腧穴使用频率前五的依次为廉泉、金津、玉液、百会、通里。廉泉穴是任脉、阴维脉之交会穴，位于颈咽部，其下浅层有颈横神经分布，颈支与耳大神经及颈横神经交通形成神经袢；深层有舌下神经分支、三叉神经的分支及迷走神经的分支喉上神经分布。广泛的神经及肌群分布是构成廉泉穴为治疗卒中后失语主要穴位的基础。

金津、玉液均为经外奇穴，《针灸大成》载："左金津右玉液二穴，在舌下两旁，紫脉上是穴，卷舌取之，治舌肿痛、喉闭。"有利舌洪音、清热解毒的作用。廉泉、金津、玉液三穴均位于舌咽部，体现了近部选穴的选穴原则。"腧穴所在，主治所及"，就近取穴，更直接作用于颈咽部神经与肌肉，改善患者的言语功能。百会穴归属督脉，是督脉与六阳经之交会穴，总督一身阳经和经脉气血，"阳气者，精则养神，柔则养筋"，阳气不能正常敷布，以濡养躯体筋肉骨节，则出现瘫痪、肌肉萎缩等症状，全身经脉气血运行失常，进而导致躯体运动功能障碍。故选用督脉穴位百会以升提阳气，醒脑开窍。通里为手少阴心经络穴，其脉上夹咽，善治失音之疾，可宣散经脉气血，通窍发音。如《马丹阳天星十二穴治杂病歌》中载："通里腕侧后，去腕一寸中，欲言声不出……暴喑面无容，毫针微微刺，方信有神功。"从腧穴所在部位分布统计得出，治疗卒中后失语主要选用头面颈项部腧穴，体现了就近选穴的原则。特定穴运用最多的为交会穴，交会穴是经脉之间交叉汇合之穴，可使脉气相通，扩大了单穴的治疗范围，提高了治疗效果。

可将选用腧穴分为三大类。第一类为金津 - 玉液 - 廉泉 - 通里，其关联性最强的腧穴也为这四个穴位，提示玉液、金津、通里、廉泉为针刺治疗卒中后失语的核心穴位，共奏开窍利咽、通经活络之功。第二类为哑门 - 风府 - 百会，这三个穴位皆位于督脉，督脉痹阻则脏腑阳气亏虚，进一步导致躯体骨节、筋肉缺乏阳气调养，而导致萎缩、偏瘫，脑髓需后天气血之滋养，如脏腑阳气亏虚则肾精不足，脑髓失养则功能失常，导致神机失用。哑门与廉泉又为前后配穴，疏通局部气机。第三类为内关 - 三阴交 - 水沟，内关穴为八脉交会穴之一，通于阴维，属手厥阴心包经之络穴，可疏通气血，养心安神。三阴交是足太阴脾、足厥阴肝、足少阴肾经之交会穴，有补肾滋阴生髓之效，脑为髓海，髓海有余则脑神充沛。水沟穴属督脉，可调阳脉，开窍通闭而复神明。第四类为丰隆 - 太溪 - 太冲 - 合谷 - 曲池 - 足三里 - 风池，这类多作为针灸治疗卒中后失语配穴加减使用。如太冲为肝经原穴，肝经上颠，泻太冲可平上亢之风阳。合谷为大肠经原穴，与太冲合称为四关，二者合用，原原相配，解郁利窍，疏调一身气机，可用于肝阳上亢型患者。丰隆为治痰要穴，多用于肝郁痰阻型患者，太溪可滋阴降火，多为阴虚火旺证选用。在主穴的基础上辨证论治，根据临床症状合理选用配穴，可起补气行气、活血化瘀、疏通气血之功，对气虚、血瘀、痰湿等因素可进行针对性治疗，以提升疗效。

## 五、现代研究

1. 失语症的评价方法　近年来，有关卒中后失语的大量临床研究运用了各种不同的失语症评价方法，国外常用的评价方法有 the Token Test、波士顿诊断性失语症检查、西部失语症检查、双语失语检查法、失语症的标准语言试验、日常生活交流能力检查、失语商评分等；国内常用的评价方法有汉语失语成套测验、北京医院汉语失语症检查、中国康复研究中心汉语标准失语症检查等。一方面，汉语的失语症检查方法的完善为国内失语症诊断、疗效评价提供了工具，从而也为规范的针刺治疗失语症临床研究提供了重要基础。中医学者也开始运用上述量表来评价针刺治疗卒中后失语的临床疗效，越来越多临床试验的开展，产生了各种不同的针刺治疗方案。另一方面，随着现代自然科学，特别是非侵入性的脑研究技术，如神经影像学技术、神经电生理技术的发展，给研究者提供了契机，为揭示针刺治疗失语症的疗效机制创造了可能性。

the Token Test（TT），主要考察患者的抽象能力和能否识别复杂口语语义，同时也可检测患者言语次序记忆广度和句法能力。要求被试者根据检查者的言语指令操作。操作的难易程度不同，能客观反映被试者的言语理解能力，判断其有无言语障碍及其程度。适用于各种类型的失语症、痴呆及脑损伤所致的继发性言语理解功能障碍检查。the Token Test 的优点在于具有良好的鉴别效度、便携性和较短的评估时间，但难以判断不同类型失语症，针对纯言语听力障碍伴理解缺陷和听记忆广度浅的患者，结果假阳性较高。该法得分随年龄呈线性增加，且得分随文化程度呈线性增加，该方法可鉴别失语程度表现不明显的患者。

波士顿诊断性失语症检查（BDAE）是国内外以及各医院最常用的失语症测试组合之一，分为 5 个大项目，包括语言功能的检查及非语言功能的检查，测评者可以全面评估失语症患者语言功能的不同方面，可对患者语言交流水平和语言特征进行定性分析，且可确定患者失语症严重程度及失语症类型。但该方法较为耗时，不易评分。

西部失语症检查量表（WAB）由波士顿诊断性失语症检查演变而来，使用较广泛，该检查可以测出失语商、操作商、皮质商。除可测试大脑的语言功能外，还可测试大脑的非语言功能，可对完全性失语、感觉性失语、经皮质运动性失语、传导性失语等提供标准误差解释和图形描记。评估者们可以根据测评得出的各项分数对失语症进行分类。目前国内多数失语症评价都会引用西部失语症检查量表及其修订版。

双语失语检查法，可用于检查双语/多语失语症的方法。能较全面地发现患者语言的特定缺陷，准确地描述双语/多语失语的表现，检查结果可为临床提供一个合乎国际通用失语症分类标准的失语症概貌。由于该方法适用于会双语，甚至是多语患者，在临床上应用具有一定的局限性。

失语症的标准语言试验（SLTA）国内不常用，是日本最常用的失语症综合评定量表。该测试方法简单，评估时间短，对检查后的训练有明确指导意义。

汉语失语成套测验（ABC）由十大项目组成，主要参考西部失语症检查量表，结合中国国情和临床经验拟定的，按规范化要求制订统一指导语、评分标准、图片及文字卡片、失语症分类标准。该检查法临床上常用，检查难度较低，普适度较高，对于不同利手的失语患者，也可准确判断失语症，并对失语症严重程度进行分级；对患有脑血管疾病但语言正常的患者，也可测评出某些语言功能的轻度缺陷。

北京医院汉语失语症检查，此检查法评价内容包括口语表达、听语理解、阅读、书写。其检查成绩能反映出各类失语症的临床特点和类型，以及康复的动态性改变，有利于评定言语康复的疗效。

中国康复研究中心汉语标准失语症检查（CRRCAE）是以失语症的标准语言试验为基础，借鉴国外信效度较高的评定量表的优点，结合汉语独特优势和中国文化，由中国康复研究中心听力语言科编制而成，适合成人失语症患者。此检查包括两部分内容：第一部分由 12 个问题组成，用以了解患者言语的一般情况；第二部分由 30 个分测验组成，主要检测听理解、复述、说、出声读、阅读理解、抄写、描写、听写和计算。此评价方法对于我国不同地区使用汉语的成人失语症患者具有较好的依从性，对于客家语等也有较好的可行性和依从性。中国康复研究中心汉语标准失语症检查具有良好的信效度，其总分能够有效反映失语症的严重程度，可以作为失语症患者临床和语言康复中量化的指标，有利于准确评价诊疗效果，并制订下一步治疗计划。

2. 针刺治疗卒中后失语的疗效机制研究　随着针刺治疗失语症临床研究的增多，研究者们逐步开展其疗效机制研究。通常认为语言功能与颞上回后部皮质（Wernicke 区）和额下回皮质（Broca 区）关系密切，近年来研究发现语言功能相关的脑区分布在更为广泛的额顶颞等区域，多数研究认为失语症的发生与语言相关皮质或者联系这些皮质的皮质下纤维结构被破坏有关。由于语言是人类特有的认知能力，难以在其他动物上进行造模，故目前仍然缺乏失语症的动物模型。现今失语症的造模方法仍以制造大脑中动脉堵塞的脑血管病模型为主，然而从理论上来说，造模后并不一定会发生失语症，研究者也难以评价动物的语言状态。确有学者通过破坏鼠科动物的超声波发声机制，进行失语症造模以及造模后评价，然而鼠科动物的声波交流是否与人类语言相同尚存争论。要描述针刺治疗卒中后失语的疗效机制，我们或可通过针刺治疗卒中的效应机制来窥探，或是通过非侵入技术对针刺和失语症的研究成果来阐述，目前临床研究最常用的非侵入技术是神经影像学和神经电生理学技术。

3. 针刺治疗卒中后失语现代机制研究

（1）失语症的神经影像学和神经电生理学研究　由于失语症的动物研究难以进行，因此，对失语症的机制研究，使用非侵入技术对人体进行直接评价是较为可取的研究方法。在非侵入技术中，神经影像学、神经电生理学技术的发展，无疑给失语症和针刺研究提供了良好的契机。神经影像、神经电生理这些非侵入技术可以直接捕捉针刺治疗时，或是治疗后失语症患者的脑部功能变化，并将捕捉到的信号转化为图像，让研究者可以直观地探索并讨论其内在机制。神经影像技术包括磁共振成像（magnetic resonance imaging，MRI）、正电子发射型计算机断层显像（positron emission computed tomography，PET）、单光子发射断层扫描（single-photon emission computed tomography，SPECT）等，使得研究者可以在高空间分辨率的成像技术下对失语症患者的脑结构和脑功能进行研究。神经电生理技术，如脑电图（electroencephalogram，EEG）、脑磁图（magnetoencephalography，MEG）、事件相关电位（event-related potentials，ERP）等可以在毫秒级别对人脑的电生理信号进行测定。神经影像学技术与神经电生理技术的发展，使得研究者能够在空间分辨率与时间分辨率之间寻找平衡点，绘制出全脑图像，使得人脑研究迈入一个新的时代。

（2）针刺的神经影像学和神经电生理学研究　已经用于研究针刺机制的神经影像学、神经电生理学技术主要有 MRI、EEG、MEG、PET，相比较而言，MRI 和 PET 技术倾向于研究脑功能变化的部位，而 EEG 和 MEG 技术则是研究脑功能变化的时间点。目前的神经影像学研究证实针刺可以调节包括边缘系统、前额叶和脑干等脑区的功能系统。其中，MRI 较多用于针刺研究的是功能磁共振成像（functional magnetic resonance imaging， fMRI）。fMRI 因为其无辐射性、高空间分辨率、可针对穴位设计针刺任务的特点，在现阶段的针刺神经影像学研究中所占比例较大，合谷、足三里、内关、太冲、阳陵泉是目前 fMRI 研究最多的穴位，这些穴位的研究结果显示针刺主要影响了脑部的躯体感觉区、运动区、听觉区、视觉区、小脑、边缘系统和更高级的认知区域。

（3）卒中后失语的神经影像学和神经电生理学研究　以神经影像学、神经电生理学技术来研究失语症治疗的目的有三：其一是捕捉和理解人脑在经过治疗后，改善的特定语言功能所对应的神经变化；二是捕捉以特定神经基质为靶点的治疗措施引起的神经变化；三是找出可以预测治疗效果的神经因子。然而，目前针刺治疗卒中后失语的神经电生理学实验尚待开发，而针刺治疗失语症的神经影像研究则主要集中在 fMRI 研究上。其中，大多数采用经典的"静息 – 任务"block 实验设计，在针刺穴位时对受试者进行 fMRI 扫描，发现了针刺可以引起大脑语言相关脑区的激活。目前直接研究针刺治疗失语症的神经影像学研究数量较少，其结果显示针刺可能是通过刺激脑部语言相关的脑区，从而促进失语症的康复。

有基于 MRI 的研究表明，在失语症的病变部位方面，基底节是卒中后失语患者大脑区域中最常见的病变部位，大脑病变区域不仅位于皮质，而且位于皮质下的大片区域或皮质和皮质下病变的组合，同时也表明皮质下病变在卒中后失语患者中的发病率最高。皮质病变不仅位于额叶，而且位于颞叶或顶叶或枕叶，颞叶病变的发生率高于额叶病变。同时也证实，卒中后失语患者中病变发生率最高的区域位于左侧基底节，其次是颞叶皮质、额叶和顶叶皮质。

# 第二节　针刺联合疗法

采取积极的血管再通措施是治疗急性缺血性卒中后失语的基础。尽早开始规范的针灸、积极的语言康复治疗、重复经颅磁刺激、经颅直流电刺激等非侵入性脑刺激，以及有效的药物治疗，可以更好地促进言语功能恢复。此外，单独使用增强修复的治疗手段，对优化增强功能恢复的帮助不如联合疗法的促进作用。因此，联合疗法有望更好地治疗 PSA。近年来，越来越多的学者广泛关注针刺联合疗法并开展相应研究。将两种及以上的单一方法合并使用，能够最大化地发挥各种疗法的优势，使症状迅速缓解，在降低复发率的同时，也能够提升有效率。

针刺联合疗法是目前治疗失语症常用的多联疗法手段之一。针刺疗法具有简、便、廉、验的特点，在治疗卒中后失语方面发挥了重要作用，其强调将辨病和辨证相结合，其中选穴及手法是针刺起效的关键。大量实验研究和临床观察证明，与单一的针刺疗法相比，针刺联合疗法的治疗效果十分理想，疗效更为显著突出，发挥作用的持续时间更长。充分展示了针灸特有的经络辨证特色，发挥了中医学整体观念、阴阳平衡、辨证论治、扶正祛邪的优势。

针刺联合疗法是在传统针灸治疗的基础上，联合其他方法所形成的治疗方法，包括其他针法、针刺处方或是药物治疗、言语康复训练、重复经颅磁刺激及经颅直流电刺激等。以针刺为主的相关联合疗法在治疗卒中后失语方面具有一定优势，并广泛应用于临床。

## 一、针法联合

### （一）不同部位的针法联合

1. 头针　《素问·脉要精微论》云："头者，精明之府。""灵机记性在脑者。"可见，语言功能与头部腧穴密切相关。以大脑的生理、解剖知识作为理论依据，头针通过刺激相应的大脑皮层投射区或穴区来调节相应的大脑功能，达到缓解症状，促进恢复，治疗疾病的最终目的。由此可见，正确取穴尤为重要。人身体左右两侧的经络在循行过程中与头部经络相互交叉。头针针刺可起到疏通经气、活血通络、调节脏腑及开窍解语的作用。西医学研究表明，针刺头部腧穴可以扩张脑皮质血管，改善病变皮层的血液供应，促进脑细胞的代谢和神经营养因子的表达，其优点主要体现在疗效显著、不易耐受、靶向性好等。

（1）治疗原则　疏通气血，益髓醒脑，解语开窍。

（2）头针选穴　顶颞前斜线下 2/5、颞前线；焦氏头针（言语一区，即 Broca 区；言语二区，即 Wernicke 区；言语三区，即顶叶缘上回）。

（3）方解　顶颞前斜线下 2/5、颞前线分别位于与运动性失语病灶相关联的中央前回下部，以及额下回后 1/3 处；以大脑皮层功能定位为理论基础，通过针刺头皮上大脑皮质功能的投射定位区，言语一区、言语二区及言语三区分别对应大脑皮质功能区域的 Broca 区、Wernicke 区，这些区域受到损伤分别表现为运动性失语、命名性失语及感觉性失语，对这些区域施行焦氏头针治疗，以求激活大脑整体语言区域传导功能，促进语言功能恢复。

（4）操作　①角度：进针与皮肤呈 30°左右进针，然后平刺进入穴线内。将针迅速刺入皮下，当针尖达到帽状腱膜下层时，指下感到阻力减小，然后使针与头皮平行，根据不同穴线刺入不同深度。②深度：根据患者具体情况和处方要求决定进针深度。通常针刺入帽状腱膜下层后，使针体平卧进针 3cm 左右为宜。头针进针的角度基本统一，大多应用斜刺，或与皮肤呈 30°左右进针。③频率：对于头针行针的捻转频率问题，临床医家和同行专家给出了较多数据，包括 100～200 次/分钟、150～200 次/分钟、200 次/分钟，以及 200 次/分钟，但总体上也都认为应该以得气为度。专家讨论捻转频率时，一致认为头针的操作主要以捻转操作为主，强调快速捻转结合统编教材《针灸学》的相关内容，一律统一为 200 次/分钟左右，时间为 2～3 分钟。对于提插的幅度，由于头皮肌肉浅薄，提插刺激强度较大，因此，只规定提插操作时指力应均匀一致，幅度不宜过大，如此反复操作，持续 3～5 分钟。提插的幅度与频率，应视患者的病情而定。

2. 舌针　舌针疗法是在中医学理论及现代生物全息论的指导下，针刺舌体上某些特定穴位，以治疗疾病的方法，是新创立的一种微针疗法。由于舌体有丰富的神经网络、血管供应和淋巴管。因此，通过特定穴位来刺激连接血管淋巴神经网络的关键区域，可能会再次触发神经信号的传递和神经传递的增强。研究表明，针刺舌体不仅可以刺激与舌体联系的经络，达到疏通经气、调整气血、开窍醒神的目的，且有利于濡养舌体，增强舌的功能活动。

由于舌与全身脏腑经脉都有着直接和间接的联系，因此，体针通过刺激相应腧穴，能够达到益气活血通络的功效，使气血得以濡养舌脉，增强舌的功能，促进语言功能的康复。孙介光提出四种假说：一是近脑学说，即离脑愈近，治疗效果越好，相当于腧穴的近治作用，舌是居于口腔正中的一个肌性器官，用刺舌来治脑病无疑是距脑最近的；二是脑幔学说，即在正常的脑细胞和坏死的脑细胞中间存在着休眠状态的脑细胞，舌针能提高脑的供血、供氧和提升葡萄糖代谢，使休眠状态的脑细胞部分恢复功能；三是脑的代偿功能学说，舌针能促进一部分脑细胞替代另一部分脑细胞的功能；四是全息论观点，舌上的血管、淋巴管和神经丰富，与脏腑紧密联系，舌作为一个全息元，是整个机体的局部缩影，有着全身各部的反应点和反应区，刺激相应的区域舌穴，便可调脏腑，通经络。

舌针种类繁多，常应用于治疗卒中后失语的舌针主要为管氏舌针、舌三针等，为针灸治疗疾病的多元化提供不同的治疗思路。

管氏舌针运用察舌与四诊合参，通过辨别病变所属的脏腑经脉，在舌上选出相应针刺穴位治疗疾患。管氏舌针独创24舌穴，基于舌与全身脏腑经络的联系，兼备全息理论的调节作用。舌穴的分布与一定的脏腑相联系，五脏六腑的舌穴分布蕴含着五行相生相克的关系，并与八卦方位相对应。舌穴的分布与排列，依据《易经》"阴阳之道"的哲理，蕴含了阴阳互根、阴阳消长转化的原理，体现了"阴升阳降"的中医学理论。因此，广义来说，舌针可治疗全身各系统的病证，尤其是在舌疾及神经系统疾病方面。

（1）治疗原则　调理气血，通窍醒脑，疏经活络。

（2）舌针选穴　中矩、聚泉、金津（双）、玉液（双）、心穴（双）、肝穴（双）、脾穴（双）、肾穴（双）。

（3）穴位定位　根据管氏舌针穴位图。中矩：舌上举，舌底与齿龈交界处；聚泉：舌面中央，胃穴前2分；金津、玉液：舌尖向上反卷，上下门齿夹住舌，使舌固定，舌系带两侧静脉上，左为金津，右名玉液；心穴：舌尖部；肝穴：胆穴后5分；脾穴：胃穴旁开4分；肾穴：膀胱穴旁开4分。

（4）方解　心为君主之官，心主神明，为五脏六腑之大主，心气通于舌。舌与全身脏腑经脉都有着直接和间接的联系，足少阴之脉夹舌本，足厥阴之脉络舌本，足太阴之脉连舌本、散舌下，手少阴之别系舌本。故舌针取穴为心穴、肝穴、脾穴、肾穴。

（5）操作　舌针操作前，给予患者5%过氧化氢或高锰酸钾液漱口，以清洁口腔。针刺舌面穴位时，患者自然伸舌于口外，充分暴露；针刺舌底穴位时，嘱咐者将舌卷起，舌尖抵住上牙，将舌固定，或舌尖向上反卷，用上下门齿夹住舌，使舌固定，充分暴露舌底面。此外，尚可通过医者左手垫纱布将舌固定。选用30号1寸或1寸半针灸毫针，在选定的穴位上进行针刺，每穴针刺5秒，采用平补平泻手法，不留针。

3. 靳三针　靳三针是岭南针灸流派靳瑞教授传承创新的针灸技法，该疗法集针灸临床取穴之精华，以三针为主，辨证为辅，每组"三针"均有其特定的治疗范畴，为广大临床医师所采用。

（1）治疗原则　祛瘀生新，疏通舌络。

（2）选穴　上廉泉穴、上廉泉旁穴（双侧）。

（3）穴位定位　上廉泉穴位于颌下正中1寸，舌骨与下颌缘之间的凹陷中；上廉泉旁穴于上廉泉穴左右，各旁开0.8寸。

（4）方解　针刺舌三针可刺激舌体根部经气，舌根部为脾经、心包经、任脉所过之处，多血气。三针齐刺，加强了舌体根部刺激，疏通经络，活血祛瘀，祛痰开瘀，激发舌部经气。

（5）操作　行针刺舌三针手法时，患者取仰卧位，局部常规消毒后，医者单手快速进针，针尖呈45°向舌根方向斜刺，刺激患者舌根，针刺得气后，自穴位深层徐徐退至浅层，改变针尖方向，朝左右透刺，使其局部出现胀痛或蚁行感后，并发出声音者为疗效较好，留针30分钟，治疗期间运用平补平泻手法捻转3次，每次10～25秒（时间因人而异），出针后建议患者尽量发声。

随着针灸学科的发展，单一的治疗不再是临床首选的治疗手段，针灸联合治疗的优势不断显现，使得头针、舌针、体针之间的联合，甚至是三者联合，成为临床常见的针灸治疗手段之一，特色针灸疗法在临床治疗过程中展现出其独特的优势。此外，眼针疗法属于微针技术，其核心为"八区十三穴，络脑通脏腑"，在全息理论指导下，根据眶周穴区与五脏六腑之间的内外联系，内调脏腑，治疗疾患。腹部被认为是人类第二个大脑，在调理脏腑的前提下，调整相关的经脉，以治疗局部病变。也有少量的临床研究将眼针、腹针与头针、舌针、体针之间进行联合治疗，以达到促进卒中后失语患者语言功能恢复的目的。

头针、舌针或体针之间的两两联合治疗，可有效调节机体皮层－丘脑－皮层，建立脑血管侧支循环，加强舌部运动，使病灶部血流量增加，促进和加强脑代偿作用，激活语言中枢功能低下的神经细胞，兴奋语言中枢，促进卒中后失语患者言语功能尽快恢复。此外，现代针灸临床常常将头针、舌针、体针三者相互联合治疗，将针刺治疗卒中后失语的优势发挥到最大，并在经络理论指导下辨证用穴，形成了诸如"醒脑开窍"针刺方法、"通督调神"针刺方法、"百会八阵穴"针刺方法、"益髓醒神"针刺方法等多种特色针刺疗法。

**（二）针刺联合电针疗法**

电针通过抑制炎症反应、抗自由基损伤、促进血管再生、减轻能量代谢障碍等，对脑缺血具有改善作用。而作为改善卒中后失语的有效辅助手段之一，电针治疗卒中后失语的机制主要包括改善语言功能损伤区域附近的循环，改善病灶周围缺氧缺血状态，促进脑组织的恢复，重建神经传导通路，进而加速卒中后失语的临床恢复。

在针刺治疗的基础之上联合电针治疗，是目前针灸临床常见的针法联合手段之一，通过不同的针法联合的方式，对相关性穴位进行刺激，从而达到治疗卒中后失语，改善患者的语言功能。

电针联合针刺的临床研究尚少。现有的临床研究表明，针刺联合电针治疗失语症能够改善患者的听语理解、口语表达、阅读能力，提高临床疗效，但其恢复机制尚不十分清楚。

1. 治疗原则　增加脑血流量，调节脑血氧代谢水平，促进失语症患者的语言重建和恢复。

2. 选穴　通里、翳风、百会、后溪。

3. 电针操作方法　针刺得气后，针柄接入电针治疗仪上，正极接入主穴，负极连接辅穴，控制脉冲电流进行刺激，频率为100～120Hz。每次30分钟，每日1次，15次为1个疗程，连续治疗两个疗程。

**（三）针刺联合刺血疗法**

1. 点刺放血　作为传统中医针灸特色疗法之一，点刺放血疗法具有起效快、疗效显著、成本低、不良反应少的特点。刺血疗法应用广泛，临床上可用于治疗包括卒中后失语在内的多种由于风、火、痰、瘀诸邪引起的疾病，具有通经活络、祛瘀止痛、醒脑开窍等作用。刺血疗法历史悠久。《素问·血气形志》云："凡治病必先去其血。"《灵枢·九针十二原》云："凡用针者，虚则实之，满则泄之，菀陈则除之，邪盛则虚之。"《灵枢·小针解》云："菀陈则除之者，去血脉也。"《针灸大成》云："舌强难言：金津、玉液，在舌下两旁，紫脉上是穴，卷舌取之。治重舌肿痛，喉闭，用白汤煮三棱针，出血。"临床上常将金津、玉液作为刺血疗法治疗卒中后失语的常用穴，两穴均定位于舌面下舌系带两旁的静脉上，其浅层富含舌神经以及舌深静脉穿行；深层除舌神经、舌下神经和动脉分布之外，通过经络与脏腑建立联系，金津、玉液区为五脏六腑之气血交汇的枢纽，而刺血疗法可通过刺激神经，改善局部血液供应，从而促进舌部肌群的肌力提升，以达到疏通经络、调和气血之功。此外，相关研究指出，刺络疗法可以使中风患者全血黏度、血浆黏度及血小板聚集率等指标明显下降，改善脑组织的供血状况，促进受损脑组织功能的恢复，使语言区功能全部或部分恢复，从而改善失语症状。

（1）治疗原则　醒脑开窍，通经活络，泄热消肿，通经络，开舌窍。

（2）选穴　金津、玉液。

（3）方解　金津、玉液区为五脏六腑之气血交汇的枢纽，而刺血疗法可通过刺激神经，改善局部血液供应，促进受损脑组织功能的恢复，使语言区功能全部或部分恢复，从而改善失语症状。

（4）操作方法　患者取仰卧位，舌头上卷，充分暴露穴位，对舌头挛缩无法配合的患者，可以无菌纱布对舌体下 1/3 进行固定，让舌体上卷，以暴露穴位。行常规消毒之后，将严格消毒后三棱针针头对准玉液、金津穴进行点刺，直至出血 2～3 滴。以无菌棉签进行压迫止血，每周 2～3 次，两周为 1 个疗程。

针刺与刺血疗法相结合，对于改善失语症状，提升失语患者的生活质量具有重要意义。王琨等人采用舌五针联合咽后壁放血治疗卒中后运动性失语的方法观察临床疗效。在常规治疗的基础上，对照组采用舌三针治疗，治疗组采用舌五针联合咽后壁放血治疗。经过 4 周的治疗后，治疗组和对照组的语言功能总有效率分别为 93.94% 和 75.00%（组间比较 $P < 0.05$）。且治疗组患者的谈话流利性、复述能力、阅读能力、书写能力提升均优于对照组，显示出联合疗法的显著优势。吴明霞等人亦通过对针刺联合金津、玉液放血治疗对比单纯的语言康复训练，通过观察其临床疗效，发现针刺联合金津、玉液放血总有效率为 96.55%，优于单纯的语言康复训练（89.66%），再次证明了针法联合治疗的疗效之优。通过适当的有目的的针法联合刺激，促进受损的神经系统或代偿的大脑皮层产生不同的反应，并不断地强化，在反复的刺激反应过程中，受损的神经系统恢复不断提升，最终促使语言功能这种刺激下达到不同程度的恢复，从而达到

语言康复的目的。

2. 梅花针刺血　梅花针源于新九针，是由古之扬刺、毛刺演变而来。其集束五枚短针于一处，可手持针柄来叩打皮肤，或直接刺向皮肤，梅花针叩刺能使众针之力得以集合，通过叩刺机体某穴位或部位，短时间内刺激量较单针大，能较好地调整脏腑气血、激活经络功能。梅花针叩刺疗法虽多用于治疗"皮部病"，但《素问·皮部论》曰："皮有分部……皮者，脉之部也。""欲知皮部，以经脉为纪。"皮部是经脉、别络的分区，特别与浮络有密切关系，是十二经脉之气散布之所在。络脉，分为体表的阳络及体内的阴络，阳络主要作用是营养、温煦、护卫体表，阴络敷布气血，经脉通过阴络输送营养，运行气血，传递信息。孙霈提出梅花针的治病机制有神经反射学说，利用"痛觉反射"来治病，也通过经络感传，整体上平衡阴阳，调和气血，疏通经络，协调脏腑。梅花针治疗卒中后失语，通过叩刺放出少量血液，可以加强局部血液循环，并可以局部刺激舌下神经，反馈于神经中枢，起着修复作用。

（1）治疗原则　增强刺激，疏通经络。

（2）选穴　焦氏言语一区；顶颞前斜线、顶中线、顶颞后斜线、曲鬓穴和悬厘穴连线四线围定区域。

（3）方解　焦氏言语一区是治疗失语要穴，结合病灶头皮投影区更能直达病所。梅花针叩刺焦氏言语一区能增强该区脑组织营养代谢，建立血液侧支循环，从而起到改善脑组织缺血缺氧、促进语言功能恢复的作用。选取顶颞前斜线、顶中线、顶颞后斜线、曲鬓穴和悬厘穴连线四线围定区域作为头部梅花针刺激区域，可调节阴阳，疏通经络的效果更为显著，其可通过调节"皮层-丘脑-皮层"，进而使非特异性传导系统与特异性传导系统之间的相互作用恢复平衡，修复语言活动神经通路，同时能够促进大脑损伤部位血液循环，激活语言中枢内功能较低下的神经细胞，加速脑功能代偿。

（4）操作方法　患者坐位或仰卧位，对穴位叩刺附近头皮进行常规消毒，右手持梅花针，用拇指、中指、无名指握住针柄，食指按在针柄中部，针头垂直对准叩刺部位，运用腕部弹力，应用梅花针轻叩3遍，依据患者年龄、体质适当调整叩刺强度，以稍有出血为宜，每日1次，每周治疗5次，两周为1个疗程，共治疗两个疗程。

通过针刺廉泉结合舌尖梅花针治疗后发现，患者的血液黏稠性、黏滞性、聚集性发生不同程度的改善，从而改善脑部血液供给，疏通脑络气血，促进舌体血液循环，调整机体阴阳平衡，促进语言能力的恢复。针刺廉泉穴结合舌尖梅花针为主，治疗卒中后失语的临床疗效显著，效果优于头皮针组。该疗法具有益气通络、育阴培本、滋阴平肝、化痰息风、醒脑开窍的功效，初步表明该疗法对血液流变学具有一定影响，可能通过改善血液黏度等途径，从而促进脑部血供充足，加强脑组织的代谢，营养神经系统，使局部机体神经功能得以修复。刘玲玲等人通过给予调神通络法结合梅花针叩刺的方法，与单纯的调神通络针刺法进行疗效对比，治疗后发现联合治疗组的总有效率为86.7%，较对照组的76.7%更具临床疗效，进一步印证了针刺疗法结合梅花针刺血疗法的临床优越性。李骁飞等人通过舌三针配合梅花针治疗，观察其治疗缺血性卒中后运动性失语的临床疗效，亦得出舌三针配合梅花针是一种治疗缺血性卒中后运动性失语的有效方法的相似结论。联合治疗通过将二者有机结合，可起到增强疗效、缩短疗程、事半功倍的作用。

## 二、针刺处方联合

针刺处方特征是一病多症，一症一处方。针刺改善缺血性卒中后遗症的处方选穴遵循近端选穴与远端选穴相结合的原则，广泛使用五输穴，以三阴交、百会、足三里、内关、合谷为常用穴位，扶正祛邪，调补气血，改善患者脑部血流，缓解卒中的后遗症状。针刺治疗卒中后失语的选穴方面，以祛痰息风、醒神开窍、调畅气血、平肝潜阳为原则，这是治标之法；同时，以益肾生髓、升阳固脱、调理神志为原则，这是治本之法。根据数据挖掘的结果显示：金津、玉液、廉泉、哑门、风池、通里、三阴交为失语症针刺处方的常用穴位。

在既往经验处方的基础上，将不同的针刺处方相联合，是中医整体性、灵活性、优势性相结合的特色针灸联合疗法。

### （一）醒脑开窍处方联合

"醒脑开窍"针刺方法是石学敏院士于1972年设立的治疗中风的大法，对于治疗中风后兼并症具有独特的疗效。"醒脑开窍"针刺方法以调"神"论治为诊疗的中心思想，治疗神经功能障碍类疾病，取以开窍启闭、改善元神之府生理功能为主的阴经腧穴，方中选用人中、内关、三阴交为主穴，极泉、尺泽、委中为辅穴，各穴所属经脉与主治、功效密切联系，相得益彰。

1. 治疗原则　醒脑开窍，滋补肝肾，调神导气，启闭开音。

2. 选穴　主穴：内关、人中、三阴交，辅穴：极泉、尺泽、委中。配穴：手指握固：合谷透三间；吞咽障碍：风池、完骨、翳风；语言不利：上廉泉，金津、玉液放血；足内翻：丘墟透照海。

3. 方解　选穴以阴经穴位为主，阴经者属脏，脏者藏也，藏人体五脏六腑之精气，刺之可调动精气，以补髓生神，同时联系阴阳经以调整阴阳平衡。水沟穴调理督脉以醒脑，内关、极泉调心神、利舌窍，三阴交、尺泽滋补肝肾、利肺以开音，点刺金津、玉液可活血化瘀，通经活络，主辅相配，以奏醒脑开窍、滋补肝肾、调神导气、启闭开音之效。

4. 操作方法　先刺双侧内关，直刺 0.5 ~ 1 寸，采用捻转提插结合泻法，施手法 1 分钟；继刺人中，向鼻中隔方向斜刺 0.3 ~ 0.5 寸，用重雀啄法，至眼球湿润或流泪为度；再刺三阴交，沿胫骨内侧缘与皮肤呈 45° 斜刺，进针 1 ~ 1.5 寸，用提插补法，使患侧下肢抽动 3 次为度。极泉，循经离原穴沿经下移 1 寸，避开腋毛，直刺 1 ~ 1.5 寸，用提插泻法，以患侧上肢抽动 3 次为度；尺泽，屈肘成 120°，直刺 1 寸，用提插泻法，使患者前臂、手指抽动 3 次为度；委中，仰卧直腿抬高取穴，直刺 0.5 ~ 1 寸，施提插泻法，使患侧下肢抽动 3 次为度。风池、完骨、翳风均针向喉结，进针 2 ~ 2.5 寸，采用小幅度高频率捻转补法，每穴施手法 1 分钟；合谷针向三间穴，进针 1 ~ 1.5 寸，采用提插泻法，使患者第二手指抽动或五指自然伸展为度；上廉泉针向舌根 1.5 ~ 2 寸，用提插泻法；金津、玉液用三棱针点刺放血，出血 1 ~ 2mL；丘墟透向照海穴 1.5 ~ 2 寸，以局部酸胀为度。每日针 2 次，10 天为 1 个疗程，持续治疗 3 ~ 5 个疗程。

任媛媛在石学敏院士"醒脑开窍"针刺方法的基础上，结合方氏头针治疗卒中后运动性失语观察其联合疗效及语言功能变化情况。经过治疗后发现，联合治疗组总有效率为 93.75%，常规针刺组总有效率为 74.19%，两组比较差异具有统计学意义（$P < 0.05$）。此外，联合治疗使得患者在说话、复述、命名能力方面较常规针刺组均有统计学差异（$P < 0.05$）。醒脑开窍针法，通过"醒脑"来达到通调全身的作用，使得受损的区域功能重

新恢复功能，协调全身各个器官的活动，同时使得气血恢复正常运行，语言枢机通利，再结合方氏头针助经络感传，并且运用气街髓海之精华气血充养脑神，达到疏通经络，调和气血，调理有形之发声器官，恢复无形之语言功能的功效。另一项研究则通过醒脑开窍针法结合针刺八脉交会穴形成的联合治疗手段，观察其治疗卒中后运动性失语的疗效。将56例患者随机分为两组，治疗组采用醒脑开窍针法加刺八脉交会穴治疗，对照组采用醒脑开窍针法治疗。经过4周的治疗，观察其治疗总有效率，结果表明治疗组（92.86%）效果明显优于对照组（71.43%），其结果具有统计学意义（$P<0.05$）。八脉交会穴的相关脉络与经气转导和奇经八脉沟通，并调节奇脉溢蓄，调节周身气血阴阳的平衡。将八脉交会穴对脏腑经脉的提纲挈领作用与醒脑开窍针法结合，丰富了醒脑开窍针法治疗卒中后运动性失语的方法。

**（二）调神通络处方联合**

调神通络针刺法是基于中风"气血逆乱于上，或脑络瘀滞，或血溢于脑，致气滞血瘀，脑络瘀阻，神明不调而致中风"的理论，将头体针相结合而形成的针刺处方。调神通络针法的干预方法能够减轻神经细胞损伤，从而起到保护神经细胞的作用，对缺血缺氧损害的缓解具有重要意义。

1. 治疗原则　调理神明，疏通经络，平肝潜阳，益气升阳。

2. 选穴　顶中线（百会向前至前顶）、顶斜1线（百会前斜下45°，长1.5寸）、顶旁线（距顶中线2.25寸，承灵穴与正营穴连线）、顶斜2线（承灵前外斜下45°，长1.5寸）；双侧的风池，患侧的外关、曲池、臂臑、涌泉、足三里、四强。

3. 方解　头部与肢体腧穴相结合，能够激发经气，开窍启闭，促进经气运行，气行则神行，神行则脑明。头项针主要位于头部及头与肢体联络部位，针之可改善脑部功能，达到调理元神之目的，可发挥一身之大主的功能。"通络"包含通"脑络"和"体络"两层含义，头项针位于脑部，可通"脑络"，疏脑窍，促进脑与脑窍及肢体联系的恢复。其中顶中线、顶斜1线均具有调理神明、疏通下肢经脉的作用，顶中线同时具有平肝潜阳益气的作用，二者的共同使用，可增强疗效；顶旁线、顶斜2线具有调理神明、疏通上肢经脉的作用。体针可疏通经络，促进肢体功能的恢复。

4. 操作方法　头针，进行方向自上而下（或外斜下）、自后向前（或向外斜前）沿皮刺。均采用提插手法，进针时幅度小，行针时提插幅度要大，每穴行针时间30秒，行针时可两针同时操作。头针应边行针边嘱患者尽量活动相应部位，以达"动守神"的目的。每日两次针刺治疗，规定上午针刺病灶侧，下午针刺病灶侧对侧。上午针刺的头针，可留针至下午针刺之前起针，下午针刺的头针留针时间为30分钟。注意：长时间留针，只适用于头针及能接受此法的患者；体针在针刺得气后，进针采用提插、捻转的手法，每穴行针时间为15秒，留针时间为30分钟，上、下午两次针刺，采用相同的腧穴及操作方法。

潘婕等通过将调神通络针刺法与头舌针联合治疗混合性失语的病例，经过治疗，最终患者的语言功能及生活质量都得到了一定程度的提升。针刺刺激头部和身体相关穴位，不仅能够激发经气，开窍启闭，还能促进运行经气，气行则神行，神行则脑明。结合舌针的局部刺激，增加了神经纤维的激活数量，形成了反射。三者相结合，可调节受损变性的语言中枢细胞，使患者言语功能得以恢复。由此可见，运用调神通络针法配合头舌针治疗混合性失语症简便实用，在提高临床疗效的同时，还能减轻患者及其家属的痛苦和负担。

**（三）通督开喑针法联合**

《素问·脉解》云："内夺而厥，则为喑痱。"《针灸逢源·中风门》云："喑哑，心受风，故舌强不语，风寒客于会厌，故卒然无音。"督脉是阳脉之海，是十二经脉的纲领，能通调髓海之气血运行，疏通被阻塞的脑络。针刺督脉经穴上的穴位，具有祛除瘀阻、疏通脑络的功效。督脉和任脉相衔接，为阴脉之海，针刺督脉能够协调阴阳气血，起到平衡阴阳、祛除瘀阻、疏通脑络的作用。

1. 治疗原则　疏通脑络，平衡阴阳，协调气血。

2. 选穴　人中、脑户、百会、天窗、风府、廉泉、翳风、灵道、天鼎、下关、复溜。

3. 方解　百会是足厥阴、手足少阳、足太阳与督脉的交会穴，具有升降兼备、补泻兼施、疏通脑络、调理神明和协调百脉的功效。人中开窍宁神，回阳救逆。《针灸甲乙经》曰："喑不能言，刺脑户。"脑户调督通络，开窍利音，改善脑部血液循环。天窗、天鼎通喑窍，利咽喉，活喉肌。翳风、风府是治风之要穴，通关开窍，散风息风。廉泉是任脉与阴维之会穴，可改善语言功能。下关穴通舌肌，利语言。复溜、灵道均可治疗舌强不语。

4. **操作方法** 人中、百会、脑户、风府用平补平泻法，有针感即可。天窗、翳风、廉泉、天鼎用平补平泻法，针感到咽喉部或舌根部。下关用平补平泻法，针感到舌根部。下关用平补平泻法，针感到舌根部。灵道、复溜用平补平泻法，有针感即可。每天针刺 1 次，留针 30 分钟。

徐琼等将通督开喑针法联合头针治疗气虚血瘀型卒中后运动性失语。对照组给予头针疗法，治疗组在对照组基础上给予通督开喑针法，对比治疗后两组的临床疗效、中医证候评分、语言功能评分、CRRCAE 评分、血清 CGRP 和 ET 水平。经过治疗后，治疗组总有效率显著高于对照组（$P < 0.05$）。两组患者证候评分均显著降低，其中治疗组降低较对照组更明显（$P < 0.05$）；两组患者自发语言、复述能力、口语理解能力、命名能力及 CRRCAE 评分显著升高，且治疗组升高较明显（$P < 0.05$）。此外，两组患者血清 CGRP 水平明显升高，血清 ET 水平明显降低，并且治疗组改善较明显（$P < 0.05$）。因此，通督开喑针法联合头针的针刺处方较单纯针刺治疗对于卒中后失语更具临床疗效。

各种经验处方及经验用穴之间的处方联合应用，将针刺治疗卒中后失语的临床疗效更好地显现了出来。不同的处方结合了不同的治疗思路，将其相结合可更好地发挥针刺的作用，体现其中医学特色思想，展现出传统中医疗法的独特魅力。

### 三、针刺与其他疗法联合

近年来，联合针刺治疗手段的优势逐渐凸显，单一的针刺治疗不再是临床医师的首选治疗方法。根据现有的数据进行网状 Meta 分析，发现针灸联合其他疗法对卒中后失语的疗效优于康复治疗，并且疗效明显优于单一语言康复疗法，具有一定的优势。

针刺联合其他疗法的治疗手段多种多样，包含语言康复训练、经颅磁刺激、经颅电刺激、西药、中药、穴位贴敷、高压氧治疗、反应扩充疗法等，体现了中西医结合或针药结合的诊疗特色。

#### （一）针刺联合语言康复

1. **语言康复训练** 语言康复训练是针对获得性脑损伤导致的语言功能障碍而采取的系统处理方法，能有效刺激神经，促进受损的语言中枢神经重获神经支配，在临床上得到广泛应用。针刺手段与语言康复训练的联合治疗，能够从根本上促进失语症患者神经功能的康复，调节受损皮层局部微循环，维护脑血管功能及其完整性，从而促进大脑皮层功能的恢复，并且言语康复训练通过反复发声练习，反复刺激局部肌肉，保证患者局部肌肉功能持续运转，反复的功能训练可将感觉冲动传递至大脑，不断负反馈诱发正常的运动，从而促进患者运动、语言神经恢复，改善患者的失语状态，提高临床治疗效果。

（1）治疗原则　刺激语言中枢，促进语言功能恢复。

（2）语言康复训练方法

1）语言训练：①发音器官训练：口腔发音器官的训练，在早期进行语言康复训练显得尤为重要。舌以卷舌、前伸、后缩、向口腔两侧运动，下颌以闭嘴、咀嚼和张嘴为主，面颊鼓腮和吹口哨配合发唇音练习，鼓励患者反复发"啊"，每日 5 ~ 10 次，每次 5 分钟，可根据个体情况进行调整。②口形和声音训练：指导患者应用镜子观察"aoe"发音，纠正患者发音过程中的错误，逐渐过渡到近似音，逐渐由难至易训练。③口语表达训练：从数字和诗词等简单的开始，鼓励患者发音，通过关联词、常用语进行口语表达训练，将说话同视觉刺激相结合。④实用交流能力训练：通过图片训练法、绘画训练法进行训练，运动性失语患者通过语言康复训练未见显著改善，可应用实用交流能力训练，由专业治疗一对一进行训练，每周 5 次，连续治疗 5 周。

2）Schuell 刺激疗法：Schuell 刺激疗法是一种目前备受临床推崇的康复治疗策略。首先应对患者的职业、教育经历、生活经历、兴趣爱好等方面有较为清楚的认识，再根据其失语程度和类型，反复使用患者容易接受的话题，通过听、视、触、嗅给患者相应的刺激，刺激的标准、方式、强度应循序渐进，不可冒进。当患者无法做出正确反应时，应给患者相应的提示，如打手势、复述、读音、说话、写字等，对伴有构音障碍的患者应示范发音的口型、舌位，传授其正确的发音技巧。在制订治疗计划时，要选择丰富多彩、生动有趣的内容来提高患者接受刺激训练的兴趣，善于抓住患者心理，根据其心理变化和当天的精神状态适时调整治疗方案，培养患者主动交流的习惯，挖掘其言语交流的潜能，克服患者自卑抑郁的心理。

　　3）旋律语调疗法：旋律语调疗法是一种语言治疗方法，它通过慢速、旋律化的言语发声，并配合左手敲击，从而促使听觉与动作配合，以及感觉运动的反馈。可使患者跟唱词句数遍，操作完成后，使患者在未经提示下完成语言表达，治疗分初级、中级及高级。本研究治疗主要以初级和中级为主，初级学习的内容为2~3个词组成的短语或句子。具体步骤：治疗师向患者哼唱所要学习的内容；然后患者与治疗师一起哼唱；患者与治疗师一起哼唱后，治疗师逐渐停止哼唱；治疗师哼唱两遍后，患者立即哼唱两遍，同时用手拍打。治疗师对所学的内容进行提问。中级学习的内容为4~6个词组成的短语或句子，学习步骤同初级。

　　2. 针刺联合语言康复训练的疗效

　　(1) 指标1：临床疗效评价指标　针刺联合语言康复训练的疗效明显优于单纯的语言康复训练（$Z = 6.40$，$P < 0.00001$）（$I^2 = 0\%$，$OR = 3.62$，$95\% CI$：$2.44 \sim 5.36$），差异有显著性意义。联合治疗组较单一治疗组有效率显著提高，从77.84%增加到92.56%。

　　(2) 指标2：基于汉语失语检查法评分标准的语言功能评价指标　针刺联合语言康复训练后患者的理解能力优于单纯的语言康复训练（$Z = 3.00$，$P < 0.00001$）（$I^2 = 93\%$，具有明显异质性；$WMD = 4.07$，$95\% CI$：$1.41 \sim 6.74$），差异有显著性意义。

　　针刺联合语言康复训练后患者的复述能力优于单纯的语言康复训练（$Z = 23.55$，$P < 0.00001$）（$I^2 = 49\%$，无明显异质性；$WMD = 10.17$，$95\% CI$：$9.32 \sim 11.01$），差异有显著性意义。

　　针刺联合语言康复训练后患者的阅读能力优于单纯的语言康复训练（$Z = 5.00$，$P < 0.00001$）（$I^2 = 85\%$，具有明显异质性；$WMD = 10.78$，$95\% CI$：$6.55 \sim 15.01$），差异有显著性意义。

　　针刺联合语言康复训练后患者的阅读能力优于单纯的语言康复训练（$Z = 15.58$，$P < 0.00001$）（$I^2 = 0\%$，无明显异质性；$WMD = 5.66$，$95\% CI$：$4.95 \sim 6.37$），差异有显著性意义。

　　钟悦通过进行网状Meta分析后指出，根据临床有效率可以发现，头电针联合康复训练的疗效优于针灸综合疗法联合康复训练，且二者临床有效率均优于康复治疗。从结果可以看出，针灸联合其他疗法治疗卒中后失语疗效明显优于单一语言康复疗法，具有一定的优势。

### （二）针刺结合穴位贴敷治疗方案

1. 穴位贴敷　穴位贴敷结合了药物的直接或间接作用，以及对穴位的刺激作用，体现了在整体观念的指导下，以经络学说为载体的传统中医学思想。通过药物刺激穴位或特定部位来达到治疗作用，能够在发挥药物作用的同时，激发穴位和经络对于机体的整体性调节，从而到达防病治病的目的，具有作用直接、适应证广、简单易学、便于推广、用药安全、副作用少、疗效确切、无创无痛、取材广泛、价廉药简等特点。此外，穴位贴敷除了可以通过药物对体表穴位的刺激作用，达到调整阴阳平衡，以改善和增强机体的免疫力之外，亦可通过渗透作用，使药物透过皮肤进入血液循环，到达脏腑经气失调的病所，从而起到缓解症状、治愈疾病的目的。从西医学观点来看，穴位贴敷可使局部血管扩张，促进血液循环，改善周围组织营养。药物透过表皮细胞间隙并经皮肤本身的吸收作用，使之进入人体血液循环而发挥明显的药理效应。同时，避免了口服给药的"首过效应"和"胃肠灭活"效应。

目前临床研究大多以解语膏穴位贴敷为主，穴位贴敷所取主穴是双侧劳宫、涌泉。解语膏为蔡圣朝教授自拟膏方，将解语膏药物（三七粉、生草乌、红海蛤等）的作用与穴位（劳宫、涌泉）特殊治疗作用结合起来，是治疗卒中后失语的关键。涌泉穴具有开窍、发声之功，是治疗失语之要穴。劳宫为手厥阴心包经荥穴，属火，涌泉为足少阴肾经井穴，肾经"循喉咙，夹舌本"，二穴相配，水火既济，交通心肾，利窍开音。将针刺治疗与穴位贴敷联合，可达到疏通经气，改善卒中后语言功能的效果。

（1）治疗原则　疏通经络，平衡阴阳，调和脏腑，开窍利音。

（2）针刺选穴　言语一区、言语二区、言语三区、舌三针（上廉泉、廉泉）。

（3）方解　针刺语言区直接刺激大脑皮层，促进局部供血，建立侧支循环，改善皮层血液循环，加速脑组织的修复和细胞代谢，促进语言功能的恢复。舌三针可刺激舌体根部的末梢神经，增强中枢神经系统的兴奋性。

（4）针刺操作方法　患者取坐位或仰卧位，取穴局部75%乙醇进行常规消毒，选用0.30mm×25mm毫针，与头皮呈15°～30°，使针尖快速刺入皮肤25～35mm，当针尖达到帽状腱膜下层时，使针与头皮平行，继续捻转进针，每次快速捻转行针 2 ~ 3 分钟，180 ~ 200r/min。针刺舌三针使用 0.30mm × 40mm 的毫针刺入，单手迅速入针，针尖呈 45° ~ 60° 的角度向舌根方向倾斜，在得气的时候，实施提插捻转手法 15 秒，让患者舌根发麻，出现胀痛酸麻感，同时发出声音最为适宜，留针 30 分钟，采用平补平泻手法实施，拔针后鼓励患者尽可能地大声说话、多说话。每次留针 30 分钟，每日 1 次。

（5）穴位贴敷用穴　劳宫、涌泉。

（6）方组　解语膏药物（三七粉、生草乌、红海蛤等）；坎离贴（肉桂 20g，牛膝 100g）。

（7）穴位贴敷操作方法　每晚将制备好的膏药贴于一侧的涌泉和劳宫穴处，吩咐患者第二日早晨自行取下。穴位贴敷每日 1 次，左右两侧穴位交替使用，共治疗 4 周。若出现过敏症状，嘱患者停用。

2. 针刺联合穴位贴敷治疗疗效

（1）指标 1：临床疗效评价指标　针刺联合穴位贴敷的疗效肯定优于单一的针刺治疗或穴位贴敷及其他疗法（$Z = 4.66$，$P < 0.00001$）（$I^2 = 0\%$，$RR = 1.30$，$95\% CI$：$1.16 ~ 1.45$），试验组与对照组平均总有效率分别为 88.14% 和 67.88%。

（2）指标 2：语言功能评价指标　治疗后针刺联合穴位贴敷组的自发性语言评分优于单一的针刺治疗或穴位贴敷及其他疗法（$Z = 8.57$，$P < 0.00001$）（$MD = 3.72$，$95\% CI$：$2.87 ~ 4.57$）。

治疗后针刺联合穴位贴敷组的复述评分优于单一的针刺治疗或穴位贴敷及其他疗法（$Z = 7.52$，$P < 0.00001$）（$MD = 5.19$，$95\% CI$：$3.84 ~ 6.55$）。

治疗后针刺联合穴位贴敷组的命名评分优于单一的针刺治疗或穴位贴敷及其他疗法（$Z = 10.41$，$P < 0.00001$）（$MD = 5.83$，$95\% CI$：$4.73 ~ 6.93$）。

针刺联合穴位贴敷疗法与单一的针刺治疗或穴位贴敷及其他疗法相比，在改善卒中后失语患者语言障碍严重程度、命名、复述及自发性语言方面，以及以针刺为主导疗法在提高卒中后失语患者临床有效率方面均有优势。但目前临床上仍缺乏大量的研究，证据尚不够充足，亦缺乏大样本、多中心的高质量临床研究来进一步证明针刺联合穴位贴敷在临床治疗上的优越性。

### （三）针刺联合重复经颅磁刺激（rTMS）

非侵入性刺激技术作为一种新兴治疗手段，目前在改善卒中患者各个功能方面具有突出疗效，重复经颅磁刺激（transcranial magnetic stimulation，rTMS）作为一种新的非侵入性治疗手段开始广泛应用于失语症的康复。近年来，rTMS对治疗卒中后失语的积极性得到了研究者和临床医师的肯定。通过磁刺激调节大脑皮层的兴奋性，调节语言中枢的功能。相关研究指出，调节不同参数来促进"代偿模式"或改善"半球间竞争模式"，减少健侧大脑半球对受损大脑半球的过度抑制，能够促进语言功能网络的重塑，因此，抑制右侧大脑半球语言镜像功能区域可以改善过度抑制。目前关于不同频率的rTMS治疗失语症的研究中，rTMS以单一部位、低频刺激为主，而针对不同频率的rTMS刺激进行的研究较少见。其主要机制在于，通过使用磁力装置的脉冲，刺激脑部神经结构，从而增强正常神经细胞的电生理活动，阻断部分异常细胞放电，最终促使大脑中各个区域可以和谐一致地工作，促进语言功能的恢复。

相较于单一的治疗模式，针刺联合低频重复经颅磁刺激治疗卒中后失语更具疗效，不仅可以缓解患者的临床失语症状，还能提高患者的生活质量，优化临床疗效。针刺联合低频重复经颅磁刺激治疗从不同角度入手，可促进语言功能恢复，共同提升临床治疗效应。NAA、Cho、Cr、Lac均能有效反映大脑神经细胞的变化情况，是大脑皮质细胞工作时产生的重要代谢物质。相关研究发现，联合治疗可以通过调节大脑皮质生理活动，调节相关代谢物水平，继而促进患者语言功能的恢复。

1. 治疗原则　刺激大脑皮层，重建皮质功能网络。

2. 重复经颅磁刺激治疗方法　使用重复经颅磁刺激仪，患者仰卧位，线圈与患者颅骨表面相切，刺激点为患者右侧大脑半球额下回后部的Broca's镜像区（右侧目外眦与耳屏连线中点做垂线，垂线与外侧裂交点往上1cm处），线圈手柄向枕叶，线圈中点紧贴刺激位点表面，治疗期间始终保持线圈中心位于刺激位点，且与头皮表面相切。根据情况选择相应的刺激强度、刺激频率（1Hz）等相应刺激参数，每周治疗5天，共治疗4周。

### （四）针刺联合颅直流电刺激治疗（tDCS）

卒中损伤后，大脑"经胼胝体相互抑制"平衡状态被打破。经胼胝体对右侧大脑半球的抑制，在左侧半球受损后作用减弱，同时右侧大脑半球的兴奋性增强，在这种不平衡的状态下，右侧大脑半球对左侧大脑半球的抑制增强，因而在一定程度上也对失语症的恢复产生了影响。因此，抑制右半球活动和刺激左半球残余功能区都能促进失语症患者言语功能的恢复。tDCS 通过改变神经元静息电位和调节神经元兴奋性来调控神经活动，是非侵入性的经颅刺激方法。tDCS 主要由置于颅外的阳极、阴极两个电极片构成，两个电极片均可产生恒定的、低强度的直流电，通过调节大脑皮质的兴奋性来影响大脑皮层功能，从而产生一定的影响。阳极刺激能增强刺激部位神经元的兴奋性，阴极刺激则是减弱神经元的兴奋性。相关证据表明，tDCS 可以促进慢性卒中后失语的语言恢复，同时个体化的 tDCS 治疗可以持续地促进失语症的恢复。

针刺的作用能够促进血液运行，加快侧支循环的建立，通过调动人体五脏六腑的精气，改善病情，促进中风后遗症的恢复。联合非侵入性的经颅刺激 tDCS，增加了损伤后康复的总体有效率，为卒中后失语的康复开辟了新的思路和方法。

1. 治疗原则　刺激皮层兴奋性，增强皮层功能连接，调节语言皮层神经可塑性，促进功能代偿与恢复。

2. 颅直流电刺激治疗方法　采取 tDCS 设备 - 直流电刺激模式，患者取仰卧位，将刺激电极阳极置于患者大脑皮层相应的功能区（单侧/双侧额下回三角区，阴极置于对侧肩部肌肉），阳极电极定位按照脑电图国际 10 - 20 系统电极放置法放置，使用电极定位帽确保电极定位准确，电极与头皮连接处涂抹导电膏确保连接充分，根据个体情况选择相应的刺激强度（1.2mA），每次治疗时间为 20～30 分钟，每天 1 次，每周 5～6 天，连续治疗 5 周。

### （五）针刺联合中药治疗

中医学认为，卒中后恢复期的病因病机多为风、火、痰、瘀、虚，其中痰瘀是重要的病理环节，故治以祛痰息风、活血通络为主。近代医家结合古代医家的观点，将风、痰、瘀作为卒中后失语的三大主要病机，并且认为三者是相辅相成的，痰、瘀日久而化火生风，痰随风动而壅闭发痉。现有的证据表明，化痰行气活血等药物可能改善病灶周围血液供应，增加血流灌注，解除血管痉挛，提高神经组织缺氧耐受性，促进毛细血管网增加与侧支循环的开放，从而促进神经功能的恢复。同时，针刺疗法通过刺激对应的语言区，促进受损语言区侧支循环的建立，改善脑组织缺血、缺氧，从而促进语言功能恢复。针药结合治疗疾病的思想一直流传至今，能够增加针刺功效，缓解穴位疲劳，提高临床疗效，是当代中医重要的诊疗方式之一。

1. 治疗原则　豁痰化瘀，平肝息风，清音利咽。

2. 中医药方　主要以解语丹、地黄饮子、涤痰汤等中药方加减。

3. 药物主要分类　①补虚药：甘草、人参、黄芪、巴戟天、杜仲、当归、白芍、熟地黄、石斛、麦冬、天冬、龟甲。②平肝息风药：地龙、代赭石、石决明、天麻、牡蛎、全蝎、钩藤、牛黄、羚羊角（现已禁用）、蜈蚣。③活血化瘀药：川芎、丹参、牛膝、益母草、郁金、红花、桃仁、水蛭、土鳖虫。④清热药：栀子、夏枯草、赤芍、生地黄、牡丹皮、黄芩、玄参、黄连。⑤化痰止咳平喘药：胆南星、白附子。其中，频次较高的中药主要有石菖蒲、远志、川芎、甘草、胆南星等。

4. 方解　因失语症的病机多为风、痰、瘀相互作用。因此，失语实证应平肝息风，清热化痰开窍，活血化瘀，虚证则应补益气血；在选择用药时，宜用补虚药以补益气血，使用平肝息风药以平肝息风，使用开窍药、清热药、化痰药以清热化痰开窍，使用活血化瘀药以行瘀通络，并根据患者个体情况"观其脉证，知犯何逆，随证治之"。

## （六）针刺联合西药治疗

药物治疗是近年来卒中后失语的治疗热点之一。目前认为卒中后神经递质通路遭受损害，而药物治疗可适当补充或替换神经递质，改善被破坏的神经递质通路，减轻 PSA 的症状。

现代药理学方法针对失语症的治疗旨在重新平衡神经递质活动，有研究指出单独使用增强修复的药物不太可能优化增强功能恢复，而建议使用联合疗法以促进恢复。乙酰胆碱类神经递质药物、谷氨酸（兴奋性氨基酸）类神经递质及氨基丁酸（抑制性氨基酸）类神经递质药物是目前临床上常用于治疗卒中后失语的几类药物。针药结合的方式治疗卒中后失语体现了中西医结合的理论方法。根据现有的数据发现，中西医结合疗法治疗卒中后失语的疗效优于单纯西药治疗，这可能由于中医不仅从疾病本身去考虑问题，而是更加注重以人为本的整体观念，标本兼治，平衡阴阳，从而达到治疗疾病、恢复功能的目的；而西药在微观上改善内环境稳态，控制致病因素，故中西医结合治疗将为卒中后失语的恢复取得更优的临床疗效。

1. 治疗原则 改善脑循环，保护脑组织细胞，重新平衡神经递质活动。

2. 西药选择 多奈哌齐/美金刚。

3. 药物服用方法 口服多奈哌齐 5mg/d。美金刚口服初始剂量为 5mg/d，1 周后增至 10mg/d。

### （七）针刺联合高压氧治疗

高压氧是临床目前治疗卒中普遍认可的基础疗法，它可以通过改变脑组织缺血缺氧导致的脑水肿、脑损伤症状，导致正常脑血管的收缩及缺血组织血管的扩张。此外，还能激活部分无效神经元，兴奋神经肌肉组织，通过纠正缺氧，减少神经元的损伤，促进患者语言功能的恢复，提高患者的生活质量。针刺加高压氧治疗卒中后失语相得益彰，对改善言语功能障碍起到一定的作用，达到了降低卒中患者致残的目的。近年来，不断地有研究肯定了针刺联合高压氧治疗卒中后失语的临床疗效，为提高失语症临床疗效提供了新证据。

1. 治疗原则 调整局部神经，刺激神经中枢，改善局部供血供氧，促进语言功能的恢复。

2. 高压氧治疗方法 将患者送至舱内后，逐步调整高压舱内的压力，以 0.2MPa 左右压力高压氧舱进行高压氧治疗。在此过程中，与患者进行交流，告知患者高压氧护理干预的积极作用、基本方式、面罩的佩戴使用方法，对患者进行疏导，告知患者"少许不适感属于机体正常反应"等，保持患者的依从性。分段式操作，患者首先在 0.2MPa 压力下稳压吸氧，患者吸氧过程中密切进行体征监测，若患者体征波动严重，或血压快速升高，应将舱内压力降至 0.15MPa，或暂停治疗。待患者呼吸平稳，体征稳定，则持续进行治疗。休息 5~10 分钟后给予两次治疗，治疗方式与第一次相同。最后减压吸氧 20~25 分钟至常压出舱，每日 1 次。

## （八）针刺联合反应扩充疗法（RET）治疗

反应扩充疗法（RET）是由 Kearns 提出并制订的，可分为六大治疗步骤。RET 训练时让患者主动表达图片的相关信息，这就要求患者主动在大脑中枢进行大量的相关词汇检索工作，并将提取的相关内容整合、扩充到语句中。治疗师运用塑造、连锁、示范等技巧，结合患者对图片的描述，可促进患者主动叙述更多的图片信息，有利于激活患者的语义词汇网络系统，从而提取更多的词汇，表达更为详细的信息，使患者的语句表达内容更为丰富。目前针灸与 RET 联合治疗的临床研究尚少，还不足以形成系统的诊疗方法，但其为针刺联合多样性治疗失语症开辟了新的道路。邱丽芳等通过比较针刺联合反应扩充疗法（RET）与单纯 RET 对失语症患者的临床疗效，结果显示，针刺联合 RET 的疗效优于单纯 RET 组（$P < 0.05$）。

1. 治疗原则　刺激大脑局部，诱发主动反应，增强自发性语言能力。

2. RET 治疗方法　治疗师准备若干张单一动作的黑白图卡。首先出示一张图卡于患者面前，并依照以下六个步骤进行操作。步骤一：呈现一张动作卡片（如哭的卡片），治疗师先提问："告诉我图片发生了什么事？"然后等待患者的自发言语反应。患者自发性表达，如"哭"。步骤二：治疗师通过示范、扩充并增强患者自发口语内容，如"有一个人在哭，很好"。患者这个步骤不需要反应。步骤三：治疗通过 Wh - 问句（Wh-question）方式提示和加强患者的最初反应内容，例如："她为什么在哭？"这时患者扩充描述，如"撞到头"。步骤四：结合患者以上步骤的自发口语反应内容，治疗师通过示范、增强成完整的句子，如"有个人在哭，因为她撞到头了"。步骤六：治疗师再说一遍以强化完整句子，而患者不需要反应。每张卡片均按以上六个步骤完成，每次训练30分钟，每周5次，持续8周。

## （九）针刺联合神经肌肉电刺激治疗

神经肌肉电刺激主要发射低频脉冲电流，刺激神经、肌肉，促使肌肉节律性收缩，改善其血液循环，更好地促进舌运动；还能刺激舌体感觉神经纤维，使大脑皮质相关功能重建，促进舌神经相关联系的恢复，最终改善语言功能、神经功能及生活质量。与针刺联合 RET 相似的是，针刺与神经肌肉电刺激的联合治疗是具有说服力的临床研究。但已有的研究指出，针刺联合神经肌肉电刺激治疗卒中后失语患者，可取得良好的疗效，且能改善其语言功能及生活质量。陈付艳等通过对针刺联合神经肌肉电刺激与单纯针刺治疗卒中后失语的疗效差异进行比较，经过治疗后发现，针刺联合神经肌肉电刺激组的总有效率为 89.2%，而单纯针刺组的总有效率为 81.6%，且差异具有统计学意义（$P < 0.05$）。徐梦等观察针刺联合神经肌肉电刺激治疗脑梗死失语症患者与单纯的神经肌肉电刺激疗效进行比较，结果显示，联合治疗组治疗的总有效率为 94.00%，高于单一治疗组的 80.00%，差异有统计学意义（$P < 0.05$），且联合治疗组患者的波士顿诊断性失语症检查法 BDAE 失语分级改善程度均优于单一治疗组。

1. *治疗原则* 刺激局部神经肌肉，促进发声功能恢复，激活大脑言语功能。

2. *神经肌肉电刺激治疗方法* 患者仰卧位，将电极片贴于旁廉泉穴或者双侧颌下三角区和喉结处，对喉部肌群行低频脉冲电刺激治疗。打开治疗仪，当相应肌群缓慢收缩时对应为电极输出强度，参数设置：频率 30 ~ 80Hz，通断电比 1∶1，波升/波降 = 2 秒/1 秒，脉冲宽度 0.05 ~ 100 微秒。每日 1 次，疗程 20 ~ 30 天。

临床诊疗多元化是临床治疗的必经之路。从总体上来看，治疗 PSA 的手段多种多样，在除针刺之外的诸多治疗手段中，语言康复治疗是 PSA 急、慢性期的首选治疗方法。同时，药物治疗和非侵入性脑刺激（NIBS）越来越多地被用于治疗 PSA。各种疗法联合运用的优势在临床治疗及科研研究中不断显现，是当今疾病治疗的一大趋势。

不论是不同针灸针法、方式、处方之间，或是与诸如语言康复训练、神经肌肉电刺激、反应扩充疗法，以及高压氧等西医诊疗手段之间的两两联合，甚至出现三者之间相互联合，用于治疗卒中后失语，都体现出联合疗法在实验室及临床研究乃至临床诊疗中的优越性。目前针对卒中后失语的治疗，西医治疗包括语言康复训练、物理治疗及药物治疗等，但疗效欠佳。针灸作为中医治疗卒中后失语的主要方法，不仅能改善脑部血液供应及血液循环，同时对缺损神经功能起到修复作用，可明显改善患者的临床症状，并且具有安全性好、治疗成本低及疗效显著等优势。两相结合治疗卒中后失语，为卒中后失语的康复提供了更多思路。

针刺联合疗法是针灸学科发展及中西医相结合学科多样性发展的产物

之一，可为今后提升临床有效率，有效改善卒中后失语患者的生活质量、推动学科发展贡献力量。

针刺相关联合疗法的出现，为治疗卒中后失语提供了新方向，是针刺多元化的产物。针刺联合疗法结合了针灸价格便宜、疗效显著、运用灵活、不良反应少及其他中西医疗法的优势，大大提升了临床治疗的总体有效率，促进了失语症患者语言功能的康复，提高了患者的生活质量，减轻了患者的生活负担。

临床在治疗卒中后失语方面积累了较为丰富的经验，各种治疗方法的联合运用也取得了一定成绩，尤其针灸配合语言康复训练的研究较多，疗效较好，目前临床普遍应用。今后，应当在中医学理论的指导下，寻找有中医特色更有效的中医针灸联合诊疗方法，建立一个系统的针灸联合治疗方案，加大对针刺相关联合疗法的整理研究，发掘其中与卒中后失语康复相关的理论和方法，形成一个系统的研究体系，为临床诊疗提供更具说服力的针灸联合治疗方案。

# 第二章　中药疗法

中药是以中医基础理论为指导，应用于临床治疗的药物，具有独立的理论体系和应用形式，随着生命科学的发展，药物的来源也逐渐由植物、动物、矿物等发展到人工合成制品。几千年来，中药在防治疾病和保障人民健康等方面起到极重要的作用，是中华民族发展进程中同疾病作斗争的经验积累。方剂，是在辨证审因、确定治法后，遵循组方原则，酌定适宜的药物、用量、剂型、用法而成的药物配伍组合。《汉书·艺文志·方技略》云："调百药齐，和之所宜。"复方汤剂和中成药是目前临床应用最为广泛的中药类型。

医者在辨析患者病因病证、四诊合参的基础上，进行分型辨证论治，进而处方遣药，可在 PSA 治疗中取得良好的疗效。中医治疗 PSA 历史悠久，PSA 被归于"中风"范畴中，常被称为"失喑""失噎""风癔"等，是卒中后的主要症状之一。关于卒中后失语的文献记载，首见于《黄帝内经》。其云："心脉小坚急，皆膈偏枯。男子发左，女子发右，不喑舌转。"古往今来，各医家对卒中后失语不断进行认识及阐述，认为其主要由于人体阴阳失衡，脏腑功能失常，风、火、痰、瘀等外邪与人体正气虚馁在一定条件下相互影响，导致人体气血津液代谢紊乱，内风旋动，血随气逆，横窜经脉，扰乱神明，阻滞脑窍、舌脉而发病。本病病位在脑，与心、肝、脾、肾密切相关。脑为髓之海，肾主骨生髓，心主神明，言为心之声，肾精亏虚，无以充养脑髓，神明扰动，可出现言语謇涩，甚则不能言。心经、肝经、脾经、肾经、任脉、督脉等经络均循行于舌，与言语密切相关，风火痰瘀等邪气闭阻经脉，经脉循行不畅，表现为舌强，言语不利，甚则失语。病机为本虚标实或虚实夹杂，病因多为痰、瘀、虚。中医证型有风痰阻络、气虚络瘀、痰热闭窍、肝肾两虚、肝阳暴亢、阴虚风动等。治则治法在启闭开音的基础上，辅以祛风化痰、益气活血、豁痰开窍、补益肝肾、平抑肝阳、滋阴息风。据统计，中药治疗 PSA 常以平肝息风、化痰开窍、益气活血、燥湿健脾、补肾益髓类药物为主，且配伍率较高，使用频率较高的药物有三七、当归、红花、胆南星、天麻、半夏、羚羊角（现已禁用）、石菖蒲、白术、地龙、僵蚕、远志、牛膝、肉苁蓉、天竺黄、枳实、钩藤、茯苓、橘红，常用药对为天竺黄配钩藤，枳实配半夏，半夏配天竺黄、钩藤，半夏配胆南星、天竺黄，半夏配石菖蒲、橘红，胆南星配茯苓、石菖蒲，胆南星配半夏、钩藤。

本章选取以中成药、中药方剂为主的治疗方法，对比常用的西药抗抑郁治疗，从临床疗效及症状评分角度评价中药组方治疗 PSA 的临床优势，并制订合理的推荐治疗方案，供临床参考选用。

# 第一节　单一中药疗法

## 一、祛风化痰类中药疗法

### （一）解语丹治疗方案

★推荐意见：与西医常规治疗（抗血栓、控制血糖、控制血压、降脂稳斑、应用脑细胞保护剂和营养剂等）对比，推荐解语丹应用于 PSA 的治疗。

1. 治疗原则　祛风化痰，开窍醒神。

2. 药物组成　至少包含胆南星 9 ~ 15g，石菖蒲 12 ~ 15g，僵蚕 10g，远志 10 ~ 15g，天麻 10 ~ 15g，全蝎 6 ~ 10g，白附子 3 ~ 12g（根据不同加工工艺酌量选用）。

3. 服用方法　每日 1 剂，水煎服，早晚分服。

4. 方解　解语丹，又名神仙解语丹，最早见于《妇人大全良方》，在《永类钤方》及程钟龄所著《医学心悟》中均有记载，解语丹多用于化痰开窍，现代临床多用于风痰型失语症。方中白附子、胆南星豁痰散结，石菖蒲、远志开窍醒神，天麻、全蝎、僵蚕、羌活祛风通络，白附子、天麻的化痰息风之功显著，原方以朱砂为丸、薄荷汤送服，加强开窍醒神之力。现代研究表明，天麻具有扩张血管的功效，并具有抗大脑缺氧、抗凝的作用，对神经细胞有保护作用，有利于语言功能的恢复，因此，在卒中后失语治疗中效果显著；远志可以降低患者神经细胞的损伤程度，提高神经细胞活性，清除氧自由基；白附子多糖在体外具有良好的抗自由基抗氧化作用；羌活中的挥发油具有抗氧自由基的作用，抗脑缺血、缺氧。古法配伍与现代药理研究相互印证，证实解语丹治疗失语症疗效较好，临床辨证使用可加以推广。

5. 疗程　28~31 天。

6. 评价指标

（1）指标 1：临床疗效评价指标　治疗 1 个月后，解语丹治疗 PSA 临床疗效肯定优于西医常规治疗（$Z = 6.02$，$P < 0.00001$）（$I^2 = 0\%$，$RD = 3.60$，$95\% CI$：$2.37 \sim 5.46$），试验组与对照组平均临床总有效率分别为 89.60% 和 68.75%。

（2）指标 2：口语表达评分　解语丹治疗 PSA 改善口语表达评分肯定优于对照组（$Z = 2.13$，$P = 0.03$）（$I^2 = 97\%$，$MD = 3.48$，$95\% CI$：$0.27 \sim 6.68$）。

（3）指标 3：听理解评分　解语丹治疗 PSA 改善听理解评分肯定优于对照组（$Z = 2.57$，$P = 0.01$）（$I^2 = 88\%$，$MD = 4.19$，$95\% CI$：$0.99 \sim 7.40$）。

（4）指标 4：命名评分　解语丹治疗 PSA 改善命名评分与对照组相比无统计学差异（$Z = 1.36$，$P = 0.17$）（$I^2 = 98\%$，$MD = 5.73$，$95\% CI$：$-2.53 \sim 13.99$）。

注：由于现代研究的局限性，临床量表使用错综复杂，多数临床研究并无统一标准，且由于量表自身的局限性及测评者的主观性，可能会导致测评结果间存在难以避免的偏倚，故进行荟萃分析时可能会存在较大的异质性，但从临证角度出发，解语丹确有疗效。仍需大样本、多中心、标准化的临床随机对照研究来进一步提供更有力度的循证证据。

**（二）解语丹药棒治疗方案**

★推荐意见：与常规治疗（卒中基础治疗、语言康复训练和靳三针治疗）对比，推荐解语丹药棒应用于 PSA 的治疗。

1. 治疗原则　祛风化痰，开窍醒神。

2. 药物组成　天麻、僵蚕、胆南星、木香、羌活、石菖蒲、远志、地龙各 10g，全蝎 5g，甘草 6g，白附子 5g。

3. 服用方法　用药棒数支刺激患者口腔壁、软腭、腭弓、舌体及舌根，然后嘱患者做舌体动作（前伸、后缩、卷舌，向两侧上下运动），每次使用约 5 支，每次 5 分钟，每日两次，分上、下午进行。

4. 方解　解语丹诸药并用，共奏祛风痰、行气血、通经络、开舌窍之功，可直接刺激舌下、舌咽、迷走神经及附近发生群，直中病所，促进语言反射区重建，防止舌体及发生群由于长期失用发生萎缩；药物通过舌体及其附近黏膜直接吸收，减少了胃肠道的首过消除作用，提高药物利用率，减少药物所带来的胃肠道反应。研究发现冰刺激局部肌肉可提高感觉敏感度，兴奋神经元，促进轴突再生，重建神经功能网络，加速语言功能恢复。且相较于传统汤剂，此剂型制备简单，更易被患者接受。

5. 疗程　28~31 天。

6. 评价指标

（1）指标 1：临床疗效评价指标　治疗 1 个月疗效优于治疗两周，差异有统计学意义（$P < 0.05$）。治疗 1 个月后，解语丹治疗 PSA 临床疗效肯定优于常规治疗（$Z = 3.62$，$P = 0.0003$）（$I^2 = 0\%$，$OR = 6.98$，$95\% CI$：$2.44~19.98$），试验组与对照组平均临床总有效率分别为 92.75% 和 65.71%。

（2）指标 2：CRRCAE 评分　①复述。解语丹药棒治疗 PSA 改善复述评分优于对照组（$Z = 3.53$，$P = 0.0004$）（$I^2 = 87\%$，$MD = 12.54$，$95\% CI$：$5.58~19.50$）。②理解。解语丹药棒治疗 PSA 改善理解评分肯定优于对照组（$Z = 6.22$，$P < 0.0001$）（$I^2 = 0\%$，$MD = 4.46$，$95\% CI$：$7.28~13.98$）。③自发语言。解语丹药棒治疗 PSA 改善理解评分肯定优于对照组（$Z = 7.21$，$P < 0.0001$）（$I^2 = 12\%$，$MD = 10.63$，$95\% CI$：$3.25~5.67$）。

注：由于目前解语丹药棒尚未在临床推广，应用局限，临床研究较少，且量表评价不统一，某些指标（如指标 1）在分析时存在较大异质性。但就目前研究来看，解语丹药棒可在临床中辅助使用以增强疗效，可根据患者的接受度予以使用。

（三）加味解语丹治疗方案

★推荐意见：与常规治疗（控制血压、科学用药、语言康复训练等）对比，推荐加味解语丹应用于 PSA 的治疗。

1. 治疗原则　祛风化痰，开窍醒神。

2. 药物组成　石菖蒲 15g，天麻 12g，白附子 3g，甘草 6g，木香 6g，川芎 15g，胆南星 9g，全蝎 6g。

3. 服用方法　每日 1 剂，水煎服，早晚分服。

4. 方解　石菖蒲、天麻共为君药，平肝潜阳，祛风通络，化湿祛痰；全蝎、胆南星、白附子共为臣药，搜经通络，清热化痰，增君药通络祛痰开窍之力；木香、川芎活血行气为佐，通达三焦之气血；甘草调和诸药为使药。全方具有化湿祛痰开窍、通经活络、平肝息风之功。

5. 疗程　28～31 天。

6. 评价指标

（1）指标 1：临床疗效评价指标　治疗 1 个月后，加味解语丹治疗 PSA 临床疗效肯定优于常规治疗（$Z = 2.23$，$P = 0.03$）（$I^2 = 0\%$，$OR = 3.97$，$95\%\,CI$：$1.18 \sim 12.75$），试验组与对照组平均临床总有效率分别为 92.85% 和 77.19%。

（2）指标 2：CRRCAE 评分　①口语表达。加味解语丹治疗 PSA 改善口语表达评分优于对照组（$Z = 9.49$，$P < 0.0001$）（$I^2 = 0\%$，$MD = 4.15$，$95\%\,CI$：$3.29 \sim 5.00$）。②听理解。加味解语丹治疗 PSA 改善听理解评分肯定优于对照组（$Z = 4.40$，$P < 0.0001$）（$I^2 = 92\%$，$MD = 3.78$，$95\%\,CI$：$2.09 \sim 5.47$）。

注：加味解语丹是在解语丹基础上加味用于临床，后世医家多根据自身临证经验加减不同药物，尚未形成标准，临床研究较少，故某些指标存在一定异质性。方虽有不同，但疗效共通，也印证中医同病异治之理念。

**（四）菖芎解语汤治疗方案**

★推荐意见：与常规治疗（调整血糖、血压、血脂，自由基清除剂、神经保护剂，抗血小板、降低颅内压）对比，推荐菖芎解语汤应用于 PSA 的治疗。

1. 治疗原则　息风止痉，化痰瘀，醒神开窍利语。

2. 药物组成　天麻 10g，白附子 6g，郁金 12g，远志 12g，红景天 12g，三七 6g，羌活 10g，红花 12g，甘草 6g，石菖蒲 12g，川芎 10g，胆南星 6g。

3. 服用方法　每日 1 剂，水煎服，早晚分服。

4. 方解　白附子、胆南星息风化痰开窍为君，一寒一温，治病不留邪，祛邪不伤正；加用川芎、郁金以活血行气；石菖蒲开窍豁痰，醒神益智，引药入心经，引诸药直达病所，远志祛痰开窍并能安神，与石菖蒲并用，可加强开窍祛痰之功用；天麻祛风通络，息风止痉，与羌活联用，可入督脉而疏肝气以通百脉；红景天能够益气活血，可改善病后气虚乏力；三七、红花同为活血化瘀之品，二者同用，更是增加活血化瘀之功效；甘草调和诸药，兼以益气。诸药合用，共同发挥醒神开窍利语、息风止痉、化痰祛瘀之功效。

5. 疗程　4周。

6. 评价指标

（1）指标1：临床疗效评价指标　治疗4周后，菖芎解语汤治疗PSA临床疗效与常规治疗组相比，差异有统计学意义（$P < 0.01$），试验组与对照组平均临床总有效率分别为90.00%和73.33%。

（2）指标2：ABC评分　①口语表达。治疗4周后，菖芎解语汤治疗PSA改善口语表达评分（32.87 ± 3.20）分或许优于对照组（28.10 ± 2.35）分（$P < 0.05$）。②听语理解。治疗4周后，菖芎解语汤治疗PSA改善听语理解评分（35.43 ± 1.45）分或许优于对照组（33.37 ± 2.34）分（$P < 0.05$）。③阅读评分。治疗4周后，菖芎解语汤治疗PSA改善阅读评分（31.77 ± 1.81）分或许优于对照组（30.40 ± 2.11）分（$P < 0.05$）。④书写评分。治疗4周后，菖芎解语汤治疗PSA改善书写评分（37.37 ± 2.33）分或许优于对照组（31.07 ± 2.79）分（$P < 0.05$）。

（3）指标3：NIHSS评分　治疗4周后，菖芎解语汤治疗PSA改善NIHSS评分（3.00 ± 1.80）分或许优于对照组（5.97 ± 2.09）分（$P < 0.05$）。

**（五）转舌解语汤治疗方案**

★推荐意见：与常规治疗（给予溶栓、抗凝等治疗，兼以控制血压、控制脑水肿、营养脑细胞、补充维生素等）对比，推荐转舌解语汤应用于PSA的治疗。

1. 治疗原则　化痰除湿，活血通络，开心窍。

2. 药物组成　半夏10g，橘红10g，石菖蒲10g，茯苓19g，远志19g，羌活6g，全蝎9g，苍术9g，红花10g。

3. 服用方法　每日1剂，水煎服，早晚分服。

4. 方解　石菖蒲芳香开窍，善于走窜，作用于中枢神经系统，善醒脑；远志豁痰开窍，开通心气而使语言通利；全蝎息风通络；红花活血化瘀；橘红、苍术、茯苓、半夏健脾祛痰清心。诸药合用，心脾肝肾四脏同治，共奏化痰除湿、活血通络、开心窍之功。

5. 疗程 4周。

6. 评价指标：临床疗效评价指标 治疗4周后，转舌解语汤治疗PSA临床疗效与常规治疗组（控制脑水肿、控制血压、营养脑细胞、补充维生素等，脑血栓及脑栓塞给予溶栓、抗凝等治疗）相比，差异有统计学意义（$P < 0.01$），试验组与对照组平均临床总有效率分别为95.23%和68.29%。

**（六）资寿解语汤治疗方案**

★推荐意见：与常规治疗（给予溶栓、抗凝等治疗，兼以控制血压、控制脑水肿、营养脑细胞、补充维生素等）对比，推荐资寿解语汤应用于PSA的治疗。

1. 治疗原则 化痰宁心息风。

2. 药物组成 防风9g，附子6g，天麻6g，肉桂6g，羌活6g，酸枣仁6g，甘草3g。

3. 服用方法 每日1剂，水煎服，早晚分服。

4. 方解 防风散外风，羚羊角（现已禁用）、天麻息内风，酸枣仁宁心，甘草和中益脾，扶正祛邪、化痰息风面面俱到。附子、肉桂不仅引火归原温脾土，而且可以温补肾水，振奋心阳，促使心、脾、肾之脉上络舌本，恢复语言功能。

5. 疗程 3周。

6. 评价指标

（1）指标1：临床疗效评价指标 治疗1个月后，资寿解语汤治疗PSA临床疗效与常规治疗组相比，差异有统计学意义（$P < 0.01$），试验组与对照组平均临床总有效率分别为89.1%和79.4%。

（2）指标2：WAB评分 ①口语表达。治疗3周后，资寿解语汤治疗PSA改善口语表达评分（6.2±0.9）分与对照组（6.3±0.6）分相比，差异无统计学意义（$P = 0.57$）。②听力理解。治疗3周后，资寿解语汤治疗PSA改善听力理解评分（7.5±1.4）分或许优于对照组（6.6±1.5）分（$P = 0.007$）。③复述。治疗3周后，资寿解语汤治疗PSA改善复述评分

（7.2±1.1）分或许优于对照组（5.8±1.4）分（$P<0.0001$）。④命名。治疗3周后，资寿解语汤治疗PSA改善复述评分（8.5±0.9）分与对照组（8.6±1.0）分相比，差异无统计学意义（$P=0.65$）。

### （七）苏丹解语汤治疗方案

★推荐意见：与常规治疗（急性期以低分子右旋糖酐注射液、胞二磷胆碱针、阿司匹林肠溶片、肌醇烟酸酯片，恢复期以消栓再造丸、阿司匹林肠溶片；对高血压病例根据个体化原则，统一使用硝苯地平片进行干预）对比，推荐苏丹解语汤应用于PSA的治疗。

1. 治疗原则　温阳化痰，芳香开窍，祛瘀通络。

2. 药物组成　苏合香0.6g，麝香0.1g，丹参30g，水蛭粉2.5g，冰片0.1g，丁香3g，蜈蚣2条，沉香3g，地龙15g，白檀香6g，茯苓12g，白术12g，制南星9g，石菖蒲12g，制半夏9g，荜茇6g，诃子6g。

3. 服用方法　水煎服，日两次，每次口服（或鼻饲）200mL。

4. 方解　苏合香辛散温通，开郁豁痰，开窍辟秽，麝香辛温芳香，开窍辟恶，解郁行气，二药共为君药。冰片芳香走窜，助君药开窍醒神，制半夏、制南星、石菖蒲燥湿豁痰开窍，丁香、沉香、白檀香行气解郁，芳香辟秽，散寒止痛，丹参、水蛭、蜈蚣、地龙活血祛瘀、息风通络，共为臣药。荜茇辛热，温中散寒，茯苓、白术补气健脾，祛湿化浊，诃子收涩敛气，共为佐药。

5. 疗程　4周。

6. 评价指标：临床疗效评价指标　治疗4周后，苏丹解语汤治疗PSA临床疗效与常规治疗组相比，差异有统计学意义（$P<0.01$），试验组与对照组平均临床总有效率分别为87.50%和55.26%。

### （八）舒郁解语汤治疗方案

★推荐意见：与常规治疗（常规语言训练、调整血压、控制血糖、降血脂、保护胃黏膜等）对比，推荐舒郁解语汤应用于PSA的治疗。

1. 治疗原则　调和肝脾，化痰活血开窍。

2. 药物组成　柴胡10~20g，郁金20g，当归15g，白芍15g，赤芍15g，茯苓15g，白术15g，胆南星15g，天麻15g，地龙15g，僵蚕10~15g，石菖蒲15g，炙远志10~15g，羌活10g，薄荷10g，木香5~10g，甘草 6g。

3. 服用方法　每日 1 剂，水煎服，早晚分服。

4. 方解　石菖蒲、郁金联合为君药，既可化痰开窍，又可醒脾开胃，祛除瘀滞之痰邪，郁金行气活血，解郁开窍，两药共用，发挥行气解郁之功。柴胡调畅气机，疏通肝气，扶助脾气，使运化舒畅，白芍为调和肝脾之要药，天麻通经络，可泄内热，僵蚕息风止痉，又可化痰定惊，胆南星祛痰镇惊，五药合用为臣，共奏消除痰瘀互结之功。当归活血化瘀，与白芍配伍，可以起到养肝柔肝的功效，赤芍活血，起到血行风自灭的作用，脾虚则木郁不达，白术健脾除湿，调脾疏肝，祛痰湿，地龙清热息风，性善行，又有通经活络之功，远志增加全方的化痰开窍之力，以上共为佐药。羌活祛除虚邪贼风，薄荷透邪外出，木香醒脾胃气滞，行气止痛，调畅气机，以上共为使药，治疗失音不语，甘草调和诸药。

5. 疗程　4 周。

6. 评价指标：临床疗效评价指标　治疗 4 周后，舒郁解语汤治疗 PSA 临床疗效与常规治疗组相比，差异有统计学意义（$P < 0.01$），试验组与对照组平均临床总有效率分别为 92.5% 和 77.5%。

### （九）芳香解语汤治疗方案

★推荐意见：与常规治疗（常规西药治疗：阿司匹林肠溶片、奥拉西坦注射液、低分子右旋糖酐注射液、降纤及抗凝药物）对比，推荐芳香解语汤应用于 PSA 的治疗。

1. 治疗原则　化痰通络，开窍利音。

2. 药物组成　郁金 15g，冰片 0.3g（另包冲服），石菖蒲 12g，远志 12g，天麻 15g，制附片 9g（先煎），胆南星 12g，桔梗 12g，全蝎 6g，僵蚕 6g，川芎 15g，丹参 15g，甘草 6g。

3. 服用方法　每日 1 剂，水煎服，早晚分服。

4. 方解　郁金芳香活血，行气解郁；冰片芳香开窍，镇惊安神，消诸窍之火，可载药上行，透过血脑屏障促进药物吸收，同时易对抗脑缺血损伤，对中枢神经系统具有双向调节和保护作用。石菖蒲、远志豁痰开窍，化湿通络，二者并用，可宁神利语。郁金、石菖蒲的挥发油成分可直接入脑，可改善大脑缺血缺氧引起的脑功能减退，减轻脑神经细胞损伤。天麻息风止痉，平肝潜阳，善治"风痰语言不遂"，可通过扩张血管、抗缺血缺氧及抗凝从而保护神经细胞，修复语言神经，促进语言学习。白附子祛风化湿，祛寒痰，胆南星清化热痰，兼可开窍，二者寒温并用，痰邪无所留滞。加之全蝎、僵蚕搜风通络，桔梗祛痰利咽，丹参、川芎活血化瘀通络，甘草调和诸药，并能清利咽喉。全方共奏开窍利音、通络化痰之功。

5. 疗程　4周。

6. 评价指标

（1）指标1：临床疗效评价指标　治疗4周后，芳香解语汤治疗PSA临床疗效与常规治疗组相比，差异有统计学意义（$P < 0.05$），试验组与对照组平均临床总有效率分别为93.3%和70.0%。

（2）指标2：NIHSS评分　治疗4周后，芳香解语汤治疗PSA改善NIHSS评分（$14.62 \pm 0.32$）分或许优于对照组（$18.42 \pm 1.25$）分（$P < 0.05$）。

### （十）阳和解语汤

★推荐意见：与对照组（针刺治疗合西医内科常规治疗）对比，推荐阳和解语汤应用于PSA的治疗。

1. 治疗原则　温通宣散，活血通络。

2. 药物组成　鹿角胶15g（烊化），石菖蒲15g，全蝎5g，熟地黄30g，桂枝10g，生麻黄10g（先煎），白芥子10g，姜炭10g，生甘草5g。

3. 服用方法　水煎服，日1剂，每日2次。

4. 方解　阳和汤源自清代王洪绪《外科证治全生集》，全方由鹿角胶、肉桂、炮姜、麻黄、熟地黄、白芥子、生甘草7味药组成，具有散寒通滞、温阳补肾的功效。针对本病肾阳亏虚、痰瘀阻络的本质，在此基础上易肉桂为桂枝，并加入石菖蒲、全蝎而创立阳和解语汤。方中熟地黄填精益髓，配以血肉有情之鹿角胶补肾助阳；麻黄温通经络，散寒通滞，"麻黄得熟地黄不发表，熟地黄得麻黄不凝滞，神用在此"。白芥子祛痰，桂枝温通经络，平冲降逆；甘草生用解毒而调诸药；石菖蒲引药入心，盖"言为心声"，此药上达清窍，引诸药直达病所，开窍祛痰；全蝎通络活血。全方补血与温阳并用，通络与化痰相伍，治疗本病丝丝入扣，合而活血通络，温通宣散。

5. 疗程　两周。

6. 评价指标

（1）指标1：临床疗效评价指标 治疗两周后，阳和解语汤治疗 PSA 临床疗效与常规治疗组相比，差异有统计学意义（$P < 0.05$），试验组与对照组平均临床总有效率分别为 82.50% 和 52.50%。

（2）指标2：自拟标准 ①口语表达。治疗两周后，阳和解语汤治疗 PSA 改善口语表达评分（$47.53 \pm 13.45$）分或许优于对照组（$33.32 \pm 10.16$）分（$P < 0.0001$）。②朗读。治疗3个月后，涤痰汤加味治疗 PSA 改善口语表达评分（$53.48 \pm 11.02$）分或许优于对照组（$42.36 \pm 10.98$）分（$P < 0.0001$）。③复述。治疗3个月后，涤痰汤加味治疗 PSA 改善听语理解评分（$59.15 \pm 10.47$）分或许优于对照组（$45.97 \pm 11.21$）分（$P < 0.0001$）。④命名。治疗3个月后，涤痰汤加味治疗 PSA 改善阅读评分（$49.17 \pm 10.98$）分或许优于对照组（$35.26 \pm 10.44$）分（$P < 0.0001$）。

**（十一）涤痰汤加味治疗方案**

★推荐意见：与西医内科常规治疗（抗血小板聚集和活血化瘀等）对比，推荐涤痰汤加味应用于 PSA 的治疗。

1. 治疗原则 温肾潜阳，宣肺温中。

2. 药物组成 半夏 10g，制南星 10g，橘红 10g，炒枳实 10g，竹茹 10g，人参 10g，丹参 10g，川芎 10g，茯苓 15g，石菖蒲 6g，生姜 6g，炙甘草 6g。

3. 服用方法 每日1剂，水煎服，早晚分服。

4. 方解 半夏、茯苓、制南星、橘红、竹茹健脾安神，化痰理气；炒枳实化痰消痞，清热化瘀；人参补气安神益智；石菖蒲化湿和胃，开窍宁心；丹参、川芎行气止痛，活血祛瘀；生姜和炙甘草可调和全方。诸药合用，共奏醒脑开窍、健脾化痰、益气活血之功。

5. 疗程 3个月。

6. 评价指标

（1）指标1：临床疗效评价指标 治疗3个月后，涤痰汤加味治疗 PSA 临床疗效与常规治疗组相比，差异有统计学意义（$P < 0.05$），试验组与对照组平均临床总有效率分别为 94.87% 和 76.92%。

（2）指标2：ABC 评分 ①口语表达。治疗3个月后，涤痰汤加味治疗 PSA 改善口语表达评分（$25.39 \pm 2.98$）分或许优于对照组（$10.49 \pm 0.98$）分（$P < 0.0001$）。②听语理解。治疗3个月后，涤痰汤加味治疗

PSA 改善听语理解评分（198.65 ± 3.96）分或许优于对照组（175.12 ± 7.88）分（$P < 0.0001$）。③阅读。治疗 3 个月后，涤痰汤加味治疗 PSA 改善阅读评分（73.12 ± 2.36）分或许优于对照组（28.36 ± 2.32）分（$P < 0.0001$）。④书写。治疗 3 个月后，涤痰汤加味治疗 PSA 改善书写评分（43.02 ± 5.56）分或许优于对照组（15.62 ± 2.69）分（$P < 0.0001$）。

### （十二）益肾化痰汤

★推荐意见：与语言训练对比，推荐益肾化痰汤应用于 PSA 的治疗。

1. 治疗原则　益肾化痰。

2. 药物组成　石斛 15g，蝉蜕 15g，附子 5g，熟大黄 10g，肉苁蓉 30g，白僵蚕 15g，生地黄 10g，片姜黄 18g，五味子 10g，麦冬 15g，山茱萸 15g，远志 10g，肉桂 5g，巴戟天 10g，石菖蒲 15g，茯苓 15g。

3. 服用方法　每日 1 剂，水煎服，早晚分服。

4. 方解　本方为地黄饮子与升降散组合。白僵蚕化痰散结，祛风止痉；巴戟天滋补肝肾；生地黄凉血活血，姜黄行气活血，共奏活血通络之功；山茱萸滋补肝肾；石菖蒲配以远志开窍豁痰，安神益智；茯苓健脾安神，可入心经；石斛可滋补肝肾，滋阴清热；蝉蜕利咽开音、解痉；肉桂温补元阳；肉苁蓉益精血、温肾阳；从现代药理学角度出发，茯苓可抗氧化，提高自身免疫功能。诸药合用，可改善患者血液循环，促进神经功能的恢复。

5. 疗程　4 周。

6. 评价指标

（1）指标 1：临床疗效评价指标　治疗 4 周后，益肾化痰汤治疗 PSA 临床疗效与常规治疗组相比，差异有统计学意义（$P < 0.05$），试验组与对照组平均临床总有效率分别为 93.94% 和 72.73%。

（2）指标 2：NIHSS 评分　治疗 4 周后，益肾化痰汤（8.04 ± 2.16）分治疗 PSA 改善 NIHSS 评分或许优于常规治疗组（10.88 ± 2.45）分，差异有统计学意义（$P < 0.05$）。

（3）指标 3：语言功能评分　治疗 4 周后，益肾化痰汤（164.81 ± 13.24）分治疗 PSA 改善语言功能评分或许优于常规治疗组（141.35 ± 12.36）分，差异有统计学意义（$P < 0.05$）。

（4）指标 4：CRRCAE 评分　①表达。治疗 4 周后，益肾化痰汤

（42.17±6.22）分治疗 PSA 改善表达评分或许优于常规治疗组（29.95±3.77）分，差异有统计学意义（$P < 0.00001$）。②命名。治疗 4 周后，益肾化痰汤（54.76±6.17）分治疗 PSA 改善命名评分或许优于常规治疗组（33.63±4.27）分，差异有统计学意义（$P < 0.00001$）。③朗读。治疗 4 周后，益肾化痰汤（46.51±4.58）分治疗 PSA 改善朗读评分或许优于常规治疗组（31.14±5.25）分，差异有统计学意义（$P < 0.00001$）。④复述。治疗 4 周后，益肾化痰汤（74.85±6.14）分治疗 PSA 改善复述评分或许优于常规治疗组（39.53±5.01）分，差异有统计学意义（$P < 0.00001$）。

### （十三）涤痰汤合解语丹加减

★推荐意见：与常规西药治疗对比，推荐涤痰汤合解语丹加减应用于 PSA 的治疗。

1. *治疗原则*　补肾阴，摄浮阳，化痰窍。

2. *药物组成*　胆南星 10g，半夏 10g，石菖蒲 10g，竹茹 12g，白附片 10g，远志 10g，全蝎 10g，僵蚕 10g，天麻 10g，蝉蜕 9g，土鳖虫 12g，水蛭 6g，郁金 10g，羌活 10g，莲子心 10g。

3. *服用方法*　每日 1 剂，水煎服，早晚分服。

4. *方解*　石菖蒲、胆南星祛痰开窍；郁金活血止痛；竹茹清热化痰；天麻祛风通络，息风止痉，平抑肝阳，善治"风痰语言不遂"；羌活既祛外风又祛寒湿，远志、莲子心利心窍、清心火、逐痰涎的作用，可用于心气实热导致语言謇涩；全蝎祛风止痉；水蛭含大量的水蛭素，能明显降低血小板表面活性，抑制血小板聚集，使血液黏度降低；土鳖虫破血逐瘀。

5. *疗程*　8 周。

6. *评价指标*

（1）指标 1：临床疗效评价指标　治疗 8 周后，涤痰汤合解语丹加减治疗 PSA 临床疗效与常规治疗相比，差异具有统计学意义（$P < 0.05$），试验组与对照组平均临床总有效率分别为 91.9% 和 73.7%。

（2）指标 2：WAB 评分　①自发语言。涤痰汤合解语丹加减（15.26±3.54）分治疗 PSA 改善自发语言评分相比于常规治疗组（12.01±3.28）分无差异（$P = 0.41$）。②理解。涤痰汤合解语丹加减（183.04±12.58）分治疗 PSA 改善理解评分或许优于常规治疗组

（172.01 ± 11.27）分（$P < 0.00001$）。③复述。涤痰汤合解语丹加减（78.62 ± 7.13）分治疗 PSA 改善复述评分或许优于常规治疗组（66.08 ± 6.21）分（$P < 0.00001$）。④命名。涤痰汤合解语丹加减（56.43 ± 8.28）分治疗 PSA 改善命名评分或许优于常规治疗组（45.87 ± 7.79）分（$P < 0.00001$）。

（3）指标3：AQ 评分　涤痰汤合解语丹加减（81.62 ± 19.38）分治疗 PSA 改善 AQ 评分或许优于常规治疗组（58.23 ± 15.12）分（$P < 0.00001$）。

### （十四）中风回言胶囊

★推荐意见：与华佗再造丸对比，推荐中风回言胶囊应用于 PSA 的治疗。

1. 治疗原则　祛痰化瘀开窍。

2. 药物组成　由郁金、石菖蒲、天竺黄、丹参、酸枣仁、桔梗等组成，由河南中医药大学第一附属医院药剂科提供，制剂号020315。制剂工艺：将郁金、石菖蒲粉碎，加10倍量水，浸泡3小时，共水蒸馏，得挥发油，用 β - 环糊精包合备用，药液过滤得煎液Ⅰ；郁金、石菖蒲药渣同天竺黄、丹参、酸枣仁、桔梗四药合并，加6倍量水，煎煮3次，每次2小时，合并滤液得煎液Ⅱ。将煎液Ⅰ、Ⅱ合并，浓缩至相对密度1.02（50℃测），放冷后加95%乙醇，使含醇量达60%，静置48小时，虹吸上清液抽滤，滤液回收乙醇浓缩至1∶1，将此浓缩液与煎液Ⅰ合并，加入一定量淀粉，搅拌均匀于60~80℃制干浸膏。把干浸膏粉碎成细粉，加入 β - 环糊精包合物拌匀，装入硬胶囊即得，每粒0.5g，含干浸膏粉末0.3g，相当于生药3.33g。

3. 服用方法　每次4粒，每日3次。

4. 方解　石菖蒲、郁金、酸枣仁利窍开心，养血安神；桔梗、天竺黄清热化痰；丹参破血逐瘀，散结通络。全方合用，共奏化痰通络、利窍开心、活血通瘀之功。

5. 疗程　30天。

6. 评价指标：临床疗效评价指标　治疗30天后，中风回言胶囊治疗 PSA 临床疗效与常规治疗相比，差异具有统计学意义（$P < 0.05$），试验组与对照组平均临床总有效率分别为95%和68.33%。

**（十五）化痰解语颗粒**

★推荐意见：与复方丹参片（每日口服 3 次，每次 3 片）对比，推荐化痰解语颗粒应用于 PSA 的治疗。

1. 治疗原则 化痰行气，活血化瘀。

2. 药物组成 橘红、枳实、降香、远志、丹参、瓜蒌、胆南星、川芎、郁金、茯苓、桔梗、半夏、石菖蒲、天竺黄。

3. 服用方法 每日 3 次，每次 10g。

4. 方解 化痰解语颗粒方中重用橘红，配合半夏、石菖蒲等化痰药，以化痰祛瘀；枳实、降香、川芎等行气消瘀，丹参等活血化瘀。诸药合用，则痰消瘀逐，语明神清，症状缓解。

5. 疗程 30 天。

6. 评价指标

（1）指标 1：临床疗效评价指标 治疗 30 天后，化痰解语颗粒治疗 PSA 临床疗效与复方丹参片组相比，差异具有统计学意义（$P < 0.05$），试验组与对照组平均临床总有效率分别为 82.25% 和 62.07%。

（2）指标 2：NIHSS 评分 治疗 30 天后，化痰解语颗粒（19.28 ± 7.46）分改善 NIHSS 评分或许优于复方丹参片组（24.17 ± 7.28）分，差异有统计学意义（$P < 0.05$）。

**（十六）黄竹清脑颗粒**

★推荐意见：与对照组（针刺、降低颅内压、营养神经、吸氧、吸痰、抗感染、控制血糖及血压、调节血脂等西药基础治疗）对比，推荐黄竹清脑颗粒应用于 PSA 的治疗。

1. 治疗原则 利咽开音，清热化痰通腑。

2. 药物组成 枳实 8g，陈皮 15g，茯苓 15g，竹茹 10g，黄连 3g，半夏 15g，大黄 5g，当归 12g，由陕西中医药大学附属医院制剂中心生产，每包 10g，10 包/盒。

3. 服用方法 每次 10g，温开水冲服，日 3 次。

4. 方解 黄竹清脑颗粒既能降颅压，减轻脑水肿，又能加速血液循环，改善血液携氧能力，促进新陈代谢，排除体内毒性产物，提高机体应激能力，改善脑细胞的缺氧状态，保护神经，促进语言功能恢复。

5. 疗程　3周。

6. 评价指标

（1）指标1：临床疗效评价指标　治疗3周后，黄竹清脑颗粒治疗PSA临床疗效与对照组相比，差异具有统计学意义（$P < 0.05$），试验组与对照组平均临床总有效率分别为73.3%和63.3%。

（2）指标2：失语指数评分　治疗3周后，黄竹清脑颗粒（76.60 ± 14.81）分改善NIHSS评分或许优于复方丹参片组（71.77 ± 10.98）分，差异有统计学意义（$P < 0.05$）。

## 二、活血通络类中药疗法

### （一）加减通窍活血汤

★推荐意见：与常规西医治疗对比，推荐加减通窍活血汤应用于PSA的治疗。

1. 治疗原则　活血通窍开音。

2. 药物组成　赤芍3g，川芎3g，桃仁9g，红花9g，鲜生姜9g（切碎），老葱3根（切碎），去核红枣7枚，麝香0.15g（绢包）。

3. 服用方法　用黄酒250mL，将前7味药煎至150mL，去渣，放入麝香，再煎二沸，口服，每日1剂，10天为1个疗程。

4. 方解　赤芍、川芎行气活血，桃仁、红花活血化瘀通络，老葱、鲜生姜通阳，黄酒增强药性，增活络之功，佐以大枣缓和诸药走窜之性。麝香为主药，其性味辛温，可开窍通闭、解毒活血，西医学认为其可兴奋中枢神经、呼吸中枢等，具有抗菌之效。与老葱、鲜生姜、黄酒相配，通络之力更强。

5. 疗程　两周。

6. 评价指标

（1）指标1：临床疗效评价指标　治疗两周后，加减通窍活血汤治疗PSA临床疗效与常规治疗组相比，差异有统计学意义（$P < 0.05$），试验组与对照组平均临床总有效率分别为93.75%和62.50%。

（2）指标2：Barthel评分　治疗两周后，加减通窍活血汤（62.45 ± 6.43）分治疗PSA改善Barthel评分或许优于常规治疗组（52.96 ± 4.62）分，差异有统计学意义（$P < 0.05$）。

（3）指标3：语言功能评分　①口语表达。治疗两周后，加减通窍活血汤（88.34±6.59）分治疗 PSA 改善口语表达评分或许优于常规治疗组（79.35±5.92）分，差异有统计学意义（$P < 0.0001$）。②听理解。治疗两周后，加减通窍活血汤（84.58±5.38）分治疗 PSA 改善听理解评分或许优于常规治疗组（73.03±3.95）分，差异有统计学意义（$P < 0.00001$）。③阅读。治疗两周后，加减通窍活血汤（85.56±5.21）分治疗 PSA 改善阅读分或许优于常规治疗组（75.08±3.25）分，差异有统计学意义（$P < 0.00001$）。④书写。治疗两周后，加减通窍活血汤（86.73±4.96）分治疗 PSA 改善书写评分或许优于常规治疗组（76.46±3.67）分，差异有统计学意义（$P < 0.00001$）。

（4）指标4：住院时间　治疗两周后，加减通窍活血汤组住院时间（11.7±2.5）天低于常规治疗组（18.6±1.8）天，差异有统计学意义（$P < 0.05$）。

（5）指标5：NIHSS 评分　治疗两周后，加减通窍活血汤组（24.1±1.8）分改善 NIHSS 评分或许优于常规治疗组（12.3±1.5）分，差异有统计学意义（$P < 0.05$）。

（6）指标6：GCS 评分　治疗两周后，加减通窍活血汤组（9.4±1.4）分改善 GCS 评分或许优于常规治疗组（13.8±2.1）分，差异有统计学意义（$P < 0.05$）。

**（二）活血通窍散**

★推荐意见：与解语丹（远志、天麻、全蝎、南星、木香各10g，羌活12g，白附子、石菖蒲各15g，甘草6g）对比，推荐活血通窍散应用于 PSA 的治疗。

1. 治疗原则　祛瘀活血，开窍醒神。

2. 药物组成　丹参30g，生山楂、川芎各20g，䗪虫9g，三棱、石菖蒲、郁金、白僵蚕各10g。

3. 服用方法　水冲服，日1剂，早晚分服。

4. 方解　以丹参为君药，功效活血祛瘀，除烦安神；川芎功效活血行气，祛风止痛；䗪虫破血逐瘀；郁金活血止痛，行气解郁，清心凉血，有减轻高脂血症和抗动脉硬化的作用；三棱破血行气；石菖蒲开窍豁痰，醒神益智；生山楂活血化瘀，消食化积；白僵蚕化痰散结，祛风定惊。

5. 疗程　两周。

6. 评价指标：临床疗效评价指标　治疗两周后，加减通窍活血汤治疗 PSA 临床疗效与常规治疗组相比，差异有统计学意义（$P < 0.05$），试验组与对照组平均临床总有效率分别为 90.00% 和 86.00%。

## 三、滋补肝肾类中药疗法

### （一）地黄饮子

★推荐意见：与常规西医治疗（①阿司匹林肠溶片，盖天力医药控股集团制药股份有限公司生产，国药准字 H32024179，每日 1 次，每次 100mg。②阿托伐他汀钙片，浙江新东港药业股份有限公司生产，国药准字 H20163270，每日 1 次，每次 100mg）对比，推荐地黄饮子应用于 PSA 的治疗。

1. 治疗原则　利窍，补肾，滋阴。

2. 药物组成　甘草6g，麦冬、五味子、石斛、巴戟天、远志、石菖蒲各10g，熟地黄20g，肉桂9g，制附片3g，薄荷5g，茯苓、山茱萸各15g。

3. 服用方法　水煎服，每剂 400mL，每日 1 剂，每日 2 次，早晚服用。均治疗 2 个月。

4. 方解　山茱萸、熟地黄补肾阴；巴戟天、肉苁蓉温壮肾阳；肉桂、制附片摄纳浮阳，温养真元；麦冬、五味子、石斛滋养阴液，调和阴阳；茯苓、远志、石菖蒲交通心肾，化痰开窍；薄荷能制浮越之火；甘草清热醒神。诸药并用，共奏滋肾阴、补肾阳、化痰开窍之功。

5. 疗程　2 个月。

6. 评价指标

（1）指标1：临床疗效评价指标　治疗 2 个月后，地黄饮子治疗 PSA 临床疗效与常规治疗组相比，差异有统计学意义（$P < 0.05$），试验组与对照组平均临床总有效率分别为 88.57% 和 68.57%。

（2）指标2：ABC 评分　①问答：治疗 2 个月后，地黄饮子（$19.07 \pm 3.20$）分治疗 PSA 改善问答评分或许优于常规治疗组（$15.61 \pm 2.59$）分，差异有统计学意义（$P < 0.0001$）。②理解：治疗 2 个月后，地黄饮子（$114.33 \pm 22.06$）分治疗 PSA 改善理解评分或许优于常规治疗组（$97.32 \pm 19.88$）分，差异有统计学意义（$P < 0.00001$）。③复述：治疗 2

个月后，地黄饮子（65.43±21.59）分治疗 PSA 改善阅读分或许优于常规治疗组（51.60±20.12）分，差异有统计学意义（$P<0.00001$）。④阅读：治疗 2 个月后，地黄饮子（65.87±11.46）分治疗 PSA 改善阅读分或许优于常规治疗组（57.61±10.37）分，差异有统计学意义（$P<0.00001$）。

# 第二节 中药联合西药治疗

## 一、复言汤联合多奈哌齐

★推荐意见：与多奈哌齐对比，推荐复言汤合多奈哌齐应用于 PSA 的治疗。

1. 治疗原则 醒神开窍，祛痰逐瘀。

2. 中药药物组成 白僵蚕、石菖蒲各 12g，全蝎 3g，法半夏 9g，郁金 10g，天麻 15g。

3. 服用方法 口服多奈哌齐，剂量为 5mg，每日 1 次；加用复言汤，每日 1 剂，水煎服，早晚分服。

4. 方解 天麻、郁金、石菖蒲共奏除痰祛湿之功，白僵蚕、法半夏、全蝎共奏祛痰通络之效；郁金可清心开窍，祛除痰浊。盐酸多奈哌齐能够对乙酰胆碱酯酶的活性进行可逆性地抑制，使得乙酰胆碱的水解减少，促使乙酰胆碱在受体部位的含量得到增加；同时，该药可直接作用于神经递质受体及 $Ca^{2+}$ 通道，但由于该药对患者脑细胞的代谢及血液循环没有影响，治疗效果不够突出，故通过该药联合中药制剂，可以提高疗效，改善患者的语言功能。

5. 疗程 28～31 天。

6. 评价指标

（1）指标 1：临床疗效评价指标（AQ） 治疗 1 个月后，复言汤合多奈哌齐治疗 PSA 临床疗效肯定优于多奈哌齐（$Z=3.50$，$P=0.0005$）（$I^2=0\%$，$OR=2.93$，$95\%CI$：1.61～5.34），试验组与对照组平均临床总有效率分别为 91.89% 和 80.00%。

（2）指标 2：WAB 评分 ①口语表达。复言汤联合多奈哌齐治疗 PSA 改善口语表达评分肯定优于对照组（$Z=13.50$，$P<0.0001$）（$I^2=30\%$，

$MD = 2.99$，$95\% CI$：$2.56 \sim 3.42$）。②听理解。复言汤联合多奈哌齐治疗 PSA 改善听理解评分肯定优于对照组（$Z = 8.74$，$P < 0.0001$）（$I^2 = 0$，$MD = 1.16$，$95\% CI$：$0.90 \sim 1.43$）。③命名。复言汤联合多奈哌齐治疗 PSA 改善命名评分肯定优于对照组（$Z = 5.00$，$P < 0.0001$）（$I^2 = 85\%$，$MD = 1.85$，$95\% CI$：$1.12 \sim 2.57$）。④复述。复言汤联合多奈哌齐治疗 PSA 改善复述评分肯定优于对照组（$Z = 11.7$，$P < 0.0001$）（$I^2 = 0\%$，$MD = 1.96$，$95\% CI$：$1.63 \sim 2.29$）。

注：由于单纯中药制剂的疗效科学证据支撑不足，因此，在临床应用时可辅以常用西药，中西药并用有助于更快改善患者症状，恢复患者语言功能。在循证研究中由于量表的使用不规范、不统一，故在分析时存在异质性。

## 二、氟西汀结合解语汤加减

★推荐意见：与多奈哌齐对比，推荐氟西汀结合解语汤加减应用于 PSA 的治疗。

1. 治疗原则　祛风通络，平肝息风。

2. 药物组成　天麻 10g，甘草 3g，酸枣仁 10g，附子 6g，羌活 10g，肉桂 6g，防风 10g，羚羊角 10g（现已禁用）。

3. 服用方法　口服氟西汀，剂量为 20mg，每日 1 次；加用解语汤，每日 1 剂，水煎服，早晚分服。

4. 方解　羚羊角（现已禁用）、天麻共用为君药，可息内风；防风散外风，酸枣仁宁心，共用为臣药；附子、肉桂引火归原温脾土，温补肾水，振奋心阳，甘草和中益脾，调和诸药为使药。诸药并用，促使心、脾、肾之脉上络舌本，恢复功能。氟西汀属于一种选择性血清 5 - 羟色胺再吸收抑制剂的抗抑郁药，由于多数失语患者发病时伴发抑郁，因此，服用该药物进行治疗后，心态会在很大程度上得到改善，患者的治疗依从性与治疗信心也会得到提高。除此之外，该药物还能够对神经功能的恢复进行有效改善，缓解卒中后失语患者的抑郁状态，恢复其神经功能，对语言中枢神经功能的重塑能够起到促进作用。

5. 疗程　28 ~ 31 天。

6. 评价指标

（1）指标 1：临床疗效评价指标（AQ）　治疗 1 个月后，氟西汀结合解语汤加减治疗 PSA 临床疗效肯定优于常规治疗组（$Z = 3.07$，$P = 0.002$）（$I^2 = 0\%$，$OR = 5.13$，$95\% CI$：$1.81 \sim 14.54$），试验组与对照组平均临床总有效率分别为 94.44% 和 77.27%。

（2）指标 2：ABC 评分　①口语表达。氟西汀结合解语汤加减治疗 PSA 改善口语表达评分肯定优于常规治疗组（$Z = 10.59$，$P < 0.00001$）（$I^2 = 0\%$，$MD = 30.34$，$95\% CI$：$24.73 \sim 35.96$）。②听理解。氟西汀结合解语汤加减治疗 PSA 改善听理解评分肯定优于常规治疗组（$Z = 5.58$，$P < 0.00001$）（$I^2 = 0$，$MD = 17.72$，$95\% CI$：$11.50 \sim 23.94$）。③书写。西汀结合解语汤加减治疗 PSA 改善书写评分肯定优于常规治疗组（$Z = 5.64$，$P < 0.00001$）（$I^2 = 62\%$，$MD = 7.33$，$95\% CI$：$4.31 \sim 10.34$）。④阅读。氟西汀结合解语汤加减治疗 PSA 改善阅读评分肯定优于常规治疗组（$Z = 11.7$，$P < 0.00001$）（$I^2 = 82\%$，$MD = 9.42$，$95\% CI$：$6.15 \sim 12.70$）。

注：在循证研究中由于纳入的研究数量不足，量表的使用不规范、不统一，故在分析时存在异质性。

### 三、艾地苯醌联合血府逐瘀汤

★推荐意见：与艾地苯醌联合常规治疗（抗血小板、溶栓、改善脑循环、脑细胞营养剂、控制血压、控制血糖等）对比，推荐艾地苯醌联合血府逐瘀汤应用于 PSA 的治疗。

1. 治疗原则　祛风通络，平肝息风。

2. 药物组成　桃仁 12g，红花、当归、生地黄、牛膝各 10g，赤芍、枳壳各 6g，川芎、桔梗各 5g，柴胡、甘草各 3g。

3. 服用方法　口服艾地苯醌，剂量为 30mg，每日 3 次；血府逐瘀汤每日 1 剂，水煎服，早晚分服。

4. 方解　血府逐瘀汤由桃红四物汤合四逆散加牛膝、桔梗组成，由清代王清任首创于《医林改错》。全方重用活血化瘀及行气解郁药物。桃仁味苦性平，可破血逐瘀，为治疗血瘀之要药。红花性味辛温，有活血止痛之功，常与桃仁合用，为活血化瘀常用药对。当归味甘、辛，性温，有补血活血之功，配以生地黄，滋阴补血，祛邪而不伤正，行气而不伤阴。赤芍味苦，性微寒，有清热凉血、散瘀止痛之功。川芎行气止痛，为血中气药，于本方中不仅可以助气行瘀，更可化解气分之郁。配以桔梗上达清窍，牛膝引血下行。全方共奏活血化瘀、行气救逆之功。艾地苯醌是一种有效的抗氧化剂，它能够抑制脂质过氧化，保护细胞膜和线粒体免受细胞新陈代谢所带来的氧化损伤，即防御内源性老化，减轻脑梗死对脑组织功能区的影响，降低诱发并发症的可能。

5. 疗程　4周。

6. 评价指标

（1）指标1：临床疗效评价指标（AQ）　治疗4周后，艾地苯醌联合血府逐瘀汤治疗PSA临床疗效或许优于艾地苯醌，试验组与对照组平均临床总有效率分别为72.5%和57.5%。

（2）指标2：ABC评分　①流利性。艾地苯醌联合血府逐瘀汤（18.23±3.20）分治疗PSA改善流利性表达评分与常规治疗组（14.35±3.12）分相比，差异具有统计学意义（$P < 0.00001$）。②理解。艾地苯醌联合血府逐瘀汤（136.81±2.67）分治疗PSA改善理解评分与常规治疗组（105.75±3.05）分相比，差异具有统计学意义（$P < 0.00001$）。③复述。艾地苯醌联合血府逐瘀汤（59.23±4.32）分治疗PSA改善复述评分与常规治疗组（46.25±3.46）分相比，差异具有统计学意义（$P < 0.00001$）。④命名。艾地苯醌联合血府逐瘀汤（36.20±5.24）分治疗PSA改善复述评分与常规治疗组（31.21±4.36）分相比，差异具有统计学意义（$P < 0.00001$）。

注：在循证研究中由于纳入的研究数量不足，量表的使用不规范、不统一，故在分析时存在异质性。

## 四、神仙解语丹联合奥扎格雷钠

★推荐意见：与奥扎格雷钠联合常规治疗（抗血小板、溶栓、改善脑循环、脑细胞营养剂、控制血压、控制血糖等联合奥扎格雷钠）对比，推荐神仙解语丹联合奥扎格雷钠应用于PSA的治疗。

1. 治疗原则　祛风痰，行气血，通经络，开舌窍。

2. 药物组成　羌活、石菖蒲、胆南星各15g，生白附子7g，天麻、远志各12g，甘草、全蝎各10g，木香9g。

3. 服用方法　奥扎格雷钠注射液80mg，每日2次静脉滴注。中药每日1剂，水煎服，早晚分服。

4. 方解 石菖蒲祛痰化湿开窍，天麻祛风通络，息风止痉，平抑肝阳，共为君药；远志增强祛痰开窍之功，全蝎加强天麻祛风通络，胆南星息风定惊，清热化痰，白附子祛风化痰，共为臣药；木香行三焦之气，行气通络祛湿而绝痰源。《医学心悟》谓羌活"能治贼风，失音不语"，羌活既祛外风，又祛寒湿，共为佐药；甘草调和诸药为使药。

5. 疗程 14 天。

6. 评价指标：临床疗效评价指标（AQ） 治疗 14 天后，神仙解语丹联合奥扎格雷钠治疗 PSA 临床疗效或许优于奥扎格雷钠，试验组与对照组平均临床总有效率分别为 87.09% 和 68.96%。

# 第三节 中药联合其他疗法

## 一、息风通络中药联合 Schuell 刺激疗法

★推荐意见：与 Schuell 刺激疗法对比，推荐息风通络中药联合 Schuell 刺激疗法应用于 PSA 的治疗。

1. 治疗原则 补肾阴，摄浮阳，化痰窍。

2. 药物组成 熟地黄 20g，天麻 15g，石斛 15g，钩藤 15g，麦冬 10g，五味子 10g，石菖蒲 10g，远志 10g，丹参 10g，茯苓 10g，天南星 10g，山茱萸 10g，当归 10g，地龙 10g，甘草 8g。

3. 服用方法 每日 1 剂，水煎服，早晚分服。Schuell 刺激疗法单用治疗，每次 30 分钟，每周 3 次。

4. 方解 熟地黄滋阴补肾，天麻平肝息风，石斛润肺益肾，钩藤解痉息风，麦冬滋阴清肺，五味子滋肾生津，石菖蒲醒神开窍，远志安神益智，丹参活血通络，茯苓健脾安神，天南星化痰祛风，山茱萸补肾益气，当归补血活血，地龙行血破瘀，甘草则调和诸药。

5. 疗程 8 周。

6. 评价指标

（1）指标 1：临床疗效评价指标 治疗 8 周后，息风通络中药联合 Schuell 刺激疗法治疗 PSA 临床疗效与 Schuell 刺激疗法相比，差异具有统计学意义（$P < 0.05$），试验组与对照组平均临床总有效率分别为 90.77%

和 73.85%。

（2）指标 2：CRRCAE 评分　①听。息风通络中药联合 Schuell 刺激疗法（4.12±1.06）分治疗 PSA 改善听力评分或许优于 Schuell 刺激疗法（3.34±0.99）分（$P < 0.0001$）。②复述。息风通络中药联合 Schuell 刺激疗法（4.52±1.37）分治疗 PSA 改善复述评分或许优于 Schuell 刺激疗法（3.86±1.02）分（$P = 0.002$）。③口头表达。息风通络中药联合 Schuell 刺激疗法（4.25±1.97）分治疗 PSA 改善口头表达评分或许优于 Schuell 刺激疗法（3.53±0.86）分（$P = 0.007$）。④出声读。息风通络中药联合 Schuell 刺激疗法（4.80±1.09）分治疗 PSA 改善出声读评分或许优于 Schuell 刺激疗法（3.48±0.74）分（$P < 0.00001$）。⑤阅读理解。息风通络中药联合 Schuell 刺激疗法（3.97±1.28）分治疗 PSA 改善阅读理解评分或许优于 Schuell 刺激疗法（2.93±0.98）分（$P < 0.00001$）。⑥描写。息风通络中药联合 Schuell 刺激疗法（3.88±0.91）分治疗 PSA 改善描写评分或许优于 Schuell 刺激疗法（2.70±0.62）分（$P < 0.00001$）。⑦抄写。息风通络中药联合 Schuell 刺激疗法（3.42±0.86）分治疗 PSA 改善抄写评分或许优于 Schuell 刺激疗法（2.71±0.65）分（$P < 0.00001$）。⑧听写。息风通络中药联合 Schuell 刺激疗法（3.42±0.86）分治疗 PSA 改善听写评分或许优于 Schuell 刺激疗法（2.71±0.65）分（$P < 0.00001$）。⑨计算。息风通络中药联合 Schuell 刺激疗法（3.85±1.03）分治疗 PSA 改善听写评分或许优于 Schuell 刺激疗法（2.93±0.72）分（$P < 0.00001$）。

（3）指标 3：CFCP 评分　息风通络中药联合 Schuell 刺激疗法（211.44±34.06）分治疗 PSA 改善 CFCP 评分或许优于 Schuell 刺激疗法（180.58±27.63）分（$P < 0.00001$）。

（4）指标 4：CGRP 评分　息风通络中药联合 Schuell 刺激疗法（137.94±15.03）分治疗 PSA 改善 CFCP 评分或许优于 Schuell 刺激疗法（120.80±12.24）分（$P < 0.00001$）。

（5）指标 5：ET 评分　息风通络中药联合 Schuell 刺激疗法（64.11±7.38）分治疗 PSA 显著降低 ET 评分 Schuell 刺激疗法（77.68±9.74）分（$P < 0.00001$）。

注：中药结合先进的理疗康复技术有利于恢复患者语言功能，但目前

二者结合开展的临床研究较少，仍需大量研究加以验证。

## 二、滋阴利窍饮联合 Schuell 刺激疗法

★推荐意见：与 Schuell 刺激疗法对比，推荐滋阴利窍饮联合 Schuell 刺激疗法应用于 PSA 的治疗。

1. 治疗原则　滋肾养阴，开窍豁痰，散瘀活血。

2. 药物组成　熟地黄 15g，麦冬 15g，茯苓 10g，石斛 10g，丹参 10g，红花 10g，五味子 10g，山茱萸 10g，肉桂 8g，制附子 8g（先煎），石菖蒲 8g，远志 8g，巴戟天 8g。

3. 服用方法　每日 1 剂，水煎服，早晚分服。单用 Schuell 刺激疗法治疗，每次 30 分钟，每周 3 次。

4. 方解　熟地黄滋阴益髓，茯苓健脾安神，丹参活血祛瘀，红花行血散瘀，山茱萸补肾益气，远志安神益智，巴戟天温肾壮阳；石斛滋阴清热，麦冬养阴生津，五味子滋肾生津，三者滋养肺肾，金水相生，壮水以济火；肉桂温阳益气，制附子回阳救逆，二者可温养下元，摄纳浮阳，引火归原；石菖蒲醒神开窍，可开心孔，补五脏，通九窍，明耳目，出声音。

5. 疗程　12 周。

6. 评价指标

（1）指标 1：临床疗效评价指标　治疗 12 周后，滋阴利窍饮联合 Schuell 刺激疗法治疗 PSA 临床疗效与 Schuell 刺激疗法相比，差异具有统计学意义（$P<0.05$），试验组与对照组平均临床总有效率分别为 90.00% 和 74.29%。

（2）指标 2：CRRCAE 评分　①听。滋阴利窍饮联合 Schuell 刺激疗法（$4.02\pm0.96$）分治疗 PSA 改善听力评分或许优于 Schuell 刺激疗法（$3.21\pm0.85$）分（$P<0.00001$）。②复述。滋阴利窍饮联合 Schuell 刺激疗法（$4.42\pm0.07$）分治疗 PSA 改善复述评分与 Schuell 刺激疗法（$3.76\pm3.90$）分没有差异（$P=0.16$）。③口头表达。滋阴利窍饮联合 Schuell 刺激疗法（$4.15\pm0.94$）分治疗 PSA 改善口头表达评分或许优于 Schuell 刺激疗法（$3.43\pm0.66$）分（$P<0.00001$）。④出声读。滋阴利窍饮联合 Schuell 刺激疗法（$4.70\pm0.99$）分治疗 PSA 改善出声读评分或许

优于 Schuell 刺激疗法（3.38±0.64）分（$P < 0.00001$）。⑤阅读理解。滋阴利窍饮联合 Schuell 刺激疗法（3.87±1.18）分治疗 PSA 改善阅读理解评分或许优于 Schuell 刺激疗法（2.98±0.94）分（$P < 0.00001$）。⑥描写。滋阴利窍饮联合 Schuell 刺激疗法（3.78±0.81）分治疗 PSA 改善描写评分或许优于 Schuell 刺激疗法（2.60±0.42）分（$P < 0.00001$）。⑦抄写。滋阴利窍饮联合 Schuell 刺激疗法（3.32±0.76）分治疗 PSA 改善抄写评分或许优于 Schuell 刺激疗法（2.61±0.55）分（$P < 0.00001$）。⑧听写。滋阴利窍饮联合 Schuell 刺激疗法（3.77±0.93）分治疗 PSA 改善听写评分或许优于 Schuell 刺激疗法（2.54±0.78）分（$P < 0.00001$）。⑨计算。滋阴利窍饮联合 Schuell 刺激疗法（3.75±0.95）分治疗 PSA 改善计算评分或许优于 Schuell 刺激疗法（2.83±0.62）分（$P < 0.00001$）。

（3）指标 3：CFCP 评分　滋阴利窍饮联合 Schuell 刺激疗法（209.30±31.74）分治疗 PSA 改善 CFCP 评分或许优于 Schuell 刺激疗法（173.04±24.03）分（$P < 0.00001$）。

（4）指标 4：AQ 评分　滋阴利窍饮联合 Schuell 刺激疗法（72.27±12.75）分治疗 PSA 改善 AQ 评分或许优于 Schuell 刺激疗法（63.04±9.01）分（$P < 0.00001$）。

（5）指标 4：CGRP 评分　息风通络中药联合 Schuell 刺激疗法（137.94±15.03）分治疗 PSA 改善 CFCP 评分或许优于 Schuell 刺激疗法（120.80±12.24）分（$P < 0.00001$）。

（6）指标 5：ET 评分　息风通络中药联合 Schuell 刺激疗法（64.11±7.38）分治疗 PSA 显著降低 ET 评分 Schuell 刺激疗法（77.68±9.74）分（$P < 0.00001$）。

## 三、通窍活血汤配合高压氧治疗

★推荐意见：与常规西医治疗对比，推荐通窍活血汤配合高压氧应用于 PSA 的治疗。

1. 治疗原则　活血化瘀，通窍活络。

2. 药物组成　赤芍 3g，川芎 3g，桃仁 9g，红花 9g，鲜生姜 9g（切碎），老葱 3 根（切碎），去核红枣 7~9 枚，麝香 0.15g（绢包）。

3. 服用方法　用黄酒 250mL，将前 7 味药煎至 150mL，去渣，放入麝香，再煎二沸，口服，每日 1 剂，10 天为 1 个疗程。

4. 高压氧治疗　患者入舱后 20 分钟，加压至 0.2MPa，面罩吸纯氧，每次 30 分钟，间歇 5 分钟，继续吸纯氧 30 分钟，然后减压 30 分钟出舱，每日 1 次，10 天为 1 个疗程。

5. 方解　赤芍、川芎行气活血，桃仁、红花活血化瘀通络，老葱、鲜生姜通阳，黄酒增强药性，增活络之功，佐以大枣缓和诸药走窜之性。麝香为主药，其性味辛温，可开窍通闭，解毒活血，西医学认为其可兴奋中枢神经、呼吸中枢等，具有抗菌之效，与老葱、鲜生姜、黄酒相配，通络之力更强。

6. 疗程　10 天。

7. 评价指标：临床疗效评价指标　治疗 10 天后，通窍活血汤配合高压氧治疗 PSA 临床疗效肯定优于常规西药组（$Z = 3.02$，$P = 0.003$）（$I^2 = 0\%$，$OR = 3.98$，$95\% CI$：$1.62 \sim 9.75$），试验组与对照组平均临床总有效率分别为 93.27% 和 77.67%。

### 四、龙血通络联合舒肝解郁胶囊

★推荐意见：与对照组（西医常规干预及语言训练）治疗对比，推荐龙血通络联合舒肝解郁胶囊应用于 PSA 的治疗。

1. 治疗原则　活血通络，疏肝解郁。

2. 药物组成　龙血通络胶囊 [ 人参、水蛭、全蝎、赤芍、蝉蜕、土鳖虫、蜈蚣、檀香、降香、乳香（制）、酸枣仁（炒）、冰片，龙血竭酚类提取物，每粒胶囊含龙血竭酚类提取物 0.30g ]；舒肝解郁胶囊（贯叶金丝桃、刺五加）。

3. 服用方法　龙血通络胶囊（江苏康缘药业股份有限公司生产，国药准字 Z20130012），每日 3 次，每次 0.66g；舒肝解郁胶囊（四川济生堂药业有限公司生产，国药准字 Z20080580），每日 2 次，每次 0.72g。每周 3 次，治疗 14 周。

4. 方解　龙血竭总黄酮能够抑制血小板的聚集，下调全血黏度、血浆黏度，降低血细胞比容，改善血液流变学，加快血流，清除血瘀，避免静脉血栓形成。还有利于调节心肌代谢，减少心肌氧耗，促进血流动力学和心脏功能的改善，可保护缺血心肌，预防脑梗死复发。贯叶金丝桃具有一定的抗抑郁效果，同时具有抗氧化、保护神经、镇痛等作用；刺五加可有效保护心血管系统，可抗疲劳，调节免疫，抗应激，抑制血小板聚集，调节内分泌，其有效成分可振奋机体与精神活力。

5. 疗程　14周。

6. 指标

（1）指标1：SF-36　①生理功能。治疗14周后，龙血通络胶囊配合舒肝解郁胶囊（84.07±4.51）分改善PSA生理功能评分肯定优于对照组（78.06±4.23）分（$P<0.00001$）。②躯体疼痛。治疗14周后，龙血通络胶囊配合舒肝解郁胶囊（83.78±4.48）分改善PSA躯体疼痛评分肯定优于对照组（77.95±4.01）分（$P<0.00001$）。③生理功能。治疗14周后，龙血通络胶囊配合舒肝解郁胶囊（84.10±4.53）分改善PSA生理功能评分肯定优于对照组（78.32±4.32）分（$P<0.00001$）。④精力。治疗14周后，龙血通络胶囊配合舒肝解郁胶囊（83.02±6.14）分改善PSA精力评分肯定优于对照组（76.75±5.29）分（$P<0.00001$）。⑤精神健康。治疗14周后，龙血通络胶囊配合舒肝解郁胶囊（83.02±6.14）分改善PSA精神健康评分肯定优于对照组（76.75±5.29）分（$P<0.00001$）。⑥精神功能。治疗14周后，龙血通络胶囊配合舒肝解郁胶囊（85.38±5.27）分改善PSA精神功能评分肯定优于对照组（79.11±4.90）分（$P<0.00001$）。⑦社会功能。治疗14周后，龙血通络胶囊配合舒肝解郁胶囊（83.54±5.46）分改善PSA社会功能评分肯定优于对照组（77.65±5.33）分（$P<0.00001$）。⑧一般健康状况。治疗14周后，龙血通络胶囊配合舒肝解郁胶囊（84.60±4.29）分改善PSA一般健康状况评分肯定优于对照组（78.12±3.95）分（$P<0.00001$）。

（2）指标2：ABC评分　①谈话。治疗14周后，龙血通络胶囊配合舒肝解郁胶囊（22.06±3.54）分改善PSA谈话评分肯定优于对照组（78.06±4.23）分（$P<0.00001$）。②理解。治疗14周后，龙血通络胶囊配合舒肝解郁胶囊（139.64±7.55）分改善PSA理解评分肯定优于对照组（121.12±7.04）分（$P<0.00001$）。③命名。治疗14周后，龙血通络胶囊配合舒肝解郁胶囊（38.21±3.53）分改善PSA命名评分肯定优于对照组（35.12±3.11）分（$P<0.00001$）。④复述。治疗14周后，龙血通络胶囊配合舒肝解郁胶囊（86.12±6.01）分改善PSA复述评分肯定优于对

照组（79.06±5.84）分（$P < 0.00001$）。⑤阅读。治疗 14 周后，龙血通络胶囊配合舒肝解郁胶囊（89.12±6.54）分改善 PSA 阅读评分肯定优于对照组（82.45±6.33）分（$P < 0.00001$）。⑥书写。治疗 14 周后，龙血通络胶囊配合舒肝解郁胶囊（85.10±8.33）分改善 PSA 书写评分肯定优于对照组（77.58±7.60）分（$P < 0.00001$）。

### 五、脑血疏口服液联合语言训练

★推荐意见：与对照组（语言训练、抗血小板聚集、他汀类药物、管理血压和血糖、早期常规康复、防治并发症等）治疗对比，推荐脑血疏口服液联合语言训练应用于 PSA 的治疗。

1. 治疗原则　活血通络，疏肝解郁。

2. 药物组成　脑血疏口服液（黄芪、水蛭、石菖蒲、牛膝、牡丹皮、大黄、川芎）。

3. 服用方法　每日 3 次，每次 10mL，治疗 8 周。

4. 语言训练　由言语治疗师对患者进行一对一的言语训练，每次训练 45 分钟，每日 2 次，每周 6 次，外加每天至少 1 小时自我管理训练，共治疗 8 周。

5. 方解　脑血疏口服液能够改善颅内微循环，促进颅内血肿吸收。脑血疏口服液中石菖蒲主要成分是 β-细辛醚，能够调节受体后 CAMP-PKA-CREB 信号通路，减少神经细胞凋亡；黄芪中所含的黄芪总苷可以升高脑缺血再灌注损伤后 BDNF 水平；经过治疗后患者无明显不良反应，提示脑血疏口服液具有良好的耐受性和安全性。

6. 疗程　8 周。

7. 评价指标

（1）指标 1：WAB 评分　①自发言语。治疗 8 周后，脑血疏口服液联合语言训练（9.55±0.78）分改善 PSA 自发言语评分肯定优于对照组（7.15±0.59）分（$P < 0.00001$）。②听理解。治疗 8 周后，脑血疏口服液联合语言训练（173.4±11.47）分改善 PSA 听理解评分肯定优于对照组（133.3±13.22）分（$P < 0.00001$）。③复述。治疗 8 周后，脑血疏口服液联合语言训练（173.4±11.47）分改善 PSA 复述评分肯定优于对照组（43.85±4.17）分（$P < 0.00001$）。④命名。治疗 8 周后，脑血疏口服液

联合语言训练（59.77±14.29）分改善 PSA 命名评分肯定优于对照组（32.25±13.59）分（$P < 0.00001$）。

（2）指标 2：AQ 评分　治疗 8 周后，脑血疏口服液联合语言训练（57.18±6.44）分改善 PSA AQ 评分肯定优于对照组（38.98±4.03）分（$P < 0.00001$）。

（3）指标 3：NIHSS 评分　治疗 8 周后，脑血疏口服液联合语言训练（6.81±0.34）分改善 PSA NIHSS 评分肯定优于对照组（8.62±0.45）分（$P < 0.00001$）。

（4）指标 4：BI 评分　治疗 8 周后，脑血疏口服液联合语言训练（61.00±2.26）分改善 PSA BI 评分肯定优于对照组（53.42±4.86）分（$P < 0.00001$）。

（5）指标 5：BDNF 评分　治疗 8 周后，脑血疏口服液联合语言训练（906.50±68.47）分改善 PSA BDNF 评分肯定优于对照组（725.86±66.09）分（$P < 0.00001$）。

## 六、补阳还五汤加减结合重复经颅磁刺激

★推荐意见：与对照组（重复经颅磁刺激）治疗对比，推荐补阳还五汤加减结合重复经颅磁刺激应用于 PSA 的治疗。

1. 治疗原则　补气活血通络。

2. 药物组成　黄芪 60g，赤芍 12g，川芎 10g，当归 12g，桃仁 10g，地龙 9g，红花 6g，郁金 10g，远志 10g。

3. 服用方法　日 1 剂，水煎至 200mL，分为 2 次服用，持续治疗 8 周。

4. 重复经颅磁刺激　患者取坐位，全身放松。线圈表面与颅骨相切，并将线圈放置到语言功能区域，移动确定最大运动电位并固定，然后行重复经颅磁刺激治疗（5Hz，110% 静息阈值），脉冲、间隔时间、序列分别为 20 次、10 秒、80 个。8 周为 1 个疗程，共持续治疗 1 个疗程。

5. 方解　黄芪补气血，益脾胃，且祛瘀通络；当归、地龙、赤芍、红花养血活血；党参、太子参健脾益气活血。补阳还五汤加减能补气祛瘀，改善语言功能障碍。黄芪的主要成分为黄芪多糖，能够有效防止血栓形成，帮助血管扩张及改善微循环；党参及太子参能够增强免疫反应，修复

脑组织，抑制血栓形成；桃仁可促进脑部血液循环，并降低阻力；赤芍可避免血小板聚集。诸药合用，有助于疏通经络，促进气血运行，进而促进患者康复。

6. 疗程　8 周。

7. 评价指标

（1）指标 1：临床疗效评价指标　治疗 8 周后，补阳还五汤加减结合重复经颅磁刺激治疗 PSA 临床疗效与重复经颅磁刺激相比，差异具有统计学意义（$P < 0.05$），试验组与对照组平均临床总有效率分别为 85.41% 和 70.83%。

（2）指标 2：BDAE 评分　①复述。治疗 8 周后，补阳还五汤加减结合重复经颅磁刺激（540.26 ± 32.02）分改善 PSA 复述评分肯定优于对照组（470.03 ± 28.64）分（$P < 0.00001$）。②书写。治疗 8 周后，补阳还五汤加减结合重复经颅磁刺激（295.36 ± 26.42）分改善 PSA 书写评分肯定优于对照组（251.02 ± 24.46）分（$P < 0.00001$）。③理解。治疗 8 周后，补阳还五汤加减结合重复经颅磁刺激（185.34 ± 20.43）分改善 PSA 理解评分肯定优于对照组（158.42 ± 18.46）分（$P < 0.00001$）。④阅读。治疗 8 周后，补阳还五汤加减结合重复经颅磁刺激（254.36 ± 26.85）分改善 PSA 书写评分肯定优于对照组（200.02 ± 24.06）分（$P < 0.00001$）。

## 七、补阳还五汤联合多奈哌齐

★推荐意见：与对照组（神经内科常规治疗加服盐酸多奈哌齐 5 ~ 10mg，每日 1 次）治疗对比，推荐补阳还五汤联合多奈哌齐应用于 PSA 的治疗。

1. 治疗原则　补气活血通络。

2. 药物组成　当归尾 10g，赤芍 10g，地龙 5g，黄芪 60g，川芎 5g，红花 5g，桃仁 5g，全蝎 10g，郁金 10g，石菖蒲 10g，远志 10g。

3. 服用方法　日 1 剂，水煎至 200mL，早晚分服，持续治疗 3 个月。盐酸多奈哌齐 5 ~ 10mg，每日 1 次。

4. 方解　补阳还五汤中重用生黄芪，大补脾胃之元气，使气旺血行，瘀去络通；用当归尾取其长于活血，兼能养血，有化瘀而不伤血之妙；佐以赤芍、川芎、桃仁、红花，助当归尾活血祛瘀；地龙、全蝎长于行散走窍，通经活络；石菖蒲、郁金、远志开窍化痰。诸药合用，使气旺血行，清窍得开。

5. 疗程　3个月。

6. 评价指标

（1）指标1：临床疗效评价指标　治疗3个月后，补阳还五汤联合多奈哌齐治疗PSA临床疗效与对照组相比，差异具有统计学意义（$P < 0.05$），试验组与对照组平均临床总有效率分别为91.43%和80.00%。

（2）指标2：WAB评分　①复述。治疗3个月后，补阳还五汤联合多奈哌齐（56.26±6.21）分改善PSA复述评分肯定优于对照组（48.73±8.72）分（$P < 0.00001$）。②自发言语。治疗3个月后，补阳还五汤联合多奈哌齐（16.15±3.05）分改善PSA自发言语评分肯定优于对照组（13.65±3.42）分（$P < 0.00001$）。③听理解。治疗3个月后，补阳还五汤联合多奈哌齐（100.74±9.75）分改善PSA理解评分肯定优于对照组（85.25±15.47）分（$P < 0.00001$）。④命名。治疗3个月后，补阳还五汤联合多奈哌齐（53.67±7.52）分改善PSA命名评分肯定优于对照组（47.58±13.65）分（$P < 0.00001$）。

（3）指标3：AQ评分　治疗3个月后，补阳还五汤联合多奈哌齐（56.35±14.80）分改善PSA AQ评分肯定优于对照组（46.76±11.78）分（$P < 0.00001$）。

## 八、地黄饮子联合言语训练

★推荐意见：与对照组（言语训练）治疗对比，推荐地黄饮子联合言语训练应用于PSA的治疗。

1. 治疗原则　利窍，补肾，滋阴。

2. 药物组成　茯苓12g，石菖蒲12g，山茱萸18g，石斛9g，远志9g，巴戟天9g，赤芍10g，红花5g，丹参15g，胆南星10g，郁金10g，五味子6g，薄荷5g，肉桂5g，麦冬9g，肉苁蓉12g，熟地黄24g。

3. 服用方法　水煎温服，日1剂，早晚分服，疗程为8周。

4. 方解　方中肉桂引火归原；巴戟天、肉苁蓉温肾壮阳；石菖蒲、远志化痰开窍；山茱萸、熟地黄滋阴补肾。诸药合用，滋阴补肾，开音利窍。地黄饮子与言语训练合用，前者能够通过药物作用可扩张与软化血管，同时降低患者的血液黏稠度，改善微循环，溶解血栓；而后者则能够借助图像、文字、声音等信息的刺激，改善患者脑部的可塑性潜能；两者相互补充，可尽快恢复 PSA 患者的语言功能。

5. 疗程　8 周。

6. 评价指标

（1）指标 1：临床疗效评价指标　治疗 8 周后，地黄饮子联合言语训练治疗 PSA 临床疗效与对照组相比，差异具有统计学意义（$P<0.05$），试验组与对照组平均临床总有效率分别为 93.18% 和 77.27%。

（2）指标 2：CRRCAE 评分　①阅读。治疗 8 周后，地黄饮子联合言语训练（69.44±9.28）分改善 PSA 阅读评分肯定优于对照组（45.27±7.21）分（$P<0.00001$）。②口语表达。治疗 8 周后，地黄饮子联合言语训练（46.81±6.18）分改善 PSA 口语表达评分肯定优于对照组（27.47±3.18）分（$P<0.00001$）。③听说理解。治疗 8 周后，地黄饮子联合言语训练（39.85±5.32）分改善 PSA 听说理解评分肯定优于对照组（35.19±4.10）分（$P<0.00001$）。

（3）指标 3：ET 评分　治疗 8 周后，地黄饮子联合言语训练（106.32±15.52）分改善 PSA ET 评分肯定优于对照组（106.85±14.29）分（$P<0.00001$）。

（4）指标 4：CGRP 评分　治疗 8 周后，地黄饮子联合言语训练（134.68±15.95）分改善 PSA GCRP 评分肯定优于对照组（116.29±13.29）分（$P<0.00001$）。

## 九、活血通络方联合言语康复训练

★推荐意见：与对照组（言语康复训练：每次至少 0.5 小时，每周 5 次，治疗 8 周）治疗对比，推荐活血通络方联合言语康复训练应用于 PSA 的治疗。

1. 治疗原则　活血通络。

2. 药物组成　柴胡 10g，枳壳 10g，当归 15g，桃仁 10g，川芎 15g，赤芍 15g，红花 10g，麝香 0.15g，大枣 7 个，三七 3g（冲服）。

3. 服用方法　水煎取，日 1 剂，早晚分服，治疗 8 周为 1 个疗程。

4. 方解　活血通络方可通经活络，益气活血。方中川芎、当归、麝香活血通络，三者共为君药。三七散瘀止血，桃仁、赤芍、红花活血化瘀，共为臣药。枳壳行滞消胀为佐药。柴胡升举阳气，大枣健脾益气，为使药。全方共奏活血通络之功效。

5. 疗程　8 周。

6. 评价指标

（1）指标 1：临床疗效评价指标　治疗 8 周后，活血通络方联合言语康复训练治疗 PSA 临床疗效与对照组相比，差异具有统计学意义（$P < 0.05$），试验组与对照组平均临床总有效率分别为 96.67% 和 83.33%。

（2）指标 2：CRRCAE 评分　①描写。治疗 8 周后，活血通络方联合言语康复训练（3.87 ± 0.90）分改善 PSA 描写评分肯定优于对照组（2.71 ± 0.63）分（$P < 0.00001$）。②抄写。治疗 8 周后，活血通络方联合言语康复训练（46.81 ± 6.18）分改善 PSA 抄写评分肯定优于对照组（27.47 ± 3.18）分（$P < 0.00001$）。③听写。治疗 8 周后，活血通络方联合言语康复训练（3.89 ± 1.03）分改善 PSA 听写评分肯定优于对照组（2.72 ± 0.64）分（$P < 0.00001$）。④计算。治疗 8 周后，活血通络方联合言语康复训练（3.86 ± 1.04）分改善 PSA 计算评分肯定优于对照组（2.94 ± 0.72）分（$P < 0.00001$）。⑤听。治疗 8 周后，活血通络方联合言语康复训练（4.11 ± 0.82）分改善 PSA 听评分肯定优于对照组（3.29 ± 0.86）分（$P < 0.00001$）。⑥复述。治疗 8 周后，活血通络方联合言语康复训练（4.53 ± 1.84）分改善 PSA 复述评分肯定优于对照组（3.85 ± 1.09）分（$P < 0.00001$）。⑦口头表达。治疗 8 周后，活血通络方联合言语康复训练（4.36 ± 1.89）分改善 PSA 口头表达评分肯定优于对照组（3.64 ± 0.95）分（$P < 0.00001$）。⑧阅读理解。治疗 8 周后，活血通络方联合言语康复训练（3.96 ± 0.28）分改善 PSA 阅读理解评分肯定优于对照组（2.72 ± 0.94）分（$P < 0.00001$）。

（3）指标 3：CFCP 评分　治疗 8 周后，活血通络方联合言语康复训练（210.45 ± 33.07）分改善 PSA CFCP 评分肯定优于对照组（181.69 ± 28.64）分（$P < 0.00001$）。

（4）指标 4：AQ 评分　治疗 8 周后，活血通络方联合言语康复训练（72.67 ± 12.09）分改善 PSA AQ 评分肯定优于对照组（61.25 ± 9.31）分（$P < 0.00001$）。

（5）指标5：NIHSS评分　治疗8周后，活血通络方联合言语康复训练（7.04±1.16）分改善 PSA NIHSS 评分肯定优于对照组（8.67±1.34）分（$P < 0.00001$）。

（6）指标6：MOCA评分　治疗8周后，活血通络方联合言语康复训练（22.24±2.61）分改善 PSA 的 MOCA 评分优于对照组（18.37±2.08）分（$P < 0.00001$）。

# 中篇　西医疗法

　　卒中导致失语的一个主要原因是大脑皮层和深部灰质核团的语言区与脑干和前脑的神经递质通路中断，这些通路包括多巴胺能、胆碱能、去甲肾上腺素能和 5 – 羟色胺能通路，使用调节相关神经递质的药物进行干预可以增强突触的可塑性。卒中后失语的药物治疗与大脑语言神经网络系统息息相关，语言的产生基于大脑复杂网络的协同作用，卒中后失语发生发展机制的研究离不开大脑语言中枢模型的支持。卒中后失语的药物治疗已经有 60 多年的历史，然而目前没有正式批准用于治疗失语症的药物。在我国的专家共识及国外最新失语康复综述中，药物治疗都作为传统语言康复疗法的辅助手段被推荐。

　　本篇主要对以现代药理学为基础的药物在卒中后失语治疗中的作用进行论述，详细阐述了目前主流及有待进一步临床验证的药物在临床中的应用和疗效。

# 第三章　西药疗法

在失语症康复领域的研究中，最大的难题是缺乏语言相关的动物模型，且临床研究数据有限。现有证据表明部分作用于儿茶酚胺类、5－羟色胺类、胆碱类、氨基酸类神经递质药物对卒中后失语有一定的疗效。

失语症的药物治疗与大脑语言神经网络系统息息相关，语言的产生基于大脑复杂网络的协同作用，卒中后失语发生发展机制的研究离不开大脑语言中枢模型的支持。Wernicke-Lichtheim 模型是经典的语言模型，它初步阐释了人类语言产生和损伤的机制，同时也首次证明了大脑的局部损伤可以造成特定的行为障碍，且不会影响到其他行为，这也为近现代研究大脑与行为的关系奠定了基础。1861 年 Paul Broca 的研究首次发现了左侧大脑特定区域的脑损伤会导致失语症。之后 Carl Wernicke 的研究首次明确提出，大脑左侧颞叶损伤造成的失语症状与左侧额叶损伤造成的失语症状是不同的。随后 Wernicke 与 Lichtheim 完善了相关理论，概括性地提出了 Wernicke-Lichtheim 模型，此模型理论简单阐释了大脑语言中枢的构成，主要包括 Broca 区、Wernicke 区及连接在它们之间的弓状纤维束。Broca 区位于额叶中回后下部的皮层，这一区域负责语言的产生及表达。Wernicke 区位于颞上回与颞中回后部的皮层及连接两个区域的皮层部分，这一区域主要负责语言的理解。人体在接收语言信号后，大脑将语言信息传递到 Wernicke 区，完成语言的理解过程，然后通过弓状束将信息传递至 Broca 区，产生语言。

Wernicke-Lichtheim 语言模型具有深远的影响，是失语症的经典模型。随着现代研究的深入，学者们发现 Wernicke-Lichtheim 模型存在着许多问题，已经不足以解释复杂的语言和理解产生过程，首先是没有考虑到语言的层次结构，虽然该模型可以解释粗略的词汇层面，但语言的层次结构复杂，包括语音、词汇和句法结构等。其次，从神经学角度来看，经典模型的许多解剖假设都不成立，研究发现单纯的 Broca 区损伤可能不会导致

Broca 失语，甚至不会导致慢性失语，慢性 Broca 失语的损伤包括 Broca 区和 Wernicke 区，同样，研究发现慢性 Wernicke 失语症与颞后上回（经典 Wernicke 区）的损伤并不密切相关，而是与颞中回及其周围的损伤密切相关。传导性失语也不是由弓状束损伤引起的，而是涉及后颞叶或边缘上回的皮质。此外，研究表明，语言网络并非局限于经典布罗卡区和韦尼克区，而是分布在更为广泛的额、顶、颞叶脑区，如颞中回、颞上回前部，以及皮质下区域等，皮层下的灰质和白质结构也可能参与到语言处理的过程中。简而言之，神经组织比经典模型假设更复杂。最后，左脑是语言处理的主要脑区，右侧脑区也会参与到语言处理的过程中。近年来有研究表明，右侧脑损伤患者句法结构信息处理的语言中枢有可能主要位于右侧脑半球；又有研究发现，左侧脑损伤患者与右侧脑损伤患者均可能表现出语句结构信息处理方面的障碍，而右侧脑损伤的患者表现出句子分割之后的信息处理障碍更为严重，这表明右侧脑半球可能会更多地负责句子分割之后的句法结构信息处理。基于以上研究发现，很多情况下 Wernicke-Lichtheim 模型无法解释脑损伤后的语言障碍。基于影像学技术的发展，大脑神经结构更可视化。因此，学者们提出了许多更为复杂的中枢语言模型，其中双流模型是最具影响力的语言模型之一。

双流语言模型由 Hickok 等人提出，他们认为人脑语言处理中枢可分为腹侧通路和背侧通路，腹侧通路主要负责听到理解的过程，主要脑区包括双侧颞叶，其中前颞叶中回及前颞叶下沟负责信息的整合，而后颞叶中回及后颞叶下沟负责词汇间的联系；背侧通路主要负责听到发音的过程，主要分布在左侧额叶及左侧颞顶叶交界处，其中后额叶下回、前运动皮层、前岛叶负责发音处理，而颞顶叶交界处负责感觉性语言信息与运动性语言信息的联系；除了这两个通路，还有双侧颞叶上回后部负责语言时频分析，双侧的中后部颞叶上沟负责处理语音学信息。在 Hickok 等人之后，许多学者利用任务态功能磁共振成像（task-fMRI）和弥散张量成像（DTI）技术构建出双流语言模型的中枢脑区分布。Saru 等人通过对比之后得出背侧通路主要包括颞叶上部皮层和额叶前运动皮层，连接在这两个皮层之间的纤维束为弓状束和上纵束；腹侧通路的脑区为颞中回和腹外侧前额叶皮层，连接两个皮层的纤维束为最外囊。之后许多学者通过研究进一步描绘出了双流模型的脑区分布，然而由于 fMRI 和 DTI 技术自身存在的缺陷，双流语言模型的脑区分布也一直存在着争议。直到 Fridriksson 等人在 2016 年的一项研究避免了 fMRI 和 DTI 技术的缺陷，他们以高分辨率三维结构像数据来研究卒中后失语患者的皮层损伤与失语症症状之间的联系。他们依据了 Faria 等人在 2012 年研发的 JHU 脑区模板作为脑区划分依据，构建出了双流模型的灰质脑区分布，其中，背侧通路包括额下回岛盖部、额下回三角部、岛叶前部、岛叶后部、中央前回、中央后回、额中回、缘上回、苍白球、壳核；腹侧通路包括颞中回后部、颞上回后部、颞中回前部、颞上回前部、上颞极、角回、中颞极、额下回眶部、颞下回、枕中回。双流模型的深入研究，为失语症研究者提供了有效的机制研究工具，借此双流模型网络，可以探索失语症的发病与疗效机制。

卒中损伤导致失语症的一个主要途径是连接脑干和前脑与大脑皮层和深灰色核的语言区域的神经递质通路被中断，这些神经递质通路包括多巴胺类、胆碱类、去甲肾上腺素类和 5 - 羟色胺类，这几类神经递质起源于脑干和基底前脑核团，向局部皮质区有上行投射。此外，其他神经递质如谷氨酸和 γ - 氨基丁酸（GABA）等广泛分布在大脑中，参与语言功能。失语症药物干预的理论基础是修复卒中后大脑，挽回损伤的神经递质活性。调节这些神经递质系统的药物可以通过调节神经递质水平，促进突触可塑性调控，以此来调节皮质神经元活动（尤其是病灶周围区域），以减轻卒中后神经细胞损伤，从而改善卒中后失语患者的语言功能。

大量文献清楚地表明，虽然失语症康复过程中涉及的复杂神经回路必然支持语言信息的处理，但不可否认，它也介导了非语言过程。比如来自探索左额下回功能神经解剖学的研究表明，该区域一方面似乎支持语音、语义和句法操作的处理，但另一方面，似乎也参与了音乐、数学和空间过程。当前的心理语言学和神经计算模型表明语言是一个综合过程，包括非语言成分。在近 20 年里，失语症的治疗才开始积极明确地考虑非语言因素在神经网络重组中的作用，以服务于失语者的语言功能恢复。诸多用于改善患者学习能力、认知能力、记忆能力和行动能力等方面的药物被用于失语症临床恢复，为失语症的药物治疗开拓了新的方向。

# 第一节　西药单一疗法

## 一、影响儿茶酚胺类神经递质药物

儿茶酚胺是一种含有儿茶酚和氨基的神经类物质，在人体中主要有多巴胺、去甲肾上腺素和肾上腺素，它们可以作为神经递质参与中枢和外周神经系统的信号传递，也可作为激素参与免疫系统调节机体重要的生理和病理过程，如内分泌与心血管的调节。有动物实验表明，卒中后大脑皮层儿茶酚胺水平下降，通过药物调控儿茶酚胺类神经递质的释放，卒中后自我恢复速度也会受到影响，提高儿茶酚胺水平，可以促进中风恢复。

多巴胺是一种单胺类神经递质，由 L - 3,4 - 二羟基苯丙氨酸（L-dopa）合成。作为中枢神经系统的重要神经递质，占所有脑组织儿茶酚胺类神经递质含量的80%，在大脑主要有四条通路发挥其作用，分别是黑质 - 纹状体束、中脑 - 边缘系统束、中脑皮质束和结节漏斗束，其中中脑皮质束起自中脑腹侧被盖区（vTA 区），支配前额叶皮质的广大区域，这一通路涉及学习和记忆能力。此外，多巴胺还参与人体运动、学习记忆、情感、奖励机制和神经内分泌的调节等。多巴胺作用于 $D_1$、$D_2$、$D_3$、$D_4$、$D_5$ 五种多巴胺受体亚型，其中 $D_1$ 和 $D_5$ 亚型被归为 $D_1$ 类受体，在大脑内主要位于皮层神经元，可以激活腺苷酸环化酶，增加细胞内环化腺苷酸（cAMP）浓度，$D_2$、$D_3$、$D_4$ 亚型被归类为 $D_2$ 类受体，主要位于纹状体神经元，其作用抑制腺苷酸环化酶浓度。在多巴胺受体亚型中，$D_1$ 和 $D_2$ 受体可调节多巴胺在学习记忆中的作用，有动物实验证明大鼠在注射了 $D_1$ 或 $D_2$ 受体激动剂后，学习记忆能力有所提升，相反，注入 $D_1$ 或 $D_2$ 受体拮抗剂后，大鼠学习记忆能力下降。目前多巴胺对失语症的恢复机制并不清楚，Quaglieri 和他的团队在研究中观察到一些帕金森患者在使用左旋多巴（多巴胺前体物质）治疗后言语功能得到改善。后续对帕金森病的研究中发现，多巴胺治疗可以调节语言功能。有学者认为，多巴胺可能参与调节运动控制、奖赏、记忆、注意力、问题解决和学习等一系列的认知功能，并通过这些功能影响语言恢复。

去甲肾上腺素主要由肾上腺髓质分泌，当交感神经活动增强时，去甲肾上腺素分泌增加。在大脑中，去甲肾上腺素主要存在于两个区域。去甲肾上腺素参与多种生理功能的调节。在中枢神经系统中，去甲肾上腺素由酪氨酸合成，其中间产物包括多巴胺。去甲肾上腺素受体称为肾上腺素能受体，主要分为 α 型受体和 β 型受体，α 受体可再分为 $\alpha_1$ 和 $\alpha_2$ 两个受体亚型，β 受体可再分为 $\beta_1$、$\beta_2$、$\beta_3$ 三个受体亚型。目前的研究表明，去甲肾上腺素对突触的形成和维持有营养作用。去甲肾上腺素可通过活化 β 受体调控突触可塑性，提高突触强度。此外，研究发现，去甲肾上腺素对皮质记忆功能区和运动功能区有重要影响，中枢去甲肾上腺素对短期和长期记忆都有一定的维持作用，还可以有效增强皮质运动神经的兴奋性，对皮质受损引起的运动功能障碍，如对卒中引起的瘫痪，提供了药物治疗新思路。目前，去甲肾上腺素对失语的影响机制尚不清楚，有文献报道了卒中后去甲肾上腺素能药物苯丙胺联合物理疗法对瘫痪肢体和语言功能的恢复有益，可能与去甲肾上腺素对大脑皮质的作用有关。

影响儿茶酚胺类神经递质（主要是多巴胺）药物是研究最早的一类治疗失语症的药理化合物，主要包括溴隐亭、左旋多巴、金刚烷胺和苯丙胺。

### （一）溴隐亭

溴隐亭是在失语康复领域最早被研究的一种多巴胺激动剂，是一种麦角生物碱衍生物，可透过血脑屏障选择性地激动多巴胺 D 受体，对 $D_2$ 受体有较强的激动作用，可增强中枢多巴胺能活性，也具有一些 $D_1$ 受体拮抗剂特性。由于溴隐亭具有多巴胺能活性，使用较高剂量时，可使得帕金森病的特异性黑质纹状体的多巴胺缺乏得以恢复，在临床上多用于改善帕金森病的相关症状。

溴隐亭用于治疗失语症的研究原因是在部分病变如非流利性失语相关的病变中，可以改善额叶的功能，促进语言功能的恢复。1988 年 Albert 首次发表了一项病例报告，显示溴隐亭对失语症有益，该病例是一名 62 岁的患者，该患者在治疗前 3.5 年左额叶脑出血后出现严重的经皮质运动性失语。波士顿诊断性失语检查（BADE）评价失语症严重程度为 1（范围为 0 级到 5 级，0 级是最严重的失语症）。在治疗期间，溴隐亭对其自发命名有轻微改善（5%～10%），其自发语言的流畅性有更显著的改善，话语之间的停顿减少了 24%。在停止治疗 1 个月后，患者的语言功能恢复到基线水平。此外，在较高剂量用药时，患者表现出了眩晕加剧和面部抽搐的不良反应。研究者认为，由于左侧内侧额叶区域的病变可导致经皮质运动性失语综合征，患者这种独特失语综合征的某些特征可能是由于中皮层多巴胺能投射的中断。在这种情况下，多巴胺激动剂将是一种合适的治疗药物。由于此项研究仅有一个受试者，研究结果可能存在偏差，但这项研究引起了研究者使用多巴胺能药物治疗失语症的兴趣。1992 年，Gupta 和 Mlcoch 报告了溴隐亭对两名慢性期非流利性失语症患者的积极作用，他们采用 AB 设计（但无安慰剂组），两组均开始服用溴隐亭，并从 10mg/d 增加到 30mg/d。主要结果测量是平均话语长度，来自口语图片描述的分析。第一位患者在 10mg/d 时的流利性有所改善，在 30mg/d 时有显著改善，但不能排除时间效应。第二位患者的结果相反，他在服用 10mg/d 时有所改善，在服用 30mg/d 时情况恶化，在服用 10mg/d 时又有所改善，这种影响可能是患者受到倒 "U" 形曲线的影响。Gold、VanDam 和 Silliman 在 2000 年设计了小型 ABBA 临床试验，包括 4 名受试者，报告了溴隐亭对失语症的积极作用。药物治疗并没有与言语 – 语言治疗（SLT）配对。他们使用了专门针对失语症的测试，将 420 个项目分为 6 个列表，共 70 个匹配项目（平行形式），由计算机交付。测量了反应时间，并根据误差类型分析计算了检索和存储商。他们发现，该药物使所有 4 名受试者都提高了检索商。在 4 名受试者中，有 3 名受试者在药物逐渐下降后，这些指标又回到了基线水平。Bragoni 等人的一项随机对照试验表明，当溴隐亭与言语治疗（每周两次）合用时，患者自发言语、重复、书写、听写、阅读理解能力都有了显著改善。赵连东等人使用溴隐亭联合语言治疗 26 名运动性失语患者，结果显示总有效率为 65.4%，与观察组相比有显著差异（$P < 0.01$）。

　　然而也有研究者在溴隐亭治疗失语症的研究中，得到了阴性的结果。在 Gupta 等人的一项交叉设计试验中，受试者为 20 名卒中后至少一年的慢性非流利性失语患者，随机分为安慰剂组（9 例）和溴隐亭组（11 例）。研究者将溴隐亭的剂量从每周 5mg 增加到 15mg，连续服用 6 周，然后进行 6 周的冲洗。结果显示 WAB、波士顿命名测试、会话语音转录和认知评估这些结果指标均无显著变化（药物与安慰剂），表明服用溴隐亭与安慰剂相比，溴隐亭并没有显著改善患者的言语流畅性、言语内容、失语严重程度及认知功能。在 Sabe 等人针对慢性非流利性失语的交叉设计试验中，得到了类似的结果。7 名受试者服用了 6 周药物，剂量从 15mg 递增到 60mg，在经过 3 周的冲洗后，服用了 6 周安慰剂。结果显示并没有发现任何语言结果测量的药物效应。最大的一项溴隐亭试验是 Ashtary 等人在 2006 年的一项随机对照研究，38 名急性期非流利性失语患者被随机分为溴隐亭组和安慰剂组，试验组使用了低剂量的溴隐亭（10mg/d），没有提及患者是否同时接受了 SLT。在治疗 4 个月后，波斯语言测试结果显示两组患者在语言流畅性、手势命令、命名、单字反应、自动语音、重复、韵律和总体得分等方面都有所改善，但溴隐亭组和安慰剂组没有显著差异。

综上所述，目前在溴隐亭治疗 PSA 的研究中，溴隐亭对慢性失语症可能存在一定的疗效，但最佳治疗剂量并不明确，在既往的研究中，溴隐亭的使用剂量相差幅度较大（每天 10～60mg），不同的剂量对多巴胺活性的影响不同，应确定最佳剂量范围，使多巴胺达到最佳活性范围，以实现最佳的功能改善。其次，溴隐亭不良反应明显，上述试验大都报道了服用溴隐亭后较高概率会出现不良反应，主要有恶心、眩晕、疲劳、腹泻等，且剂量越高，出现不良反应的频率和严重程度都会增加。单用溴隐亭与溴隐亭联合语言训练相比，联合语言训练可能更有效。

**（二）左旋多巴**

左旋多巴分子组成为二羟基苯丙氨酸，是体内合成去甲肾上腺素、多巴胺的前体物质，本身无药理活性。与多巴胺不同，它可以口服并通过血脑屏障进入脑组织，经过多巴脱羧酶脱羧转化成多巴而发挥作用，多用于治疗帕金森病，推荐剂量为开始每次 250mg，每日 2～4 次，饭后服用，可根据患者耐受情况逐渐加量，直至最理想的疗效，最大剂量为 6g/d，分 4～6 次服用。早期的研究表明，多巴胺影响学习相关的神经元活动和突触强度变化，可以通过奖励机制来调节注意力和记忆力，也可以刺激神经元生长和长期记忆巩固所需的蛋白质合成来提高学习记忆能力。2004 年，Knecht 的一项随机对照试验表明，多巴胺前体左旋多巴可以提高健康人学习新词汇的速度、正确率和长期记忆力。基于此，有研究者开展了左旋多巴针对失语症康复的临床试验。Seniów 等人进行了一项随机对照试验，39 名急性卒中急性失语患者被分为左旋多巴组和安慰剂组，两组都在服药后进行了语言训练康复，经过 3 周治疗后，波士顿失语检查结果显示，两组患者的语言功能都有显著效果，其中左旋多巴组在命名和重复方面强于安慰剂组，作者认为这可能是受试者中有 12 名额叶患者引起的。

Leemann 等人的一项随机对照试验得到了不同的结果，该试验目的为观察左旋多巴联合计算机强化辅助治疗与安慰剂联合计算机强化辅助治疗的疗效对比，经过两周的治疗后，左旋多巴组与安慰剂组并没有明显的差异。在国内，刘卫芳等人观察高压氧、左旋多巴联合心理干预对急性脑梗死失语患者的疗效，他们采用随机对照试验，给予对照组口服左旋多巴 250mg，每日 3 次，连续治疗两周后，对照组患者 WAB 评分在复述、命名、自发语言和听理解能力较之前升高（$P < 0.05$）。此外，还有研究人员观察了左旋多巴联合针灸治疗、经颅磁刺激疗法等改善失语症，均取得了满意的疗效（具体参见"西药联合其他疗法"一章）。

综上，左旋多巴可能对急性期失语患者有益，但没有充分的理由认为它在急性期后不起作用。目前仍缺少专门探讨左旋多巴单药对失语症的高质量研究，仍需要高质量的临床证据来明确左旋多巴对失语症的疗效。

### （三）金刚烷胺

金刚烷胺是一种 N - 甲基 - M - 天冬氨酸型（NMDA）受体阻断剂，对 NMDA 受体的拮抗作用较弱，并具有抗胆碱能特性。该化合物可增加大脑多巴胺的释放并阻断多巴胺的再摄取，还可以促进大脑神经末梢释放去甲肾上腺素，可增加多巴胺和去甲肾上腺素的水平。临床用于治疗帕金森病的运动障碍，还可以改善帕金森病长期服用多巴胺能药物治疗后的易动症。

有动物实验表明，金刚烷胺可减少缺氧后新生鼠的海马炎症反应，降低脑损伤，提供脑保护作用。Elizabeth Sawyer 等人的一项文献研究表明，金刚烷胺在 200～400mg/d 的剂量下，可能改善创伤性脑损伤患者的觉醒和认知能力，然而关于金刚烷胺治疗失语症的研究较少。Arciniegas 等人发表了一篇病例报告显示，金刚烷胺改善了一名 24 岁成年男子在缺血缺氧脑损伤后引起经皮质感觉性失语症的语言流利性，患者的积极性、注意力、记忆和执行力都得到了显著改善，可惜的是患者仅做了注意力和记忆力测试，没有进行专业的语言测试。Barrett 等人设计了一项"开 - 关"药物周期来进行多方位评估的临床试验，4 名经皮质运动性失语患者接受金刚烷胺（200mg/d）与语言训练联合，结果表明，患者语言流利性有所提高，但仍低于正常范围，需要注意的是，这 4 名患者只有两人原发病为卒中。

由于金刚烷胺具有抗胆碱能作用，可能会导致注意力和记忆功能损伤，因此，不建议将其用于老年失语症患者的治疗。此外，金刚烷胺作用于中枢神经系统存在多种机制，包括 NADM 受体阻断、多巴胺和去甲肾上腺素释放及抗胆碱能作用，其对于失语症的疗效很难在理论水平上得到支持。

### （四）苯丙胺

苯丙胺是一种兴奋剂类药物，可刺激中枢神经系统与周围神经系统交感区。可以刺激大脑分泌儿茶酚胺，儿茶酚胺通过刺激肾上腺素受体，导致去甲肾上腺素、多巴胺的大量分泌，还可以抑制多巴胺和去甲肾上腺素的再摄取，促进其浓度而发挥作用。同时，苯丙胺具有抗胆碱作用。在临床上主要用途与麻黄碱相似，用于发作性睡眠病、麻醉药及其他中枢抑制性中毒、精神抑郁症等。苯丙胺不良反应较多，且具有耐药性，过量服用会引发精神疾病，长期服用会造成强烈的不良反应。

有研究者在动物实验中观察到它可以加快脑梗死后的神经萌芽和突触形成。关于苯丙胺治疗失语症的研究较少，主要为苯丙胺联合语言训练治疗失语症的临床试验。Walker-Batson 和他的团队进行了一项随机对照试验，观察苯丙胺治疗急性期失语症患者的疗效，在此之前，他的团队已经证明低剂量苯丙胺在亚急性恢复期与物理治疗配对时，卒中后偏瘫的恢复率和恢复程度都有所增加。在失语症的研究中，21 名患有亚急性期非出血性脑梗死的失语症患者被随机分配接受 10mg 苯丙胺或安慰剂治疗。患者在发病后第 16 日到第 45 日之间，按 3～4 日/次的时间表治疗 10 个疗程。服用药物/安慰剂 30 分钟后，受试者接受 1 小时的言语治疗。在基线检查时、停药 1 周时和起病后 6 个月，使用波奇交往能力指数作为依赖性语言测量，衡量语言随时间变化高度可靠和敏感的指标。结果显示，虽然药物组和安慰剂组在治疗前没有差异（$P = 0.807$），但在药物治疗结束后 1 周，两组之间的增益分数存在显著差异（$P = 0.0153$），其中苯丙胺组的增益更大。在纠正初始失语严重程度和年龄后，差异仍然显著。在 6 个月的随访中，两组之间的增益分数差异有所增加；然而，经多重比较校正后，差异不显著（$P = 0.0482$），试验期间苯丙胺未出现明显不良反应。表明苯丙胺与语言治疗相结合，有助于一小部分患者在卒中后亚急性期的失语恢复。使用苯丙胺及其他可能增加中枢神经系统去甲肾上腺素水平的药物进行神经调节，如果与之相结合，可能有助于患者康复。

对于苯丙胺治疗慢性失语患者的研究，有试验得到了不同的结论，Mcneil 和他的团队发现，苯丙胺对命名的改善程度并没有超过行为治疗（涉及同义词和反义词生成的治疗）所达到的水平，表明只有当参与者接受行为治疗时，命名才会得到改善。这种急性期和慢性期的差异可能归因于药物在早期恢复阶段对大脑可塑性的神经调节作用。

此外，有试验观察了苯丙胺联合其他疗法治疗失语症的疗效，Whiting 和他的同事调查了苯丙胺联合标准命名疗法治疗慢性失语症患者的疗效，Zafer Keser 和他的同事观察了苯丙胺联合经颅磁刺激疗法和语言康复训练治疗慢性失语症患者的疗效，结果均表明能使患者的语言功能表现发生积极变化。

综上，苯丙胺对急、慢性失语患者均可能有有益效果，但证据较少。

## 二、影响 5 - 羟色胺类神经递质药物

5 - 羟色胺神经递质（5 - HT）又称为血清素，是人体重要的活性物质，在大脑内主要存在于松果体和下丘脑，参与人体多种生理功能的调节。5 - HT 通过与受体的结合而发挥作用，目前发现的 5 - HT 受体种类分型众多，已知人体中至少存在 7 种受体，这 7 种受体又可以进一步分为几种亚型，不同受体介导 5 - HT 发挥不同的外周和中枢效应机制，如与抑郁症相关的主要受体 5 - $HT_{1A}$、5 - $HT_{2A}$、5 - $HT_{2C}$、5 - $HT_3$、5 - $HT_6$、5 - $HT_7$。5 - HT 对于失语症的机制尚不明确，目前此类药物治疗失语症研究对象主要为失语症伴轻中度抑郁患者，有研究发现，5 - HT 能药物可改善此类患者的语言功能，表明失语症恢复机制可能与 5 - HT 的中枢神经作用有关。

氟西汀是一种常用的抗抑郁药，可抑制神经元从突触间隙中对 5 - 羟色胺的再摄取，增加间隙中 5 - 羟色胺的含量，从而改善情感状态，有效治疗抑郁症。有研究者在对氟西汀治疗卒中后抑郁的研究中发现，氟西汀可改善患者的语言情况。氟西汀对失语症的恢复机制尚不十分明确，可能机制为氟西汀作用于中枢 5 - 羟色胺系统，促进 5 - 羟色胺能突触的传递和新的突触联系生成，促进中枢神经功能的恢复，这种作用独立于氟西汀的抗抑郁效应。也有研究者认为，氟西汀通过改善抑郁状态，提高患者精神状态，从而使语言功能更好、更快地恢复。丘鸿凯等人研究了氟西汀联合

Schuell 刺激法语言训练治疗卒中后运动性失语的疗效，40 名运动性失语患者接受了单用氟西汀（20mg/d）治疗，经过 2 个月的治疗后，汉语失语症成套检测（ABC）结果显示患者的听理解、口语表达、阅读、书写能力相比治疗前得到了显著提高（$P < 0.05$）。彭小江研究了不同剂量氟西汀治疗老年卒中后失语伴轻度抑郁患者的疗效，124 名老年卒中患者均服用氟西汀治疗，被随机分为 20mg/d 组和 30mg/d 组，经过 6 个月的治疗后，WAB 量表测量两组对比基线水平自发语言、复述、命名、听理解评分均提高，且高剂量相比低剂量提高更显著，差异有统计学意义，需要注意的是，两组患者都接受了语音发音训练。此外，国内还有研究者研究了氟西汀联合语言训练、心理干预、针刺治疗等对失语症的疗效（具体参见"西药联合其他疗法"一章）。然而，针对氟西汀单药治疗失语症的随机对照研究较少，多为和其他疗法联合，以后可开展大样本量的随机对照研究，为氟西汀治疗失语症提供证据。

### 三、影响胆碱类神经递质药物

中枢胆碱能系统与学习、记忆等生理活动密切相关。乙酰胆碱（Ach）是胆碱能系统最重要的神经递质之一，中枢神经系统的功能变化与脑内细胞外液中 Ach 的含量有密切关系。其主要功能是维持意识的清醒，在学习记忆过程中起重要作用。Ach 由胆碱能神经元末梢释放，其水平与胆碱能神经元活动相匹配。脑内主要的胆碱能系统是基底前脑至皮层和海马的胆碱能纤维投射。有研究显示，胆碱能系统向大脑皮层的兴奋投射是引起皮层兴奋的重要原因。有研究发现，在学习和记忆、注意、自发运动和探究行为等认知活动中，基底前脑胆碱能神经元会激活，脑内 Ach 的释放也随之改变。提示脑内胆碱能神经递质系统活动与认知过程密切相关。人的脑组织有大量的乙酰胆碱，但乙酰胆碱的含量会随着年龄的增加而下降，正常老年人比青年时期下降 30%，而老年痴呆患者下降更为严重。在国外的一些研究中发现，服用富含胆碱的食品可有效地防止记忆减退。有研究者认为，保持和提高大脑中乙酰胆碱的含量是解决记忆力下降的重要途径。

胆碱能受体可分为毒蕈碱型受体（M 型）和烟碱型受体（N 型），M 型受体有 5 种亚型，在中枢神经系统中主要是 $M_1$、$M_3$、$M_4$ 型，M 受体激动可使腺苷酸环化酶受到抑制，并激活钾离子通道或抑制钙离子通道。N

受体可分为 2 个亚型，在神经节神经元突触后膜上的受体为中枢 $N_1$ 受体，骨骼肌终板膜上的受体为 $N_2$ 受体。

现有的研究表明，Ach 与大脑认知活动关系密切，在学习、记忆、注意力、自发行为等认知活动中，大脑 Ach 多呈同步升高趋势。然而目前 Ach 与失语的恢复机制关系尚不明确，可能通过调控 Ach 含量，从而增强胆碱能调控的突触可塑性，改善相关神经营养因子活性，促进神经再生，以及调节患者皮质功能网的激活，促进皮质功能重塑，从而改善患者的语言功能。

**（一）多奈哌齐**

多奈哌齐是最常见的抗胆碱酯酶抑制剂，其可逆性地抑制乙酰胆碱酯酶对乙酰胆碱的水解，从而提高乙酰胆碱的浓度，对中枢乙酰胆碱酯酶作用很强，对外周乙酰胆碱酯酶作用很小。临床上广泛用于阿尔茨海默病的治疗。

有研究发现，多奈哌齐可改善阿尔茨海默病和血管性痴呆患者的语言和交流能力。因此，多奈哌齐作为一种治疗失语症的潜在药物，在近年来研究较多。2003 年，Berthier 等人研究了多奈哌齐治疗慢性失语症患者的疗效，11 名卒中后慢性失语症患者，其中包括运动性失语、传导性失语和感觉性失语，接受了持续 4 周 5mg/d 和 12 周 10mg/d 的多奈哌齐治疗，以及 4 周的洗脱期，其间还接受了每周两次的语言训练，结果显示失语商（WAB-AQ）在第 4 周和第 16 周相较治疗前均有显著提升（$P < 0.01$），在第 4 周增加了 12%，在第 16 周增加了 20%，在经过 4 周洗脱期后，AQ 值相较第 16 周有所下降（$P < 0.05$），表明多奈哌齐对言语功能有改善作用。此外，在此试验中，多奈哌齐安全且耐受性良好。治疗引起的不良事件较轻，依从性高，只有两名患者在开始服用盐酸多奈哌齐 10mg 后出现了轻微的不良反应。研究者认为，盐酸多奈哌齐可长时程增强左右半球网络的神经活动，以此来促进大脑的可塑性，从而改善患者的语言功能。但这项研究样本量较少且非盲，可能导致结果存在一定偏差。研究者后来又进行了一项随机对照试验，26 名慢性卒中后失语患者被随机平均分为多奈哌齐组和安慰剂组，两组都接受了 4 周的滴定阶段（多奈哌齐或安慰剂 5mg/d），然后是 12 周的维持阶段（多奈哌齐或安慰剂 10mg/d），以及 4 周的冲洗阶段，治疗期间两组都配合了每周两小时的语言训练，主要疗效

指标是西方失语症成套测验（WAB）和日常交流活动日志（CAL）。分别在第0、4、16（终点）和第20（冲洗）周进行测试。结果显示，与安慰剂相比，多奈哌齐在终点显著改善了 WAB-AQ 评分。CAL 评分在基线和终点并没有显著的组内差异，但当10mg/d 的多奈哌齐（终点）分数与较低剂量（5mg/d）进行比较时，组间差异具有统计学意义，这表明胆碱能疗法的有益作用可能在日常交流的测量中是明显的。在第20周，对于主要疗效指标结果测量，组间差异不再显著，因此，表明多奈哌齐只有在服用时才能提高语言和沟通能力。然而，多奈哌齐组在洗出后测试中的结果测量分数仍远高于基线分数。但试验洗脱期较短，应设计使用更长的洗脱期来检测多奈哌齐的益处是否以更持久的方式持续。

在国内，许多研究者也设计观察了多奈哌齐治疗 PSA 的疗效。陈莺和其同事观察了多奈哌齐对急性卒中后失语患者的疗效，他们招募了60例急性卒中后失语患者，病程均在3周内，按患者意愿平均分为多奈哌齐组和对照组，所有患者均接受了规范的脑血管病治疗，治疗组在此基础上加用多奈哌齐 5mg/d，治疗12周，主要疗效指标为 WAB。结果显示，12周后，两组患者 WAB-AQ 评分均有显著提高，多奈哌齐组相较于对照组，AQ 改善更为显著（$P = 0.004$），多奈哌齐组的自发语言、听理解、复述和命名方面的改善均大于对照组（$P < 0.05$）。表明卒中后3个月内失语患者有不同程度的自发恢复，服用多奈哌齐对语言改善可能有促进作用。但本研究未设置安慰剂，且没有盲法和随机设计，对试验结果可能产生偏移。周刚设计了随机对照试验观察多奈哌齐对卒中后失语患者的疗效，62名卒中后失语患者包括运动性失语、感觉性失语、混合性失语、命名性失语和基底节性失语，病程未说明，被随机分为多奈哌齐治疗组（31例）和安慰剂组（31例），治疗组给予多奈哌齐 5mg/d，安慰剂组给予维生素 C（1片/日），共治疗8周，疗效指标为 WAB 和 CAL，评估患者的语言功能和日常交流能力。结果显示，治疗完成后治疗组 WAB 和 CAL 评分明显高于治疗前，与对照组相比，WAB 中的口语表达、听理解评分、复述评分、命名评分均显著增高（均 $P < 0.01$），CAL 评分也有统计学差异（$P < 0.01$）。治疗组出现轻度不良反应6例，在1周内消失，表明多奈哌齐治疗卒中后失语安全有效。罗红波和他的同事重复了周刚等人的设计，经过4周的治疗，得到了相似的结果。叶海霞设计了随机对照试验观察多奈哌齐治疗急性卒

中后失语患者疗效，她的研究设计更加可靠，招募了 60 名卒中后失语患者，失语亚型未进行明显限制，病程均在两周内，随机平均分为多奈哌齐组和对照组，对照组采取常规治疗，试验组在此基础上加用多奈哌齐 5mg/d，持续两周，第 3 周开始剂量为 10mg/d，持续治疗 10 周，最后实施 4 周的洗脱期，主要疗效指标为 WAB。结果显示在治疗 12 周结束后和洗脱期 4 周后，试验组 WAB 各项子评分均明显高于治疗前，且与对照组相比试验组显著优于对照组，两组差异有统计学意义（$P < 0.01$），试验组无明显不良反应，表明多奈哌齐治疗急性卒中后失语安全有效且疗效稳定。刘小北和他的同事还研究了不同剂量多奈哌齐对急性卒中后失语的作用，结果表明多奈哌齐组的 WAB 评分和日常生活交流能力测验（CADL）评分均优于安慰剂组（$p < 0.05$），且 10mg/d 方案优于 5mg/d 方案（$P < 0.05$），表明多奈哌齐对语言功能的恢复有促进作用。此外，多奈哌齐联合其他疗法（详见"西药联合其他疗法"一章）治疗失语症的疗效也得到了肯定。

综上，多奈哌齐治疗急、慢性卒中后失语疗效确切，安全性好，建议临床使用并进一步研究以明确其机制。

★推荐意见：与安慰剂相比，推荐多奈哌齐试用于 PSA 治疗。

1. 治疗原则　改善认知。

2. 药物名称　安理申。

3. 药物组成　盐酸多奈哌齐。

4. 服用方法　5～10mg，每日 1 次。

5. 疗程　4～12 周。

6. 评价指标

（1）指标 1：临床疗效评价指标（WAB-AQ）　治疗 12 周后，多奈哌齐治疗 PSA 临床疗效肯定优于对照组（$Z = 5.59$，$P < 0.00001$）（$I^2 = 0\%$，$MD = 10.53$，$95\% CI$：$6.84 \sim 14.22$）。

（2）指标 2：口语表达评分（WAB）　治疗 4～12 周后，多奈哌齐治疗 PSA 口语表达可能优于对照组（$Z = 2.97$，$P = 0.003$）（$I^2 = 94\%$，$MD = 3.03$，$95\% CI$：$1.03 \sim 5.03$）。

（3）指标 3：听理解评分（WAB）　治疗 4～12 周后，多奈哌齐治疗 PSA 听理解可能优于对照组（$Z = 2.01$，$P = 0.04$）（$I^2 = 84\%$，$MD =$

2.18，95% $CI$：0.05～4.30）。

（4）指标4：复述评分（WAB）　治疗4～12周后，多奈哌齐治疗PSA复述可能优于对照组（$Z = 5.50$，$P < 0.00001$）（$I^2 = 89\%$，$MD = 1.42$，95% $CI$：0.91～1.93）。

（5）指标5：命名评分（WAB）　治疗4～12周后，多奈哌齐治疗PSA命名可能优于对照组（$Z = 3.40$，$P = 0.0007$）（$I^2 = 96\%$，$MD = 6.56$，95% $CI$：2.77～10.34）。

（6）指标6：日常交流问卷评分（CAL）　治疗8～12周后，多奈哌齐治疗PSA CAL评分肯定优于对照组（$Z = 6.37$，$P < 0.00001$）（$I^2 = 0\%$，$MD = 7.62$，95% $CI$：5.27～9.96）。

### （二）加兰他敏

加兰他敏主要成分为氢溴酸加兰他敏，是一种可逆的竞争性乙酰胆碱酯酶抑制剂，参与调节乙酰胆碱的多个受体亚型。易于通过血脑屏障进入脑组织，对中枢神经作用较强，可改善神经肌肉间的传导，与毒扁豆碱等药物相比，其治疗范围较广，毒性小。临床上主要用于治疗重症肌无力、脊髓前角灰质炎的恢复期和后遗症期、儿童脑性瘫痪，以及因神经系统疾患所致的感觉或运动障碍，如面神经麻痹、多发性神经炎等。此外，加兰他敏具有提高认知功能、改善学习和记忆障碍的作用，用于治疗轻、中度阿尔茨海默病。

有病例报告显示了加兰他敏对失语症有益。Ji Man Hong和他的团队设计了随机对照试验，观察了加兰他敏治疗慢性卒中后失语的疗效，45名年龄小于75岁、病程大于1年的慢性失语患者完整参与了本次试验，其中加兰他敏试验组共23人，对照组22人。两组均采取了常规治疗，试验组在开始的4周内服用加兰他敏8mg/d，在接下来的12周内服用加兰他敏16mg/d。主要疗效指标为WAB-AQ，在基线和治疗结束后测评。结果显示加兰他敏组的AQ总分显著增加而对照组的AQ总分无显著变化，加兰他敏明显改善了患者自发语言、理解和命名评分，但重复邻域无显著变化。此外，基于试验组的数据分析，研究者发现受教育程度较高、基线MMSE评分较高和皮质下显性病变患者的改善更为显著。经过调整潜在变量后，皮质下显现病变是加兰他敏反应性的独立决定因素。此试验表明加兰他敏对慢性失语症患者有显著改善，表明胆碱能神经活动增强可能对失语是有效改善机制。因为这项初步研究是一项开放标签试验，具有固定剂量且受试者较少。因此，需要进一步的临床试验明确加兰他敏的疗效和机制。

★推荐意见：与安慰剂相比，推荐加兰他敏试用于 PSA 治疗。

1. 治疗原则　改善脑功能。

2. 药物名称　加兰他敏。

3. 药物组成　氢溴酸加兰他敏。

4. 服用方法　8 ~ 16mg/d。

5. 疗程　4 ~ 16 周。

6. 评价指标：临床疗效评价指标（WAB-AQ）　治疗 16 周后，加兰他敏组治疗 PSA 评分（57.0 ± 28.4）或优于安慰剂组（54.9 ± 33.6）（$P = 0.003$）。

### （三）二苯美伦

二苯美伦为脑代谢促进剂，可恢复缺氧时脑内乙酰胆碱的合成，改善神经功能的传递，对精神状态和智力恢复有益。此外，还可以促进脑内葡萄糖的代谢，扩张脑血管，增加脑血流量。目前主要用于阿尔茨海默病和卒中后遗症。在 Kabasawa 等人的一项临床研究中，10 名卒中后失语患者接受了二苯美伦（150mg/d）两个月的治疗，西方失语症成套测验结果显示患者相比治疗前，除了语言流畅性，患者的听觉理解、自发命名和重复都有显著改善。根据正电子发射断层扫描结果显示，语言改善与左侧外侧裂周围皮质血流量增加相关。结果表明二苯美伦能改善脑氧代谢和脑循环，并有助于改善由脑血管疾病引起的失语症。然而目前相关的临床研究较少，二苯美伦对失语症有益的临床证据不足。

## 四、影响氨基酸类神经递质药物

氨基酸类神经递质是指具有神经递质功能的氨基酸，广泛分布于中枢神经系统内。现已发现的氨基酸类神经递质有多种，包括兴奋性神经递质谷氨酸和天冬氨酸等，以及抑制性神经递质甘氨酸和 γ - 氨基丁酸等。兴奋性氨基酸类神经递质是脑内浓度最高的氨基酸，可从血液中吸收，也可在脑内自行合成。氨基酸类神经递质可调控中枢神经元的兴奋或抑制。

### （一）美金刚

美金刚是一种 N－甲基－D－天冬氨酸（NMDA）受体拮抗剂。对于急性卒中而言，神经元死亡的原因之一是 NMDA 谷氨酸受体过度激活，导致钙流入细胞过量，从而导致死亡。谷氨酸释放过多也可能阻止受损网络动态重组到一种新的状态。美金刚可阻断谷氨酸浓度病理性升高导致的兴奋毒性和神经元死亡，具有潜在的神经保护作用，还可增强突触可塑性，使大脑语言功能区学习增强，有助于增强和调节学习和改善记忆功能。使用美金刚治疗 PSA 的另一个原因是美金刚对轻中度血管性痴呆患者进行的两项大型随机对照试验的结果表明，美金刚与安慰剂相比，在阿尔茨海默病评估量表、认知子量表（ADAS cog）上的表现显著改善，该量表是一种严重依赖语言、记忆和实践的工具，表明美金刚可改善患者的认知、日常功能和行为症状，包括语言、记忆和学习功能。

Berthier 等人在 2006 年设计了随机对照试验观察美金刚治疗慢性失语症患者的疗效，这是一项随机、双盲、安慰剂对照试验。28 名慢性失语症患者被随机 1∶1 分为美金刚组合安慰剂组，接受了 16 周的美金刚（20mg/d）或安慰剂，随后联合了两周的约束诱导失语疗法（CIAT），后又经过两周的单独用药和 4 周洗脱期，最后是美金刚的长期开放标签研究（24 周）。主要疗效指标为西方失语成套检测和日常交流活动日志，分别在第 16、18、20、24、48 周进行测评。结果显示，美金刚组在服用药物（第 16 周，$P = 0.002$；第 18 周，$P = 0.0001$；第 20 周，$P = 0.005$）和洗出评估（$P = 0.041$）时，西方失语症成套失语商的改善明显更好。与安慰剂 CIAT 相比，美金刚 CIAT 的交流活动日志显著增加（第 18 周，$P = 0.040$）。CIAT 治疗使两组均有显著改善（$P = 0.001$），在额外的美金刚治疗下，改善更大（$P = 0.038$）。美金刚的有益作用在长期随访评估中得以维持，从安慰剂转为美金刚的患者受益（$P = 0.02$）。表明美金刚和 CIAT 单独使用均能改善失语症的严重程度，但美金刚与 CIAT 联合使用效果最佳。

在国内，使用美金刚治疗卒中后失语的研究较多。付婧报道了对两例运动性失语患者使用美金刚治疗后，患者汉语失语检查评分有显著改善。随后她设计了随机对照试验，观察了美金刚治疗例急性卒中后外侧裂周失语（包括运动性失语、感觉性失语和传导性失语）患者的疗效，此研究共纳入 24 名受试者，随机分为美金刚组合空白对照组，美金刚组开始每周服用美金刚剂量为 5mg/d，在 4 周内逐周增加剂量至 20mg/d，随后维持此剂量用药，共治疗 12 周。主要疗效指标围为汉语失语检查量表（CRRCAE），分别在第 4、8、12 周进行测评。结果显示，两组患者在各个观察点相较于基线，CRRCAE 评分均有一定的改善（$P < 0.05$），美金刚组与空白对照组相比，总分差异有显著统计学意义（$P < 0.05$），结果表明美金刚可能具有改善卒中后患者言语功能的疗效。此外，在该研究中，未发现美金刚组有明显不良事件发生，故美金刚治疗卒中后失语安全有效。杨洁进行了大样本的随机对照试验，观察了美金刚治疗卒中后失语患者的疗效。100 名卒中后失语患者（未说明病程）被随机分为观察组和对照组，每组 50 例。对照组采用卒中常规治疗，观察组在此基础上加用口服美金刚治疗，剂量 10mg/d，持续 2 个月。主要疗效指标为 WAB-AQ。结果显示，观察组患者在治疗后的 WAB-AQ 评分明显高于对照组（$P < 0.05$），两组基线 WAB-AQ 无显著差异，表明美金刚对卒中后失语患者具有显著疗效。李辉萍采用了随机对照试验观察单纯美金刚对急性卒中后失语患者的疗效，30 名急性卒中后失语患者（病程 <3 周）被分为治疗组和对照组，每组 15 例，对照组给予卒中常规治疗，治疗组加用美金刚，用法与付婧的研究相似，共治疗 12 周。主要疗效指标为 WAB，结果显示，12 周后两组患者的 WAB-AQ 评分均有显著提高（$P < 0.05$），治疗组各项子评分均显著提高，对照组自发语言、听理解、命名评分也有显著提高。治疗组（10 例）与对照组（3 例）相比，差异具有统计学意义，且 WAB-AQ 评分，自发语言、复述和命名评分改善程度显著大于对照组（$P < 0.05$），明确了美金刚对急性卒中后失语的积极治疗作用。

此外，有研究者观察了美金刚联合其他疗法如语言康复训练等治疗 PSA，均取得了满意疗效。

综上，美金刚对治疗急、慢性失语症的疗效均得到了临床证明，值得临床推广。但美金刚治疗急性期失语症的研究较少，且样本量都较小，还应该开展大样本的随机对照研究，进一步探讨美金刚治疗 PSA 的疗效和安全性。

★推荐意见：与安慰剂相比，推荐多奈哌齐试用于 PSA 治疗。

1. 治疗原则　改善脑功能。

2. 药物名称　易倍申。

3. 药物组成　盐酸美金刚。

4. 服用方法　初始剂量 5mg/d，可逐渐加量至 20mg/d。

5. 疗程　12～16 周。

6. 评价指标

（1）指标 1：临床疗效评价指标（WAB-AQ）　治疗 12～16 周后，美金刚治疗 PSA 临床疗效肯定优于对照组（$Z=3.06$，$P=0.002$）（$I^2=0\%$，$OR=0.16$，$95\% CI$：0.05～0.52），两组平均临床总有效率分别为 62.07% 和 20.69%。

（2）指标 2：口语表达评分（WAB）　治疗 4 周后，美金刚治疗 PSA 口语表达与对照组差异无统计学意义（$Z=0.57$，$P=0.57$）（$I^2=8\%$，$MD=0.95$，$95\% CI$：－2.31～4.21）。治疗 12 周后，美金刚组评分（13.34±5.65）或优于对照组（9.76±6.23）（$P<0.05$）。

（3）指标 3：听理解评分（WAB）　治疗 4 周后，美金刚治疗 PSA 口语表达与对照组差异无统计学意义（$Z=1.13$，$P=0.26$）（$I^2=85\%$，$MD=8.96$，$95\% CI$：－13.16～49.35）。治疗 12 周后，美金刚组评分（151.65±54.39）与对照组评分（9.76±6.23）相比，差异无统计学意义（$P\geqslant0.05$）。

（4）指标 4：复述评分（WAB）　治疗 4 周后，美金刚治疗 PSA 口语表达与对照组差异无统计学意义（$Z=0.91$，$P=0.36$）（$I^2=79\%$，$MD=8.96$，$95\% CI$：10.38～28.31）。治疗 12 周后，美金刚组评分（69.57±31.34）或优于对照组（58.47±34.89）（$P<0.05$）。

**（二）吡拉西坦**

吡拉西坦是一种 γ－氨基丁酸（GABA）衍生物，可促进胆碱能、谷氨酰胺能神经传递，增强脑内细胞代谢。它还可以增加脑血流量，改变神经元膜的通透性，在临床上作为一种认知增强剂使用。吡拉西坦对于改善卒中后认知障碍和血管性痴呆认知功能的疗效已经得到了肯定。然而，吡拉西坦作用于语言的具体机制尚不清楚，一般认为其可通过改善构成语言功能基础的认知而发挥作用。Szelies 等人的一项随机对照试验中，24 名缺血性卒中后轻中度失语患者被随机分为两组，在吡拉西坦治疗 6 周后，神经心理学评分在言语的各个方面均有显著改善，而安慰剂组的改善不明显，且仅限于少数类别。在该试验中，脑波地形图显示在吡拉西坦组中，α 节律从前额区向枕叶区的显著转移，这可能是由于参与 α 活动产生的皮质丘脑回路的恢复。在 Kessler 等人的一项随机对照临床试验中，24 名卒中后急性失语患者被随机分为两组，试验组接受每日两次 2400mg 吡拉西坦治疗，对照组为安慰剂治疗，两组都接受了强化语言训练。经过 6 周的治疗后，经神经心理学组合测试，吡拉西坦组在语言测试包括书面语言、命名、理解方面相较于基线都有了显著改善，而安慰剂组仅在书面语言和理解能力方面有所改善。此外，该试验还使用了影像学技术，吡拉西坦组左颞横回、左额下回三角部分和左颞后上回的激活效应增加显著（$P <$ 0.05），而安慰剂组仅在左侧发声区表现出激活效应的增加（两组的梗死部位具有可比性）。然而，在 Güngör 等人研究脑梗死后失语患者的一项随机对照试验中，吡拉西坦组经过 6 个月口服 4800mg/d 治疗后，相较于安慰剂组在自发言语、阅读流畅性、听觉理解、阅读理解、重复和命名方面的改善没有显著差异，仅在听觉理解方面产生了显著差异，表明吡拉西坦长期治疗对卒中后语言障碍没有明显的有益影响。需要大样本随机对照临床试验来明确吡拉西坦对卒中后失语的作用。

## 五、其他可能对失语症有益的药物

除上述药物外，仍有一些药物被报道可能对卒中后失语有改善作用，但相关研究较少。

### （一）唑吡坦

唑吡坦是 γ - 氨基丁酸 A 型受体选择性激动剂，具有镇静催眠作用，主要用于治疗睡眠障碍。目前仅有病例报告了唑吡坦对失语症有益。Cohen 报道一名卒中后慢性失语患者，病程 3 年，在服用唑吡坦（10mg）后，其语言功能得到了即刻短暂的改善，停药后这种改善消失。影像资料显示，患者在服药后布罗卡区、左侧中额叶和边缘上回，以及双侧眶额和内侧额叶皮质的局部脑血流量增加 35% ~ 40%。因此，唑吡坦对皮质下病变导致的失语症可能会有一定的治疗效果，但临床证据不足，需要进一步研究以明确其疗效。

### （二）托莫西汀

托莫西汀是一种选择性去甲肾上腺素再摄取抑制剂，在临床主要用于治疗注意缺陷多动障碍，有研究证明了托莫西汀可提高大脑的可塑性。目前有一项临床试验观察了托莫西汀对失语症的疗效，Naoki Yamada 和其团队给予 4 名慢性卒中后失语患者 4 周托莫西汀药物治疗，剂量从 40mg/d 逐渐增加至 120mg/d，其间配合了强化语言训练。治疗结束后，4 名患者 WAB 失语商有了显著提高，语言功能得到了改善且无不良反应。皮质血流报告显示外侧裂语音区的血流增加，提示托莫西汀可能有助于卒中后失语的改善。然而该研究样本量较小，且联合了强化语言训练，托莫西汀单药对失语症的疗效并不明确。

### （三）脑活素

脑活素是一种猪脑源性活性肽，可直接通过血脑屏障，向脑细胞提供所需要的适当氨基酸顺序，具有与内源性神经营养因子相似的特性。临床主要用于各类卒中、脑萎缩、脑震荡等大脑损伤引起的后遗症状。一项大型多中心随机对照研究观察了脑活素对首次急性缺血性卒中后运动性失语患者的疗效，试验组采用了静脉滴注脑活素（30mL）治疗，对照组为安慰剂，经过 21 天的治疗后，WAB 量表测试结果显示两组失语商、自发语言、重复、命名评分随着时间的推移而改善，脑活素组的改善相较安慰剂组更显著（$P < 0.05$），这种改善在 90 天后仍然存在，且脑活素具有良好的耐受性和安全性，表明脑活素可有效治疗左大脑中动脉区域首次急性缺血性卒中的运动性失语。

### （四）精氨酸加压素

精氨酸加压素又称血管加压素，在中枢神经系统中能够起到调节颅内压和脑组织代谢的作用。有研究证实，精氨酸加压素可调节哺乳动物发声的各种成分。此外，精氨酸加压素对记忆能力有积极影响，这在语言功能中可能起到重要作用。在 Sergei 等人的一项研究中，26 名卒中后慢性失语患者接受了为期 1.5 ~ 2 个月的经鼻血管精氨酸素治疗，单次剂量 0.1μg，总剂量 4.0μg，结果显示，有 23 名患者的语言接受和表达能力得到改善，包括自发语言、词语整合、语言连贯性和命名等方面（$P < 0.05$）。通过影像学检查，患者左右脑半球的活动得到了优化，表明了精氨酸加压素对慢

性失语症患者的有益影响。

# 第二节　西药联合疗法

## 一、多奈哌齐联合氟西汀

多奈哌齐是目前药物治疗 PSA 研究较多的药物之一，主要作用是改善大脑认知功能，在急、慢性失语中都被证实有显著疗效。氟西汀作为一种 5 - 羟色胺再摄取抑制剂（SSRI），在临床上主要用于抗抑郁治疗，近年来有研究证实 SSRI 具有改善卒中患者认知功能的作用，且这种作用机制与其抗抑郁效应机制不同，主要与其促进神经可塑性密切相关。多奈哌齐与氟西汀改善失语症的作用机制不同。罗栋为和他的同事研究了氟西汀联合多奈哌齐治疗急性卒中后失语的临床疗效，他们采用小样本量的随机对照试验，48 名病程在 1 周以内的卒中后失语患者被随机分为 A、B 两组，每组 24 例，两组患者均给予卒中常规治疗和语言训练，A 组服用多奈哌齐 5mg/d，B 组在 A 组基础上加服氟西汀 20mg/d，治疗周期为 12 周。主要结局指标为 WAB，结果显示治疗后 B 组 WAB-AQ 评分高于 A 组，差异有统计学意义（$P < 0.05$），表明多奈哌齐联合氟西汀治疗卒中后失语单用多奈哌齐。但此类研究数量有限，且该试验样本量较小，对结果可能造成偏移，还需要更多的临床证据来进一步证实此结论。

★推荐意见：与多奈哌齐联合语言训练相比，推荐多奈哌齐、氟西汀联合语言训练试用于 PSA 的治疗。

1. 治疗原则　改善脑神经功能。

2. 药物名称　安理申（多奈哌齐）；百忧解（氟西汀）。

3. 药物组成　盐酸多奈哌齐（多奈哌齐）；盐酸氟西汀（氟西汀）。

4. 服用方法　5mg，每日 1 次（多奈哌齐）；20mg，每日 1 次（氟西汀）。

5. 疗程　12 周。

6. 评价指标：临床疗效评价指标（WAB-AQ）　治疗 12 周后，多奈哌齐联合氟西汀评分（81.88 ± 11.96）或优于常规治疗评分（71.0 ± 16.67）（$P = 0.013$）。

## 二、美金刚联合丁苯酞

丁苯酞是我国自主研发的一种新药，最初是从芹菜籽中提取的，故又名芹菜甲素。丁苯酞可改善卒中患者的神经功能和预后，其有多个靶点机制作用，改善卒中患者脑组织缺血缺氧状态。主要包括保护线粒体作用，有动物实验证明丁苯酞可明显减少缺血后乳酸升高和 ATP 降低，保护线粒体的正常功能，防止钙过载，减轻脑缺血引起的线粒体损伤。丁苯酞还可以增加大脑内兴奋性神经递质谷氨酸和谷氨酰胺水平，增加 ATP 代谢速率和 ATP 酶活性；丁苯酞可以抑制脑缺血时的氧化应激反应，改善神经功能缺损；改善侧支循环；通过抗血小板聚集和扩张血管、激发脑血流储备改善微循环；降低血脑屏障的通透性，减少脑水肿形成；抑制炎性细胞激活及炎性因子释放，抑制凋亡相关蛋白及凋亡途径，保护神经细胞；增强脑源性神经营养因子和神经生长因子蛋白的表达，改善神经细胞的功能。

丁苯酞对缺血性卒中急性期治疗效果良好，受中国指南推荐。此外，对缺血性卒中急性期认知障碍有明显的改善作用。于晓辉和他的团队观察了丁苯酞联合美金刚治疗急性缺血性卒中患者的疗效，采用随机对照研究，60 名急性卒中后失语患者被随机分为观察组和对照组，每组 30 例，对照组给予丁苯酞软胶囊，每次 0.2g，每日 3 次，治疗组在对照组基础上加用美金刚 10mg/d。共治疗 90 天，主要结局指标为 WAB-AQ。结果显示观察组 WAB-AQ 评分、自发语言、听理解、复述、命名评分均高于对照组，差异有统计学意义，两组治疗结束后肝肾功能检查结果均正常，无明显不良反应。王喜丰和他的同事设计了大样本随机对照研究，观察了丁苯酞联合美金刚治疗急性脑梗死后运动性失语的疗效，198 例患者被随机分为美金刚治疗组和联合治疗组，美金刚组给予初始剂量 5mg/d，以每周 5mg 增量渐增至 20mg/d。联合用药组在此基础上加用丁苯酞，发病 24 小时内采用静脉滴注给药，每次 25mg，每日 2 次，给药时间间隔 6 小时，14 天后给予序贯丁苯酞胶囊，每次 0.2g，每日 3 次，两组均治疗 90 天。主要结局指标为 WAB，结果显示治疗后 30 天、90 天联合用药组 WAB-AQ 评分、自发语言、听理解、复述、命名评分均高于美金刚组。

综上，丁苯酞联合美金刚治疗急性脑梗死失语可促进神经功能恢复，改善失语患者语言情况，安全性好。

★推荐意见：与单用美金刚相比，推荐美金刚联合丁苯酞试用于 PSA 的治疗。与单用丁苯酞相比，推荐美金刚联合丁苯酞试用于急性脑梗死失语的治疗。

1. 治疗原则　营养神经，改善认知。

2. 药物名称　易倍申（美金刚）；丁苯酞（丁苯酞）。

3. 药物组成　盐酸美金刚（美金刚）；芹菜甲素（丁苯酞）。

4. 服用方法　5～20mg，每日 1 次（美金刚）；0.2g，每日 3 次（丁苯酞）。

5. 疗程　90 天。

### （一）美金刚联合丁苯酞与单用美金刚相比较

1. 指标 1：临床疗效评价指标（WAB-AQ）　治疗 30 天后，美金刚联合丁苯酞疗法评分（74.30±4.69）或优于单用美金刚评分（69.49±4.40）（$P<0.05$）。治疗 90 天后，美金刚联合丁苯酞疗法评分（79.5±3.69）或优于单用美金刚评分（72.59±4.30）（$P<0.05$）。

2. 指标 2：自发语言评分（WAB）　治疗 30 天后，美金刚联合丁苯酞疗法评分（13.06±2.04）或优于单用美金刚评分（11.85±1.59）（$P<0.05$）。治疗 90 天后，美金刚联合丁苯酞疗法评分（14.03±1.58）或优于单用美金刚评分（12.61±1.24）（$P<0.05$）。

3. 指标 3：听理解评分（WAB）　治疗 30 天后，美金刚联合丁苯酞疗法评分（176.58±8.84）或优于单用美金刚评分（171.43±11.97）（$P<0.05$）。治疗 90 天后，美金刚联合丁苯酞疗法评分（181.02±8.43）或优于单用美金刚评分（174.44±12.33）（$P<0.05$）。

4. 指标 4：复述评分（WAB）　治疗 30 天后，美金刚联合丁苯酞疗法评分（84.13±7.93）或优于单用美金刚评分（79.74±7.84）（$P<0.05$）。治疗 90 天后，美金刚联合丁苯酞疗法评分（181.02±8.43）或优于单用美金刚评分（174.44±12.33）（$P<0.05$）。

5. 指标 5：命名评分（WAB）　治疗 30 天后，美金刚联合丁苯酞疗法评分（74.30±4.69）或优于单用美金刚评分（63.52±11.51）（$P<0.05$）。治疗 90 天后，美金刚联合丁苯酞疗法评分（78.98±6.81）或优于单用美金刚评分（68.58±10.88）（$P<0.05$）。

### （二）美金刚联合丁苯酞与单用丁苯酞相比较

1. 指标1：临床疗效评价指标（WAB-AQ）　治疗90天后，美金刚联合丁苯酞疗法评分（94.3±4.55）或优于单用丁苯酞评分（64.5±12.85）（$P=0.001$）。

2. 指标2：自发语言评分（WAB）　治疗90天后，美金刚联合丁苯酞疗法评分（18.5±1.38）或优于单用丁苯酞评分（9.5±6）（$P=0.006$）。

3. 指标3：听理解评分（WAB）　治疗90天后，美金刚联合丁苯酞疗法评分（200±0.38）或优于单用丁苯酞评分（200±23.8）（$P=0.048$）。

4. 指标4：复述评分（WAB）　治疗90天后，美金刚联合丁苯酞疗法评分（98.0±5.425）或优于单用丁苯酞评分（62.5±17）（$P<0.001$）。

5. 指标5：命名评分（WAB）　治疗90天后，美金刚联合丁苯酞疗法评分（100±4.63）或优于单用丁苯酞评分（68.5±12.8）（$P=0.001$）。

## 三、美金刚联合帕罗西汀

帕罗西汀是一种强效高选择性的 5 - 羟色胺再摄取抑制剂，主要通过提升突触间隙中 5 - 羟色胺浓度，增强中枢 5 - 羟色胺能神经功能而发挥作用，临床主要用于治疗抑郁症。邱日汉和他的同事观察了美金刚联合帕罗西汀治疗急性缺血性卒中后失语患者的疗效，60 例患者分为对照组和观察组各 30 例。对照组患者进行常规基础治疗，观察组患者在常规西医治疗的基础上进行美金刚联合帕罗西汀的治疗，服用美金刚 10mg/d，加帕罗西汀每日 1 次，剂量起始为 10mg，在服用 3 周后增加剂量到 20mg，服用 6 个月。主要结局指标为 CRRCAE，结果显示两组患者的语言功能在治疗后较治疗前均有明显的改善，在治疗前后语言功能上的差异有统计学意义（$P<0.05$）。观察组患者在口语表达、阅读、复述和听理解能力方面明显高于对照组患者，两组患者在语言功能上的差异有统计学意义（$P<0.05$），说明美金刚联合帕罗西汀治疗急性缺血性卒中后失语的疗效显著。

★推荐意见：与常规治疗相比，推荐美金刚联合帕罗西丁试用于急性缺血性卒中后失语的治疗。

1. 治疗原则　改善认知、抑郁。

2. 药物名称　易倍申（美金刚）；赛乐特（帕罗西汀）。

3. 药物组成　盐酸美金刚（美金刚）；盐酸帕罗西汀（帕罗西汀）。

4. 服用方法　10mg，每日 1 次（美金刚）；10～20mg，每日 1 次（帕罗西汀）。

5. 疗程　6 个月。

6. 评价指标

（1）指标 1：CRRCAE 口语表达评分　治疗 6 个月后，美金刚联合帕罗西丁疗法评分（43.18 ± 15.09）或优于常规治疗评分（30.07 ± 13.21）（$P < 0.05$）。

（2）指标 2：CRRCAE 阅读评分　治疗 6 个月后，美金刚联合帕罗西丁疗法评分（41.24 ± 15.32）或优于常规治疗评分（29.16 ± 14.83）（$P < 0.05$）。

（3）指标 3：CRRCAE 复述评分　治疗 6 个月后，美金刚联合帕罗西丁疗法评分（68.42 ± 25.13）或优于常规治疗评分（49.37 ± 16.42）（$P < 0.05$）。

（4）指标 4：CRRCAE 听理解能力评分　治疗 6 个月后，美金刚联合帕罗西丁疗法评分（71.93 ± 22.35）或优于常规治疗评分（58.74 ± 19.08）（$P < 0.05$）。

（5）指标 5：CRRCAE 计算评分　治疗 6 个月后，美金刚联合帕罗西丁疗法评分（1.58 ± 0.85）与常规治疗评分（58.74 ± 19.08）相比，差异无统计学意义（$P > 0.05$）。

（6）指标 6：CRRCAE 书写评分　治疗 6 个月后，美金刚联合帕罗西丁疗法评分（25.64 ± 10.83）与常规治疗评分（28.13 ± 11.39）相比，差异无统计学意义（$P > 0.05$）。

西药联合治疗卒中后失语的研究较少，目前已有 RCT 研究表明多奈哌齐联合氟西汀对卒中后失语患者、美金刚联合帕罗西汀对急性缺血性卒中患者有益。但相关文献质量较低，样本量较小，可能存在偏倚。丁苯酞是我国指南推荐用于治疗急性期卒中及卒中后认知障碍的药物，其作用机制不局限于参与改善神经递质通路功能，丁苯酞联合美金刚治疗急性卒中后失语患者疗效确切，临床价值较高。

# 第四章　西药联合其他疗法

对于脑功能障碍患者，辅助药物治疗是否能提高康复措施的疗效仍存在争议，与这个问题相关的试验始于20世纪40年代。早期，这一策略是针对语言障碍，特别是卒中后失语，但通常只报告了单个病例或少数患者。在少数病例中观察到的不同药物通过不同机制发挥积极作用。

中风导致失语的一个主要原因是大脑皮层和深部灰质核团的语言区与脑干和前脑的神经递质通路中断，这些通路包括多巴胺能、胆碱能、去甲肾上腺素能和5-羟色胺能通路，用调节这些神经递质系统的药物进行干预，可以促进突触的可塑性。

言语-语言治疗（SLT）是失语症的黄金治疗方法。神经科学研究的最新进展重新推动了使用刺激大脑的药物来增强SLT对失语症和相关认知缺陷（注意力、工作记忆）患者的益处。人们普遍认为，SLT可以改善语言和功能性沟通，特别是在短时间内进行更强化的治疗，而不是在较长时间内进行更低强化的治疗。SLT改善了所有严重失语症和中风后阶段患者的语言功能，但许多人仍然有残余缺陷。此外，荟萃分析显示，失语症患者需要大约100小时的行为治疗来改善功能性沟通，但大多数患者没有接受针对他们特定语言的正确类型或剂量的治疗。最后，至少在轻度至中度失语症患者中，经过验证的语言评估，70%的最大恢复可能在卒中后3个月实现，并且在此期间恢复最快。一些单独药物实验的研究并不能获得期望的疗效，可能的原因是没有结合语言康复治疗。药理学方法的目的不仅是加强语言网络中的神经活动，还包括那些介导其他认知过程（如注意力和记忆）的神经活动，这些认知过程是语言功能的基础。因此，纠正神经递质中断可以提高语言能力或增强SLT期间的语言再学习。相关证据还表明，当神经网络被行为刺激时，神经可塑性增强。这些数据支持这样一种观点：当药物与SLT结合时，可能会产生更好的疗效。许多药物已经被用于测试卒中后失语的疗效。其中，只有少数药物最近被调查（2010年之后），但作用于神经系统的药物只在行为或物理治疗中发挥辅助作用，而不是作为主要治疗。目前药理学研究中使用药物增强 SLT 在改善卒中后失语预后方面的证据相当薄弱。目前的知识大多来自 II 级研究（如小型随机、安慰剂对照临床试验），或 IV 级病例系列和病例报告。

尽管药物治疗对 PSA 患者脑重塑的作用知之甚少，初步的 fMRI 数据显示，至少在一些慢性 PSA 患者中，药物和 CIAT 联合促进失语症恢复的机制与大脑双脑语言区激活减少有关，这可能是由于神经网络的效率更高。在慢性非流利 PSA 患者中，经硬膜外皮层刺激和密集的 SLT 后，也观察到类似的大脑激活减少。这些变化被归因于对意识机制的依赖减少和语言处理的自动化程度提高。卒中后成功修复的机制在很大程度上取决于脑损伤的部位和程度。如前所述，病例的特征（性别、年龄、教育程度、惯用手、病前语言和认知能力、动机、情绪、性格）和环境因素（职业和休闲状态、沟通伙伴）也可以是康复的决定因素及其影响条件，这解释了在个体中普遍观察到的自发或治疗诱导恢复的异质性模式。使用功能性辅助方法（功能磁共振成像、脑电图、事件相关电位）进行基线和治疗后评估的纵向研究表明，PSA 恢复过程中潜在的适应性脑变化并不仅仅发生在急性期和亚急性期，双脑半球协调的动态变化也可以在慢性期发生，以应对密集的 SLT。例如，慢性 PSA 对 CIAT 的良好反应与梗死周围左半球和右半球的重组有关。

康复治疗可加速和促进中风后的康复，康复治疗可通过各种药物加以支持，虽然物理疗法改善感觉运动缺陷的效果是无可争议的，但语言治疗的疗效仍然存在争议，一些随机对照试验在治疗组和非治疗组之间没有结果差异，因此进行了许多试验，以验证失语症药物的使用。药理学和非药理学干预的最大挑战是找到正确的剂量和时间来增加或延长这一语言恢复的敏感期。治疗失语症的药物有优有劣，最显著的语言改善是使用美金刚、抗利尿激素和吡拉西坦，以及乙酰胆碱增强剂如多奈哌齐，这些药物只在添加 SLT 后才有帮助。大量研究评估了不同类型药物的安全性和有效性，但不一致的发现主要归因于方法学上的弱点。许多研究并未选择明显对照或未随机分组，且衡量标准不一。证明疗效的研究必须谨慎解释，因为它们主要是小型开放标签试验或案例研究。因此，疗效尚未得到证实，干预的最佳剂量和时间也尚未确定。安全性和耐受性数据也不足。此外，许多理论上有益的药物，如 SSRIs，还没有得到充分的研究。简而言之，大多数研究都是概念证明调查，所进行的随机、双盲对照试验尚未在更大样本量的研究中重复。

结合 SLT 进行辅助治疗（药物或 NIBS）是很重要的，因为有证据表明，当神经网络被行为刺激时，神经可塑性会增强。只有联合药物治疗或 tDCS 联合 SLT 的研究证明对卒中后失语有效。一些小规模的研究表明仅使用经颅磁刺激可以暂时改善语言能力。尽管语言学习很重要，但目前还没有几项研究报道语言学习的持续时间和频率，因此，如何使用适当的言语治疗来提高语言效果尚不清楚。有证据表明治疗总次数似乎比频率更重要，一般来说，越多越好。然而，通常有一些限制因素限制了治疗次数。通常方法是先进行一段时间的治疗，然后休息（在此期间，失语症患者被鼓励锻炼，可能还会使用语言治疗手段），然后再进行一段时间的治疗，以适应新的语言状态。总的来说，未来的临床试验确定一致的 SLT 干预措施以复制结果是很重要的。

国内外研究显示，针对卒中后失语成功的药物研究总是伴随行为实践，药物结合其他疗法可促进中风患者的脑功能重塑，使用范围已扩大到包括急性和慢性在内的各个阶段，是目前治疗中风后神经功能缺损的热点话题。

## 第一节　西药联合康复疗法

根据国内相关研究，卒中后失语临床管理专家共识强烈推荐西药治疗辅助语言疗法。常用的言语训练疗法包括言语 – 语言治疗（SLT）、Schuell 刺激疗法、交流效果刺激法（PACE）、计算机辅助治疗等。国外研究显示，在大多数情况下，药物的疗效只有在与 SLT 结合时才能明显看到，这是由动物研究预测的。事实上，SLT 很可能是驱动药理学反应的"行为引擎"。因此，无论是药物疗法还是物理刺激疗法，都不能替代语言康复治疗。此外，不同形式的药物治疗很可能与不同形式的 SLT 相互匹配作用最优，这应该成为日后探索的重要思路。

虽然已经测试了一些治疗卒中后失语的药物，但也探索了非药物干预，这些研究的动机是大脑重组的调节可以推动失语症的恢复。卒中后语言网络的修复和重组既是自发的，也是对行为训练的反应，如 SLT。在失语症患者中，随着时间的推移，"语言网络"会重组以恢复语言。语言网络区域包括 Broca 区或左额下回（IFG）、左运动前皮层、Wernicke 颞后上回（STG）、左角回、边缘上回、左颞中回和下回。

## 一、多奈哌齐联合言语训练

多奈哌齐是最常用的乙酰胆碱酯酶抑制剂，动物模型表明，胆碱能药物能通过增强突触乙酰胆碱水平，损伤后神经网络可能会重新连接。听觉皮层的研究结果支持了这一观点，即当感觉刺激与基底前脑胆碱能纤维的刺激同时进行时，感觉图谱的改变会增强。这些数据表明，当这些药物与 SLT 一起服用时，效果可能更好。在正常受试者中，多奈哌齐增强胆碱能可改善与语言相关的认知功能，如学习和记忆编码、视觉编码过程中的知觉和注意处理，以及信息处理速度。在 PSA 中使用多奈哌齐的理论依据来自证明血管性脑损伤患者的胆碱能系统参与的研究。根据体内研究的结果，人们认为皮层下和皮层下的血管病变通过中断连接基底前脑区和外侧裂周围的胆碱能通路，以此来减少胆碱能神经传递与丘脑核的关系。因此，调节胆碱能系统的药物，如多奈哌齐，可能通过自上而下增加感觉输入处理，促进语言刺激的编码和无关刺激的过滤，在改善 PSA 语言缺陷方面发挥作用。

有证据表明，胆碱能活动是左侧化的，特别是在颞叶。因此，胆碱能增强可以调节依赖于言语记忆的语言过程，特别是在后病变较多的个体中。此外，卒中后失语患者往往有胆碱能缺陷，而胆碱能药物可以逆转这种缺陷。胆碱能制剂促进语言恢复的另一种机制：乙酰胆碱可以调节突触的可塑性，这是注意力、学习和记忆的基础，这些认知功能是语言处理的重要组成部分。

国外有研究显示，在慢性 PSA（持续 1 年以上）患者中进行了多奈哌齐和标准 SLT（每周两小时）联合的开放标签和双盲、安慰剂对照试验。在两项试验中，多奈哌齐对 WAB-AQ 有显著的改善，这是失语症严重程度的衡量标准，在日常生活中交际行为量表（CAL）的对照试验中也发现了额外的改善。在两个试验中，图片命名的改善最为一致，而在需要词汇 – 语义处理（口语单词 – 图片匹配和口语句子 – 图片匹配）和语音处理（听觉音位识别、单词和非单词重复）的任务中，进一步的改善仅在开放研究中得到记录。

研究表明，多奈哌齐联合言语治疗可减轻 PSA 的严重程度，改善慢性卒中后失语患者的自发言语、命名和理解能力，以及语音的输入、输出能力，改善患者处理词汇 – 语义的能力，更关键的是，它的安全性良好。黎春镛等研究多奈哌齐对急性缺血性卒中运动性失语患者的言语功能的影响，发现对 30 例 PSA 患者使用多奈哌齐联合语言训练治疗两周后 AQ 及 NHISS 评分改善程度较对照组明显（均 $P < 0.01$），并且通过脑功能成像技术发现联合治疗组诱导出的脑区激活增强范围主要位于左侧额中回后部，即 Broca 区（BA44/45）（$P < 0.01$，FDR，Ke $\geqslant$ 10），Broca 区激活增强与 AQ 改善呈正相关（$P < 0.05$）。

罗爱华等采用多奈哌齐联合语言康复训练治疗 52 例卒中后失语患者 6 周，发现临床疗效明显高于单纯语言训练组（$P < 0.05$），能更有效地提高卒中后失语患者的语言能力，缩短治疗疗程，有利于患者的全面康复。

程熙等研究数据显示，多奈哌齐联合言语训练治疗 38 例失语症患者 8 周后，采用简易精神状态评价量表（MMSE）、波士顿诊断性失语检查法（BDAE）及西部失语症检查量表（WAB）评定疗效，发现显著优于单纯言语训练组（$P < 0.05$），表明在言语训练基础上加用多奈哌齐治疗可进一步提高疗效。同时，MMSE 可反映患者的综合认知水平，两组 MMSE 评分均有提高，联合治疗组评分显著优于单纯康复组，故提示语言功能的恢复和认知水平的提高存在一定联系。

陈艳等观察了 60 例 PSA 患者，结果显示多奈哌齐与言语训练联合治疗可有效改善患者的命名能力，这与另一例多奈哌齐联合语言训练提高失语患者命名和复述能力的研究结论一致。

国外一项试验观察了 10mg 多奈哌齐与安慰剂联合 SLT 治疗慢性失语症 16 周的效果，治疗组的受试者在两项主要结果测量指标上显示了显著的改善，即失语商（WAB-AQ）和交际能力，以及 WAB 的一个图片命名子测试。然而，与儿茶酚胺能药物的试验类似，在一些研究中没有长期影响，这表明多奈哌齐可能不会促进神经重组。

1. 药物种类　影响胆碱类神经递质。

2. 药物名称　安理申。

3. 药物组成　盐酸多奈哌齐。

4. 服用方法　首服剂量5mg，每日1次，最少维持1个月。1个月后经过临床评估可将剂量增至10mg，每日1次，推荐最大剂量为10mg。

5. 疗程　2~8周。

6. 评价指标

（1）盐酸多奈哌齐联合言语训练与常规治疗　①语言功能评价指标：失语指数（AQ）。治疗两周后，盐酸多奈哌齐联合言语训练组失语指数（92±8）可能优于常规治疗组（78±7）（$Z = 5.10$，$P < 0.00001$）。②神经功能缺损症状评价指标：美国国立卫生研究院卒中量表（NIHSS）。治疗两周后，盐酸多奈哌齐联合言语训练组NIHSS评分（5.3±1.2）分可能优于常规治疗组（7.6±1.4）（$Z = 4.83$，$P < 0.00001$）。

因此，多奈哌齐联合言语训练治疗可以促进失语症患者语言功能和神经功能的修复，治疗两周后疗效可见优于常规治疗。

（2）盐酸多奈哌齐联合言语训练与言语训练

1）临床疗效评价。治疗6周后，盐酸多奈哌齐联合言语训练组有效率（95.83%）可能优于单纯言语训练组（64.29%）（$Z = 2.33$，$P = 0.02$）。

2）语言功能评价指标。①失语指数（AQ）。治疗8周后，盐酸多奈哌齐联合言语训练组失语指数（33.42±3.15）可能优于单纯言语训练组（25.14±2.47）（$Z = 8.92$，$P < 0.00001$）。②波士顿诊断性失语检查法（BDAE）。治疗8周后，盐酸多奈哌齐联合言语训练组BDAE分级（4.985±0.879）可能优于单纯言语训练组（3.542±0.917）（$Z = 4.88$，$P < 0.00001$）。

3）认知功能评价指标。简易精神状态评价量表（MMSE）。治疗8周后，盐酸多奈哌齐联合康复组MMSE评分（24.930±2.633）分可能优于单纯康复组（21.179±3.007）（$Z = 4.03$，$P < 0.00001$）。

由数据可见，多奈哌齐联合言语训练治疗6周后临床疗效优于单纯言语训练疗法，治疗8周后对失语症患者的语言功能、神经功能及认知功能的改善均优于单纯言语训练疗法。

## 二、美金刚联合言语训练

美金刚是一种 NMDA 受体的非竞争性拮抗剂，目前用于 AD 的对症治疗。动物数据表明，美金刚在缺血后具有神经保护作用，并可能在慢性梗死后阶段参与神经重组。

一项试验检查了美金刚在卒中后失语中的疗效。本试验对 27 例慢性失语症患者给予 20mg 美金刚，连续 16 周无 SLT。受试者表现出整体失语症严重程度的改善，以及自发说话、理解和命名的改善。增加两周的限制性失语症治疗（CIAT）在美金刚组和安慰剂组之间产生了更大的分离，表明美金刚和 CIAT 之间的协同作用。经过 4 周的洗脱期后，美金刚组在 WAB 上的表现有所下降，但仍略高于安慰剂组，这表明美金刚在进行或不进行 SLT 时都可能有效。这可能是因为它改善了一般的认知过程，而不是特定的语言，类似于多奈哌齐。基于改善谷氨酸传递使修复的神经网络活动更有效率的假设，美金刚已与强化语言 – 动作疗法或 CIAT 联合应用于 PSA 患者。

Marcelo 研究了美金刚与 CIAT 联合治疗慢性 PSA 的疗效。该随机对照试验的主要结果：①单用美金刚能明显改善失语症的严重程度。②用 CIAT 能重复改善失语症。③美金刚与 CIAT 联合治疗比二者单用对失语症状的恢复有更大的改善。④停用美金刚后语言能力明显下降。⑤治疗结束 6 周后 CIAT 相关改善具有稳定性。开放扩展期的主要结果是在长期随访中维持美金刚的益处。测评结果分析显示，失语症的整体严重程度（WAB-AQ 及其自发言语、理解和命名子测试）在两个位点（单用美金刚和美金刚联合 CIAT）为阳性，日常交流量表（CAL）在一个位点（美金刚联合 CIAT）为阳性结果。在剔除美金刚后，失语症严重程度的药物相关益处在一定程度上消失了，但仍然使两个治疗组的评分显著高于基线。通过分析 WAB-AQ 和 CAL 显示的"反应"数量，也证实了临床相关的治疗效果。个体反应分析显示，所有 14 例使用美金刚联合 CIAT 治疗的患者 WAB-AQ 改善，而安慰剂联合 CIAT 治疗的 9 例患者改善了表现。开放延长期对双盲期最初随机分配到美金刚组和最初使用安慰剂治疗后改用美金刚组的患者都有益处。分析显示，在开放性扩展阶段，所有 27 例患者的 WAB-AQ 和 13 例 CAL 评分均有改善。此结果进一步表明，药物和强化训练一起应用的协同效应，在两个终点（第 16 和第 18 周）表现出增益（WAB-AQ）的差异。在摄入全剂量单纯美金刚组的药物后 4 周美金刚效应出现平台期，因此我们不能排除在第 16 ~ 18 周没有联合 CIAT 的美金刚治疗可能在第 18 周产生类似于联合治疗疗效的理论可能性。此前的研究证实，慢性 PSA 患者在为期两周的 CIAT 期间，语言能力得到显著提高，这项研究现在为美金刚和 CIAT 的协同作用提供了第一个证据。这就需要解释为什么美金刚除了自身的有益作用（第 16 周），还会导致 CIAT（第 18 周）带来的学习效应的放大。这一显著效应可能与谷氨酸突触传递在学习和记忆过程中的作用有关。虽然人们普遍认为，阶段性的突触 N－甲基－D－天冬氨酸受体激活对学习相关突触可塑性是必要的，但在病理条件下（如中风、中风后癫痫）突触前后的异常紧张活动降低了这种相关性，因此在细胞水平上对学习起不利作用。美金刚治疗可将神经元的活动重新调整到生理水平，从而可能对抗一系列认知缺陷（觉醒、注意、语言和记忆编码），虽然这一机制可能是美金刚增强 CIAT 效应的基础，但也有可能是美金刚通过改善存活神经元网络的调制而发挥其功能。因此，美金刚联合 CIAT 治疗慢性 PSA 可优化 SLT。美金刚和 CIAT 对失语严重程度的有益作用在长期随访中保持不变。

　　一项为期 20 周、随机、双盲、安慰剂对照的平行组试验显示，美金刚和 CIAT 治疗慢性 PSA，随后是洗脱期（4 周），然后是 6 个月的开放延长期，美金刚单独治疗在语言和沟通障碍方面有显著疗效。在这项试验中，接受美金刚治疗的患者在没有伴随行为刺激的情况下，整体语言能力得到改善，但当美金刚与 CIAT 联合使用时，产生了协同效应，这是单独使用任何一种治疗方案都无法达到的结果。综合治疗后患者日常生活交流能力明显改善。此外，个体应答者分析显示，美金刚组比安慰剂组有更多的患者可被归为应答者。当接受安慰剂治疗的患者改用美金刚时，也观察到显著的治疗效果。因此，这些结果超出了短期临床试验的发现，并提供了证据，美金刚和 CIAT 联合治疗至少持续 1 年才能收获明显疗效。

　　丘卫红使用盐酸美金刚与 SLT 联合治疗 34 例病程为 1 ~ 6 个月的恢复期卒中后失语患者，数据显示在体现语言功能的重要方面，如听理解、口语表达、阅读及抄写等，联合治疗组的疗效明显优于单纯 SLT 组，这提示美金刚联合 SLT 治疗能够显著提高失语症患者的语言交流能力，且有较大的临床参考意义，可能的机制是美金刚促进了 SLT 诱发的经验依赖的神经可塑性增强，增强 SLT 促进语言功能重组，与 SLT 协同改善患者的语言功能。

慕玉莹等观察了 58 例美金刚联合言语训练治疗卒中后失语的临床疗效后发现，美金刚联合言语训练组语言功能评分及生活质量评分均显著高于单纯言语训练组，而且联合治疗组中失语患者的理解、复述、说、阅读等方面的改善率比对照组高 20.69%，说明美金刚联合语言训练治疗能显著改善失语症患者的语言功能，促进患者预后。

潘蓉蓉观察了 120 例 PSA 患者，发现采用美金刚联合语言训练治疗 3 个月后，MMSE 评分显著高于单纯语言训练组，说明美金刚可能与改善认知功能有关；另外，治疗 3 个月后采用 CRRCAE 评价两组语言功能，结果显示联合治疗组名词听理解及句子听理解改善优于单纯语言训练组，说明美金刚可以改善 PSA 患者的语言功能，这与国外美金刚联合言语治疗能明显改善患者听理解力的研究结果一致。

吕瑞妍等对 75 例 PSA 患者进行为期 8 周的美金刚联合言语训练治疗，结果显示美金刚联合言语训练治疗组及单纯言语训练组与单纯常规治疗组治疗前后比较，CRRCAE 总分及各分项评分、NIHSS 评分、SADQ 评分显著改善（$P < 0.01$ 或 $P < 0.05$）；且联合治疗组与言语训练组相比较，治疗后总分的改善更加显著（$P < 0.05$），说明言语训练能改善 PSA 患者的语言功能，而美金刚与言语训练对改善失语症患者的语言功能有叠加效应；不仅如此，在治疗后 12 周时联合治疗组的组内及组间各项评分均有显著性改善，说明美金刚联合言语训练治疗亦有良好的远期疗效。

某研究应用美金刚与 SLT 联合治疗病程 1 年以上的后遗症期卒中后失语患者的双盲、随机对照研究中发现，与单独使用美金刚或 SLT 相比，美金刚联合 SLT 使用能够使失语症患者的症状得到更为明显的改善，并在长期随访中仍能维持一定的疗效。在没有 SLT 的情况下，每天服用 20mg 美金刚，持续 16 周，可以提高 WAB 的评分。结合两周的限制性失语症治疗，美金刚组与安慰剂组进一步分离。经过 4 周的洗脱后，美金刚组的 WAB 表现显著下降，但略优于安慰剂组（$P = 0.041$）。本研究提示，在没有 SLT 的情况下，美金刚也有作用，尽管 CIAT 开始时的 WAB 评分差异削弱了 CIAT 和美金刚之间的协同关系。

　　国外研究显示，单用美金刚能明显改善失语症严重程度，单用 CIAT 对语言功能改善也有积极作用，而美金刚与 CIAT 联合治疗则有更大的改善，说明西药与 CIAT 有协同作用，这与其他研究证明药物与语言康复训练联合治疗能产生叠加效应的结论一致。有研究表明，美金刚会放大 CIAT 带来的学习效应，这种显著的效应可能与谷氨酸能突触传递在学习和记忆过程中发挥的作用有关。虽然人们普遍认为 N－甲基－D－天冬氨酸（NM-DA）受体激活对于学习相关的突触可塑性是必要的基础，但在病理条件下（如中风时），突触之前或之后的异常紧张活动减少了这种相关性，因此，在细胞水平上对学习活动产生了不利影响。美金刚的治疗可以将神经元活动调整到生理水平，从而可能对一系列认知缺陷（注意力、记忆力、语言等）起作用。虽然这种机制可能是美金刚增强 CIAT 效应的基础，但也可能是美金刚通过调节正常的神经元网络来改善其功能。还有数据显示，作用于胆碱能和谷氨酸神经递质系统的药物结合强制诱导言语治疗（CIAT）比其他疗法有更好的效果，并且有良好的远期疗效。组内基线与 CIAT 前评估（第 16 周）的比较显示，美金刚组的 WAB-AQ 分数显著增加，反映了药物单独使用的作用，但安慰剂组没有明显变化。两组在 CIAT 的两周内（第 16 周和第 18 周），WAB-AQ 显著改善，在 16 周和 18 周之间的改善（SLT 前和刚结束后）也出现了显著的组间差异，提示美金刚组 CIAT 的作用强于安慰剂组。在 CIAT 后的两周内（第 18 周和第 20 周），两个治疗组 WAB-AQ 评分的改善保持稳定。在最后 1 个月（第 20 周和第 24 周），安慰剂组的语言改善仍然保持在高水平，但较之前下降，反映洗脱期药物的作用消失。然而，比较研究开始和结束时的 WAB-AQ 值，除接受 CIAT 外，接受美金刚治疗的两组患者均出现了普遍改善，且预后更好，最后一次观察的结果与使用观察病例的结果相似。在所有基线后评估中，美金刚组 CAL 评分在数值上优于安慰剂组，并且在校正基线评分后发现，与安慰剂联合 CIAT 相比，美金刚组 CAL 评分显著提高（基线和第 18 周）。在排除剔除病例后，与安慰剂相比，CIAT（第 18 周）对改善 CAL 评分的作用仍然显著。在所有基线后评估中，美金刚组的 WAB-AQ 和 CAL 得分均高于安慰剂组，在两个终点（第 16 和第 18 周），WAB-AQ 的差异均达到显著水平。

　　综上所述，美金刚联合 CIAT 治疗慢性 PSA 可优化 SLT。美金刚和

CIAT 对失语严重程度的有益作用在长期随访中保持不变。

1. 药物种类 NMDA 受体拮抗剂。尤瑞克林：种类：尿激肽原酶。

2. 药物名称 易倍申。注射用尤瑞克林。

3. 药物组成 盐酸美金刚。

4. 服用方法 首周剂量 5mg，每日 1 次，第 2 周增至 10mg，每日 1 次，第 3 周 15mg，每日 1 次，从第 4 周以后推荐服用维持剂量 20mg，每日 1 次，最少维持 1 个月。注射用尤瑞克林给药方法：每次 0.15PNA 单位，溶于 100mL 氯化钠注射液，静脉滴注，每日 1 次。

5. 疗程 3 周~3 个月。

6. 评价指标

（1）盐酸美金刚联合言语训练与言语训练

1）临床疗效评价。治疗 6 周后，盐酸美金刚联合言语训练组临床有效率可能优于单纯言语训练组（$Z = 1.98$，$P = 0.05$）。

2）语言功能评价指标：汉语标准失语症检查量表（CRRCAE）

①总评分。治疗 2 个月后，盐酸美金刚联合言语训练组 CRRCAE 总评分（74.6 ± 9.4）分可能优于单纯言语训练组（66.3 ± 5.2）（$Z = 3.86$，$P = 0.0001$）。②自发言语评分。治疗 2 个月后，盐酸美金刚联合言语训练组 CRRCAE 自发言语评分（2.6 ± 0.8）分可能优于单纯言语训练组（2.2 ± 0.6）（$Z = 2.00$，$P = 0.05$）。③理解评分。治疗 2 个月后，盐酸美金刚联合言语训练组 CRRCAE 理解评分肯定优于单纯言语训练组（$Z = 3.56$，$P = 0.0004$）（$I^2 = 0\%$，$MD = 6.51$，95% $CI$：2.92 ~ 10.09）。④复述评分。治疗 2 个月后，盐酸美金刚联合言语训练组 CRRCAE 复述评分肯定优于单纯言语训练组（$Z = 2.20$，$P = 0.03$）（$I^2 = 0\%$，$MD = 1.00$，95% $CI$：0.11 ~ 1.89）。⑤命名评分。治疗 2 个月后，盐酸美金刚联合言语训练组 CRRCAE 命名评分（6.6 ± 2.6）分可能优于单纯言语训练组（4.3 ± 2.2）（$Z = 3.38$，$P = 0.0007$）。⑥说评分。治疗 6 周后，盐酸美金刚联合言语训练组 CRRCAE 说评分（103.82 ± 58.67）分并未优于单纯言语训练组（91.00 ± 59.74）（$Z = 0.61$，$P = 0.54$）。⑦出声读评分。治疗 6 周后，盐酸美金刚联合言语训练组 CRRCAE 出声读评分（93.47 ± 48.72）分并未优于单纯言语训练组（82.87 ± 55.24）（$Z = 0.57$，$P = 0.57$）。⑧阅读理解评分。治疗 6 周后，盐酸美金刚联合言语训练组 CRRCAE 阅读理解

评分（171.94 ± 51.54）分并未优于单纯言语训练组（148.47 ± 59.16）（$Z = 1.19$，$P = 0.23$）。⑨抄写评分。治疗 6 周后，盐酸美金刚联合言语训练组 CRRCAE 抄写评分（61.41 ± 19.19）分并未优于单纯言语训练组（49.87 ± 31.05）（$Z = 1.24$，$P = 0.21$）。⑩描写评分。治疗 6 周后，盐酸美金刚联合言语训练组 CRRCAE 描写评分（75.00 ± 51.61）分并未优于单纯言语训练组（81.73 ± 63.67）（$Z = 0.33$，$P = 0.74$）。⑪听写评分。治疗 6 周后，盐酸美金刚联合言语训练组 CRRCAE 听写评分（38.12 ± 27.90）分并未优于单纯言语训练组（37.20 ± 30.47）（$Z = 0.09$，$P = 0.93$）。

3）认知功能评价指标：简易精神状态评价量表（MMSE）。治疗 3 个月后，盐酸美金刚联合言语训练组 MMSE 评分（19.89 ± 3.79）分可能优于单纯言语训练组（18.10 ± 3.84）（$Z = 2.57$，$P = 0.01$）。

4）生活质量评价指标：生活质量量表（SF – 36）。治疗 6 周后，盐酸美金刚联合言语训练组 SF – 36 评分（78.25 ± 5.64）分可能优于单纯言语训练组（59.45 ± 5.26）（$Z = 13.13$，$P = 0.00001$）。

综上可见，盐酸美金刚联合言语训练治疗 6 周后虽有临床疗效且较单纯言语训练组改善显著，但在说、出声读、阅读理解和书写方面疗效均未显著优于单纯言语训练疗效，可能的原因有疗程较短，疗效改善不显著。治疗 2 个月后，PSA 患者语言功能的理解、复述及命名能力，认知功能和生活质量水平均有所提高，说明治疗 2 个月后，此联合疗法的疗效显著优于单纯言语训练组，不仅可以改善患者语言不利的症状，也能促进神经可塑性，改善认知和精神状态，对患者心理和生活有多方面调节。

（2）盐酸美金刚和尤瑞克林联合言语训练与言语训练 语言功能评价指标：汉语失语成套检测量表（ABC）。

①自发言语评分。治疗 3 周后，盐酸美金刚和尤瑞克林联合言语训练组 ABC 自发言语评分（47.21 ± 4.49）分可能优于单纯言语训练组（31.31 ± 4.01）（$Z = 18.68$，$P < 0.00001$）。②阅读评分。治疗 3 周后，盐酸美金刚和尤瑞克林联合言语训练组 ABC 阅读评分（100.21 ± 14.62）分可能优于单纯言语训练组（84.11 ± 28.02）（$Z = 3.60$，$P = 0.0003$）。③复述评分。治疗 3 周后，盐酸美金刚和尤瑞克林联合言语训练组 ABC 复述评分（88.31 ± 12.62）分可能优于单纯言语训练组（71.52 ± 16.48）（$Z =$

5.72，$P < 0.00001$）④命名评分。治疗 3 周后，盐酸美金刚和尤瑞克林联合言语训练组 ABC 命名评分（47.19±16.08）分可能优于单纯言语训练组（25.11±20.82）（$Z = 5.93$，$P < 0.00001$）。

由数据可知，美金刚和尤瑞克林联合言语训练治疗 3 周后在自发言语、阅读、复述及命名等方面疗效均优于单纯言语训练组，说明联合疗法能够改善失语患者的语言能力，促进功能恢复。

### 三、氟西汀联合言语训练

丘鸿凯等研究发现氟西汀联合 Schuell 刺激疗法语言训练组在听理解、口语表达、阅读、书写能力等方面较单纯氟西汀组改善更明显（$P < 0.05$），这与傅晓娴观察氟西汀联合 Schuell 刺激疗法语言训练治疗卒中后运动性失语症的临床疗效的结果一致。

刘靖观察了 96 例 PSA 患者，给予 3 个月临床疗效观察后发现氟西汀联合 Schuell 刺激疗法语言训练组不仅语言能力显著高于单纯氟西汀组，而且采用爱丁堡 - 斯堪的纳维亚量表（MESSS）和日常生活能力量表（ADL）评价患者神经功能缺损的改善情况和日常生活能力的改善情况也显著高于单纯氟西汀组（$P < 0.05$），提示氟西汀联合 Schuell 刺激疗法语言训练干预 PSA 不仅能提高患者的语言功能，还能促进神经功能修复及改善生活能力，对患者有多方面的积极作用，有助于失语症患者综合康复，值得临床推广。

1. 药物种类　选择性 5 - 羟色胺再摄取抑制剂。

2. 药物名称　百忧解。

3. 药物组成　盐酸氟西汀。

4. 服用方法　20mg，每日 1 次，每日最大剂量不超过 60mg。

5. 疗程　2 个月 ~12 周。

6. 评价指标

（1）盐酸氟西汀联合 Schuell 刺激疗法与盐酸氟西汀　①语言功能评价指标：汉语失语成套检测量表（ABC）。

1）听理解评分：治疗 2 个月后，盐酸氟西汀联合 Schuell 刺激组 ABC 听理解评分肯定优于单纯盐酸氟西汀组（$Z = 4.60$，$P < 0.00001$）（$I^2 = 0\%$，$MD = 16.08$，$95\% CI$：9.22 ~22.93）。

2）阅读评分：治疗 2 个月后，盐酸氟西汀联合 Schuell 刺激组 ABC 阅读评分肯定优于单纯盐酸氟西汀组（$Z=3.94$，$P<0.0001$）（$I^2=0\%$，$MD=6.40$，$95\%CI$：$3.22\sim9.59$）。

3）口语表达评分：治疗 2 个月后，盐酸氟西汀联合 Schuell 刺激组 ABC 口语表达评分肯定优于单纯盐酸氟西汀组（$Z=8.57$，$P<0.00001$）（$I^2=0\%$，$MD=26.71$，$95\%CI$：$20.60\sim32.82$）。

4）书写评分：治疗 2 个月后，盐酸氟西汀联合 Schuell 刺激组 ABC 书写评分（$90.76\pm10.38$）分可能优于单纯盐酸氟西汀组（$85.13\pm12.34$）（$Z=2.09$，$P=0.04$）。②神经功能缺损症状评价指标：爱丁堡-斯堪的纳维亚量表（MESSS）。治疗 2 个月后，盐酸氟西汀联合 Schuell 刺激组 MESSS 评分可能优于单纯盐酸氟西汀组（$Z=5.20$，$P<0.00001$）（$I^2=73\%$，$MD=-4.90$，$95\%CI$：$-6.75\sim-3.06$）。③日常生活能力评价指标：日常生活能力量表（ADL）。治疗 2 个月后，盐酸氟西汀联合 Schuell 刺激组 ADL 评分可能优于单纯盐酸氟西汀组（$Z=3.22$，$P=0.001$）（$I^2=91\%$，$MD=11.83$，$95\%CI$：$4.62\sim19.04$）。④生活质量评价指标：生活质量量表（SF-36）。治疗 2 个月后，盐酸氟西汀联合 Schuell 刺激组 SF-36 评分（$77.82\pm3.24$）分可能优于单纯盐酸氟西汀组（$67.85\pm3.16$）（$Z=13.22$，$P<0.00001$）。

以上数据显示，氟西汀联合 Schuell 刺激疗法对失语症患者语言能力的改善具有确切的显著疗效，在书写方面、生活质量方面的疗效可能优于单纯氟西汀疗法。

（2）盐酸氟西汀和多奈哌齐联合言语训练与多奈哌齐联合言语训练
①语言功能评价指标：失语指数（AQ）。治疗 12 周后，盐酸氟西汀和多奈哌齐联合言语训练组失语指数（$81.88\pm11.96$）可能优于多奈哌齐联合言语训练组（$71.00\pm16.67$）（$Z=2.60$，$P=0.009$）。

数据提示，在多奈哌齐联合言语训练治疗失语症的基础上加用氟西汀，可能对患者语言功能的改善起到更优的疗效。

### 四、帕罗西汀联合言语训练

赖靖慧等对 41 例卒中后失语患者治疗 6 周后采用 ABC 量表评估语言功能，发现帕罗西汀联合言语训练组在语言流利度、命名、复述等方面疗效均优于单纯言语训练组，提示联合方案治疗 PSA 有更积极的治疗作用。

1. 药物种类　选择性 5 - 羟色胺再摄取抑制剂。

2. 药物名称　赛乐特。

3. 药物组成　盐酸帕罗西汀。

4. 服用方法　每日 20mg，可根据病情以每周 10mg 递增，每日最大剂量不超过 50mg。

5. 疗程　6 周。

6. 评价指标：盐酸帕罗西汀联合言语训练　语言功能评价指标：汉语失语成套检测量表（ABC）。

①ABC 复述评分。治疗 6 周后，盐酸帕罗西汀联合言语训练组 ABC 复述评分（68.05 ±11.48）分可能优于单纯言语训练组（59.38 ±13.63）（$Z =$ 2.21，$P =0.03$）。②语言流利度评分。治疗 6 周后，盐酸帕罗西汀联合言语训练组 ABC 语言流利度评分（15.45 ±1.70）分可能优于单纯言语训练组（12.67 ±1.59）（$Z =5.40$，$P <0.00001$）。③命名评分。治疗 6 周后，盐酸帕罗西汀联合言语训练组 ABC 命名评分（44.35 ±11.41）分可能优于单纯言语训练组（36.76 ±9.55）（$Z =2.30$，$P =0.02$）。

## 五、左旋多巴联合言语训练

左旋多巴是儿茶酚胺类药物，儿茶酚胺是用于治疗失语症最广泛的药物，作用于多巴胺能和去甲肾上腺素能神经递质系统。儿茶酚胺具体影响语言功能的潜在机制尚不清楚，但有国外研究认为，刺激这些儿茶酚胺能系统可以增强驱动语言输出系统，调节儿茶酚胺能水平可以改善健康成年人的语言功能，可增强动词生成任务时的额叶语言网络活动，以及改善新单词学习。

Seniow 等人的一项研究采用了平行设计，39 名亚急性卒中患者随机接受 100mg 左旋多巴或安慰剂治疗。药物治疗的时间定在每次 SLT 前 30 分钟，持续 3 周，最终采用波士顿诊断性失语症检查（BDAE）作为主要结局测量指标，发现所有指标都有所改善。但 Caterina 等人发现，对于接受高强度 SLT 的慢性失语症患者，每日 100mg 左旋多巴并不能提高言语训练的成功率。由于左旋多巴在高剂量、亚急性中风或与低强度训练相结合时可能有帮助，因此，需要进一步的研究来更好地描述左旋多巴在语言恢复中的潜力。在本试验中，左旋多巴治疗辅以两周强化的失范计算机辅助治疗（每周 4 ~ 5 小时）和传统治疗。与基线相比，两个治疗组都显著改善了患者的命名能力。

有研究结果表明，左旋多巴可以提高失语症患者的语言能力，虽然只在部分功能上有所改善，而且病变位于额叶语言区（即 Broca 失语症）。此研究表明神经传递刺激对受损功能的恢复有积极作用，与其他临床试验研究使用右苯丙胺治疗卒中后失语，或左旋多巴联合物理疗法，以及脑损伤后行为恢复的动物研究结果一致。此研究的目的不是确定或解释左旋多巴治疗后功能改善的机制，而可以考虑两个假设：①左旋多巴支持额叶局部的自然自我修复过程。②左旋多巴刺激前额叶皮层，调节包括注意力、工作记忆、计划或组织、自我监控和动机等执行功能，这种刺激导致学习能力的普遍提高，从而增强康复训练中新技能的获得和行为变化。在目前的工作背景下，后一种机制不太令人信服，因为此研究结果表明左旋多巴的作用是有选择性的，并依赖于病变部位。一些发表的数据在一定程度上证实了第一个假设（即药物治疗支持神经生物学的自我修复过程）。

目前的临床试验还出现了一些矛盾的研究结果。在 Béatrice Leemann 的研究中给所有的 12 例患者均使用计算机辅助言语训练疗法，治疗后发现患者的命名能力均显著提高，但加用了左旋多巴的患者并没有对语言恢复起到明显作用，这些结果与之前的研究一致，这些研究未能显示多巴胺药物治疗对失语症的恢复有作用，并与表明药物治疗加语言治疗有积极作用的研究相矛盾。几种因素可以解释这些研究中的差异，可能的原因包括：第一，左旋多巴只在额叶语言区受损患者中疗效较好，本研究中仅有 4 例患者累及额叶，其中 2 例为额叶局限病灶。第二，语音辅助治疗确保了不同患者和不同阶段的同质治疗，而在以往的研究中，语音治疗的强度和内容往往不明确，很难进行比较，可能会产生偏差。第三，此研究中缺乏左旋多巴的作用可能也是由于一种天花板效应，可能接受言语训练的患者已经达到了他们恢复的最大潜力，这与 Breitenstein 的研究结论相似，即高强度的言语训练可能触及患者的生理可塑性极限，从而掩盖了左旋多巴效应。第四，此研究结果的评估项目仅限于命名，然而不同的药物对语言模式的调节作用是不同的。第五，药物治疗与言语训练的相关时机可能是关键因素，患者均在早餐后服药，给药后 60 分钟达到最大血药浓度，半衰期为 1.5 小时，70% 的患者能够在给药后 30 ~ 180 分钟内接受言语训练，而剩下的 30% 患者在下午进行言语训练，因此，这部分患者在治疗过程中可能会丢失左旋多巴带来的调节作用，这可能是此研究中的混淆偏倚。但研究结果仍不排除在言语训练治疗前 30 ~ 90 分钟内给予左旋多巴可能会更有效地促进失语症的恢复。

国外有一项随机、对照、双盲试验报告，称与安慰剂组（安慰剂联合SLT）相比，左旋多巴组（左旋多巴联合 SLT）在 SLT 前 30 分钟进行干预时，语言流畅性和重复性有所改善，并且对额部病变的影响最强。在随后的一项随机双盲对照交叉试验也纳入了急性失语症患者，但研究未发现左旋多巴与标准 SLT 和计算机化失语症治疗（CAT）联合使用对命名准确性有任何显著改善。值得注意的是，此研究纳入了不同病因的失语病例，包括缺血性中风、外伤性脑损伤和脑静脉血栓形成。最近的一项类似设计的试验（针对慢性失语症）表明，与安慰剂相比，高强度 SLT 联合左旋多巴没有显著效果。后两项研究的消极结果可能是强化学习的天花板效应的结果。因此，需要更多的大规模临床试验来评估左旋多巴对使用不同剂量的SLT 的同质人群语言的影响。

## 六、金刚烷胺联合言语训练

金刚烷胺是另一种用于治疗失语症的儿茶酚胺类药物，它是一种 N - 甲基 - D - 天冬氨酸型（NMDA）受体拮抗剂，可增加多巴胺和去甲肾上腺素水平。关于金刚烷胺对语言影响的第一份报告是在一个缺氧后脑病患者身上，该患者导致了经皮质感觉失语症，表现出了更好的语言流畅性。然而，当药物逐渐减少时，这种改善下降了，当药物恢复时，这种改善又上升了。一项评估金刚烷胺联合 SLT 的开放标签、非盲法试验也报道了急性失语症患者语音语言流畅性的改善。然而，这些研究包括不同病因的人群，因此，金刚烷胺的疗效或许不能推广到卒中后失语。

1. 药物种类　N - 甲基 - D - 天冬氨酸型（NMDA）受体拮抗剂。

2. 药物名称　盐酸金刚烷胺片（胶囊）。

3. 药物组成　盐酸金刚烷胺。

4. 服用方法　100mg，每日 1 ~ 2 次，每日最大剂量不超过 400mg。

## 七、右旋安非他明联合言语训练

右旋安非他明能抑制多巴胺和去甲肾上腺素的再摄取。右旋安非他明被观察到可以增强梗死后的神经发芽和突触发生，并在大鼠模型上的运动恢复研究支持了这一观点。早期评估右旋安非他明对卒中后失语疗效的研究得出了好坏参半的结果，但 Walker-Batson 及其同事进行的一项更大规模的随机对照试验得出了令人满意的结果。这些研究人员将右旋安非他明或安慰剂给予亚急性失语症患者，并结合 SLT 治疗 5 周，并使用交流能力指数量表（PICA）作为主要预后指标。作者报道，试验组（右旋安非他明联合 SLT）的参与者在治疗后 1 周表现出比安慰剂组（安慰剂联合 SLT）更大的改善（83%：22%），但药物在 6 个月后没有表现出改善。在一项后续的开放试验中，右旋安非他明与强化 SLT 联合时，仅在两名受试者中显示出疗效。最近的一份病例报告也提示急性非流利性失语症患者受益。总的来说，右旋安非他明在亚急性失语症的慢性中风阶段的疗效已被证实，但其益处尚未在更有力的试验中得到证实。

右旋安非他明与 SLT 结合也被证明可以提高语言表现，并改变大脑中与语言相关网络的激活。右旋安非他明加速恢复的效应与脑梗死后神经萌芽和突触发生的增强相对应，当药物治疗与在药物作用期间的实践或训练相结合时，右旋安非他明促进的恢复比单纯给药更大。在 Breitenstein 的一项研究中，要求健康受试者学习人造词汇，并将这种训练与右旋安非他明结合起来。他们发现右旋安非他明增强了对人造词语的学习，并且这种差异在用药 1 个月后仍然存在。此外，Uftring 等人证明安非他明在音调辨别任务中特异性地增加听觉皮层区域的激活，并在运动任务中增强运动皮层区域的激活。Sommer 等人发现，在动词生成和语义决定过程中，右旋安非他明的使用增加了左半球的整体激活，增加了额下回和左边缘上回的激活，而没有显著增加其他感兴趣的多个体积的激活。这些数据表明右旋安非他明可以增强行为激活网络的活性和可塑性，而不是以一种非特异性的方式。注意，这些研究都表明，拟交感神经药物在行为或物理治疗中发挥辅助作用，而不是作为主要治疗。

第一份关于右旋安非他明对卒中后失语恢复的双盲、安慰剂对照研究报道，在亚急性恢复期，小剂量右旋安非他明配合物理治疗卒中后偏瘫的恢复率（停药后 1 周）和恢复程度（6 个月的随访）均增加。在非盲法的初步研究中，也发现当低剂量右旋安非他明与言语 – 语言治疗配对时，失语症的恢复率增加。从目前的研究中不能确定药物治疗后是否能恢复。虽然在 6 个月的随访中，两组之间增益分数的数值差异有所增加，但经过多次比较修正后，差异不显著。在此研究中，研究者有意选择保守的方法进行数据分析。然而，当效应确实存在时，加入这种调整增加了未发现效应的风险。此研究检测差异的能力也是有限的，因为样本量比预计的要小。

## 八、吡拉西坦联合言语训练

吡拉西坦是一种源于 GABA 的非特异性药物，它促进胆碱能、谷氨酰胺能和兴奋性胺的神经传递；还能增加脑血流量，改变神经元膜通透性。然而，它对语言的特殊作用机制尚不清楚。尽管如此，吡拉西坦已经被用于卒中后失语患者，以改善可能构成语言功能基础的认知过程。迄今为止，评估吡拉西坦治疗卒中后失语疗效的研究结果不一致。第一份报告来自一项大型试验，研究对象为中风和非中风原因的失语症患者。在吡拉西坦联合 SLT 干预 6 周后，主要结局指标测试没有显著改善。与完全性失语症患者相比，Broca 失语症或 Wernicke 失语症患者的改善更为明显。另一项大型随机对照交叉试验发现，与安慰剂组相比，吡拉西坦组亚琛失语症亚群评分有显著改善，但没有长期影响。Kessler 等人在亚急性失语症的吡拉西坦治疗试验中应用了神经影像学方法，发现在吡拉西坦组六种不同的语言测量中，左半球与任务相关的血流量增加。安慰剂组只在三种语言测试中出现了增长。然而，与安慰剂相比，吡拉西坦相关的血流量增加在统计学上没有显著性。最后，一项单盲研究表明，在急性失语症阶段开始的 6 个月吡拉西坦干预仅能产生边际效益。鉴于吡拉西坦至少有一些短期的积极作用，理论上可以与语言特异性药物结合，以进一步增强卒中后失语的恢复。

吡拉西坦支持语言治疗的有益效果的机制及这种效果与功能激活增加血流量反应的关系尚不清楚。有人可能会猜测吡拉西坦对递质释放和功能的作用，以及对病理改变的神经元膜的作用影响缺血损伤周围形态完整但功能受损的组织，从而增强这些区域重新整合到功能网络的能力。这一假设得到了脑梗死附近组织状态对失语症恢复重要性的研究结果的支持；这些皮质区域从特定的康复措施（如语言治疗）中学习的能力可能会被吡拉西坦增强。结果还指出了优势半球颞区功能重新激活的重要性，这可能比促进跨胼胝体转移和双侧网络功能恢复更有效。研究结果还强调，需要选择那些可以从药物治疗中受益的患者，特别是针对功能丧失后重新学习的康复患者。只有当特定的或与受损功能相关的皮层区域在形态上完整且不与整合网络断开时，这个学习过程才能被激活。研究结果还表明吡拉西坦在卒中后失语中的作用机制，并支持先前的研究结果。这些数据证明了吡拉西坦作为卒中后失语言语治疗辅助治疗的有效性，还需要大规模的临床试验。

一项针对急性 PSA 的吡拉西坦与强化 SLT 的随机安慰剂对照试验发现，在几个语言测试（自发言语、理解、命名、书面语言测试）和口头交流方面有显著改善。同时，一项使用正电子发射断层扫描研究显示，只有在经吡拉西坦治疗的组中，左额颞叶皮层有效区域的脑血流量才会增加。总之，对照试验表明吡拉西坦对急性和亚急性 PSA 有效，尤其是与中度强化训练治疗相结合时。

## 九、溴隐亭联合言语训练

国外第一个报道溴隐亭对非流利性失语症患者有益的双盲安慰剂对照研究显示，高剂量的溴隐亭（30mg/d）似乎能促进稳定的慢性非流利性失语症的晚期恢复，而与 ST 联合似乎能增强这种改善。另有研究显示，溴隐亭对非流利性慢性失语症患者有积极作用，在语言流畅性、停顿减少或语言延迟和阅读理解方面有显著改善。虽然大多数使用溴隐亭的药物试验在十多年前就已经完成了，但最近关于在 PSA 中使用左旋多巴操纵多巴胺能的研究包括了更好的设计方案，并以现代理论为基础的治疗命名缺陷的药物治疗作为补充。研究发现多巴胺前体左旋多巴可以提高健康个体学习新单词的速度、整体成功率和长期保留力。两项临床试验的结果不同。一项随机、双盲、安慰剂对照研究表明，在每次语言训练之前，单剂量左旋多巴（100mg）比安慰剂更好地提高了语言的流畅性和重复性，这一益处在额叶病变者中表现最为明显。相比之下，在一项双盲、安慰剂对照的多例研究中，通过受试者内交叉设计报告了阴性结果。然而，值得注意的是，本研究比较了左旋多巴（100mg/d）与安慰剂在不同病因的亚急性失语症患者中的疗效。

　　在未来，我们需要更多高质量的随机、双盲、安慰剂对照的药物临床试验来增强 SLT，并有明确的诊断标准和更一致的语言表现结果衡量标准。虽然一些研究产生了有希望的结果，但结果不一致，并没有得到一致的重复，只提供了弱推荐的实施建议。有必要重复以往小样本、随机、双盲、安慰剂对照的卒中后失语试验的结果，并评估联合用药的安全性和有效性。最终，精心设计的试验将使我们能够确定最安全有效的药物干预措施，以增强卒中后失语患者的 SLT。

# 第二节　西药联合物理治疗

## 一、西药联合高压氧治疗

### （一）多奈哌齐联合高压氧

　　巫碧佳等在研究中发现，对 40 例 PSA 患者给予多奈哌齐联合高压氧治疗 12 周后，卒中后失语患者在自发言语、听理解、复述、命名等方面的改善程度显著高于单纯高压氧组（$P < 0.05$），尤其是失语商（AQ）的改善程度有显著性差异（$P < 0.05$），证实了多奈哌齐联合高压氧对卒中后失语患者语言功能的恢复疗效确切，同时安全性好，值得临床推广。

　　语言功能评价指标：WAB 评分。①自发言语评分。治疗 12 周后，多奈哌齐联合高压氧组 WAB 自发言语评分可能优于单纯高压氧组（$P < 0.05$）。②听理解评分。治疗 12 周后，多奈哌齐联合高压氧组 WAB 听理解评分可能优于单纯高压氧组（$P = 0.03$）。③复述评分。治疗 12 周后，多奈哌齐联合高压氧组 WAB 复述评分可能优于单纯高压氧组（$P = 0.01$）。④命名评分。治疗 12 周后，多奈哌齐联合高压氧组 WAB 命名评分可能优于单纯高压氧组（$P < 0.05$）。⑤AQ 评分。治疗 12 周后，多奈哌齐联合高压氧组 AQ 评分可能优于单纯高压氧组（$P < 0.05$）。

### （二）美多巴联合高压氧

　　王琦等采用美多巴联合高压氧治疗观察了 126 例卒中后失语患者，结果显示，美多巴联合高压氧组总有效率（83.3%）显著高于单纯高压氧组（54.8%）及单纯美多巴组（57.1%），提示联合疗法比单纯疗法治疗卒中后失语更加有效，经过 20 多年应用美多巴联合高压氧治疗卒中后失语的临床经验，出血性卒中并发的失语效果更佳。

临床疗效评价指标：治疗 40 ~ 60 天后，美多巴联合高压氧组总有效率（83.3%）可能优于单纯高压氧组（54.8%）及单纯高压氧组（57.1%）（$P < 0.05$）。

### （三）依达拉奉联合高压氧

唐凌等观察的 160 例患者中，依达拉奉联合高压氧组在治疗 8 周后，患者在自发言语、听理解、复述、命名、阅读和书写等方面的改善程度显著高于单纯高压氧组，尤其在 AQ 的改善程度上有统计学差异（$P < 0.05$）。

语言功能评价指标：WAB 评分。①自发言语评分。治疗 8 周后，依达拉奉联合高压氧组 WAB 自发言语评分可能优于单纯高压氧组（$P < 0.05$）。②听理解评分。治疗 8 周后，依达拉奉联合高压氧组 WAB 听理解评分可能优于单纯高压氧组（$P < 0.05$）。③复述评分。治疗 8 周后，依达拉奉联合高压氧组 WAB 复述评分可能优于单纯高压氧组（$P = 0.04$）。④命名评分。治疗 8 周后，依达拉奉联合高压氧组 WAB 命名评分可能优于单纯高压氧组（$P < 0.05$）。⑤阅读评分。治疗 8 周后，依达拉奉联合高压氧组 WAB 阅读评分可能优于单纯高压氧组（$P < 0.01$）。⑥书写评分。治疗 8 周后，依达拉奉联合高压氧组 WAB 书写评分可能优于单纯高压氧组（$P < 0.05$）。⑦AQ 评分。治疗 8 周后，依达拉奉联合高压氧组 AQ 评分可能优于单纯高压氧组（$P < 0.01$）。

## 二、西药联合重复经颅磁刺激（rTMS）

### （一）多奈哌齐联合 rTMS

付婧等对 60 例 PSA 患者的研究表明，多奈哌齐联合低频 rTMS 组治疗卒中后失语的效果优于单纯多奈哌齐组和单纯低频 rTMS 组。在本研究中，所有患者在入组前均已接受言语训练，联合治疗组前 16 周采用单纯多奈哌齐治疗，17 ~ 20 周加用低频 rTMS 治疗，发现 20 周末时采用北京医院汉语失语症检查法的疗效比 16 周时疗效更为显著，可能的原因是多奈哌齐增强了 rTMS 促进脑神经功能重塑的作用。低频 rTMS 可以降低大脑皮质的兴奋性，提高语言功能区的兴奋性，促进语言网络的功能重塑。乙酰胆碱（Ach）具有皮质调节作用，可以促进神经的可塑性改变，改善词汇 - 语义加工和言语记忆，在认知和语言网络重塑的过程中发挥关键作用。多奈哌齐是一种乙酰胆碱酯酶抑制剂，可以降低胆碱酯酶活性，从而加强 rTMS 期间的学习作用。因此，多奈哌齐与 rTMS 联合治疗卒中后失语有一定疗效。

临床疗效评价指标：治疗 20 周后，多奈哌齐联合 rTMS 组总有效率可能优于单纯多奈哌齐组及单纯 rTMS 组（57.1%，$P < 0.05$）。

### （二）丁苯酞联合 rTMS

李伟等研究丁苯酞注射液联合经颅磁刺激治疗急性脑梗死后运动性失语观察发现，在言语康复训练和 TMS 基础上，加用丁苯酞注射液神经保护治疗后 PSA 患者不仅失语程度明显减轻，语言功能也明显改善，表明丁苯酞联合 TMS 与言语训练治疗对急性脑梗死后运动性失语患者的语言功能恢复具有较好的疗效。可能的原因是，一方面低频 TMS 治疗有利于脑语言功能区的功能重塑，能够促进多种神经递质的释放和基因的表达；而丁苯酞注射液通过多种机制保护脑细胞可减轻神经损伤并促进言语恢复。二者结合对卒中后失语的改善有一定协同效应。唐卓润等使用丁苯酞联合 TMS 治疗 100 例急性脑梗死后运动性失语患者两周后，使用 WAB 量表评估失语的严重程度，采用功能性语言沟通能力检查法（CF-CP）评估语言沟通能力，NIHSS 量表和 MMSE 量表评估神经功能，结果显示丁苯酞注射液联合 TMS 疗法的临床效果理想，能有效提高失语症患者的自发言语、复述、命名、听理解能力，提高功能性语言交流能力，促进神经功能的恢复。

临床疗效评价指标：治疗两周后，丁苯酞联合 rTMS 组总有效率可能优于单纯 rTMS 组（$P < 0.05$）。

### （三）依达拉奉联合 rTMS

研究显示，缺血 - 再灌注损伤和急性炎性反应是导致急性脑梗死脑组织损伤的主要原因，hs-CRP、IL-1、IL-6、IL-8、TNF-α 等炎性因子参与炎症反应，与神经功能缺损的严重程度呈正相关。超氧化物自由基作为炎性反应的启动因子，可提高炎性因子的活性，加重炎症反应。而依达拉奉为新型强效氧自由基清除剂，可以抑制脂质过氧化，抑制脑血管内皮损伤及神经功能缺损，抑制炎性因子产生，从而改善神经功能。低频 rTMS 可抑制大脑皮层兴奋性，通过促进突触调整和发芽，从而影响神经递质的传递和基因表达水平，干预皮层功能网络的重建。戈蕾等在低频重复经颅磁刺激联合依达拉奉对脑梗死失语患者炎性因子及脑代谢产物的影响研究中发现，依达拉奉联合低频 rTMS 组治疗后一周、两周 hs-CRP、IL-6、IL-8、TNF-α 水平低于同期单纯依达拉奉组，提示联合疗法可有效抑制急性脑梗死患者的炎性反应，从而改善神经缺损的程度。研究表明，急性脑梗死导致的失语与语言功能区损伤或远隔效应有关。急性卒中后失语患者左侧脑半球功能受损后，胼胝体抑制平衡被打破，右侧半球语言区抑制降低，兴奋性增加，这不利于语言功能的恢复。而低频 rTMS 可改善这种失衡状态，对失语症患者语言功能的恢复可产生积极作用。联合治疗组治疗后一周、两周，左侧 NAA 值高于同期对照组，Cho 值低于同期对照组，两周、3 个月、6 个月后 ABC 评分高于同期对照组，说明依达拉奉与 rTMS 联合可降低健侧脑半球语言区代谢水平，远隔效应可提高患侧脑半球语言区代谢水平，从而使双侧脑半球语言区达到相对平衡。

## 第三节 西药联合多种其他疗法治疗

### 一、美金刚联合 rTMS 和言语训练

郭春等在重复经颅磁刺激结合盐酸美金刚与言语训练治疗脑梗死后运动性失语效果的研究中，将 60 例 PSA 患者分为三组，治疗 4 周后采用 WAB 及 AQ 评估其语言功能，结果显示 B 组（美金刚联合 rTMS 和言语训练组）自发言语、复述、命名和 AQ 评分显著优于 A 组（rTMS 联合言语训练组）（$P < 0.05$）；B 组自发言语、听语理解、复述、命名和 AQ 评分显著优于 C 组（单纯言语训练组）（$P < 0.01$）；A 组自发言语、听理解和 AQ 评分优于 C 组（$P < 0.05$），提示长期言语训练可以促进 PSA 患者的语言功能恢复；rTMS 协同言语训练能够更有效地改善失语症患者的语言功能，促进认知和语言网络的重塑；再次联合美金刚后可以使疗效更大限度地发挥，主要改善患者的言语水平，缩短治疗疗程，有利于失语症患者的全面康复。

语言功能评价指标：WAB 评分。①自发言语评分。治疗 4 周后，美金

刚联合 rTMS 和言语训练组 WAB 自发言语评分可能优于 rTMS 联合言语训练组（$P < 0.05$）和单纯言语训练组（$P < 0.01$）。②听语理解评分。治疗 4 周后，美金刚联合 rTMS 和言语训练组 WAB 听语理解评分可能优于单纯言语训练组（$P < 0.01$）。③复述评分。治疗 4 周后，美金刚联合 rTMS 和言语训练组 WAB 复述评分可能优于 rTMS 联合言语训练组（$P < 0.05$）和单纯言语训练组（$P < 0.01$）。④命名评分。治疗 4 周后，美金刚联合 rTMS 和言语训练组 WAB 命名评分可能优于 rTMS 联合言语训练组（$P < 0.05$）和单纯言语训练组（$P < 0.01$）。⑤AQ 评分。治疗 4 周后，美金刚联合 rTMS 和言语训练组 AQ 评分可能优于 rTMS 联合言语训练组（$P < 0.05$）和单纯言语训练组（$P < 0.01$）。

## 二、左旋多巴联合高压氧和心理干预

刘卫芳等对 86 例急性脑梗死失语症患者进行干预，研究显示左旋多巴联合高压氧加心理干预治疗后 WAB 评分、CADL 评分、HHI 评分均显著高于单纯左旋多巴组，SAS 评分、SDS 评分均低于单纯左旋多巴组（$P < 0.05$），提示心理干预可改善失语症患者可能的心情焦虑及抑郁情绪，在此基础上施加左旋多巴联合高压氧治疗，可获得确切的临床疗效。

# 下篇　其他疗法

　　语言作为人类所特有的功能，对于人类生活产生了非常重要的影响。其损伤后的治疗除药物及针刺外，仍有其他多种干预措施会对失语症状产生积极影响。如语言功能康复训练、非侵入性刺激治疗、侵入性刺激治疗、高压氧治疗、运动疗法、推拿疗法、心理疗法、音乐疗法等，也可以将多种治疗方法联合使用。

　　本篇主要围绕言语训练、镜像神经元康复疗法、心理疗法及音乐疗法等治疗方法对卒中后失语治疗的临床应用及操作展开论述，同时评估各种治疗方式对比常规治疗在临床治疗中的优势与劣势，探讨多种治疗方式在卒中后失语中发挥的积极作用，以便丰富临床诊疗方式，从而更好地服务患者。

# 第五章　物理疗法

　　将各种物理技术或物理操作手段运用于疾病治疗，即为物理疗法。现今临床应用十分广泛，包括运动康复、电疗、水疗、红外线辐射、磁刺激、热敷、按摩、针灸等多种形式，物理疗法通过多途径对机体多系统产生良性改善效果，如物理刺激可调节神经系统的兴奋性，改善全身或局部血液循环，运动疗法可提高心肺功能，康复训练可促进正常活动功能的恢复。

　　除针刺外，其他多种物理干预措施对失语症状也有积极影响。如语言功能康复训练、非侵入性刺激治疗、侵入性刺激治疗、高压氧治疗、运动疗法、推拿疗法、心理疗法、音乐疗法，也可以将多种治疗方法联合使用。在过去的几十年中，非侵入性脑刺激（NIBS）的引入和发展为研究人员和临床医生调节大脑区域活动提供了很有价值的手段，有利于调节大脑的神经电活动和治疗神经系统疾病。

　　基于不同的电磁场原理，临床最常用的是经颅电刺激（transcranial electrical stimulation，tES）和磁刺激（TMS）。TMS 会在大脑皮层产生高强度的短时电磁电流，继而产生神经元的超阈值激活，时空分辨率更加显著。临床治疗中最常用的是 rTMS 和 tDCS，二者虽然有所区别，但都能根据刺激参数在神经系统中产生持久的促进性或抑制性变化。

　　PSA 目前基于"大脑重塑"理论进行临床治疗。在卒中后的急性期和亚急性期，血流逐渐稳定，脑肿胀逐渐改善，大脑功能的恢复依赖于促进突触可塑性和神经再生，以及网络的重塑与重组。失语症的语言功能恢复结果最早可在卒中后 1 周之内预测。而语言的产生遵循一定的通路和模式，具有层次分明的特点，传统意义上的语言功能区域模型对神经学发展影响重大，语言的丧失主要取决于相关区域大脑组织的破坏程度。卒中后语言功能的恢复依赖于向对侧镜像语言功能区的转移，或受损伤区域周围组织同侧神经网络的重组。复杂语言功能的恢复更需要大脑相关功能区域的网络重塑和连接，并且重塑后的语言网络会随着时间推移进行重组，从而使语言得到逐渐恢复。这个过程既需要依赖于患者自身恢复能力，也依赖于卒中后药物治疗、行为训练及物理刺激等措施。现代认知心理学认为，语言网络需要多个不同的脑网络共同参与。在执行语言任务时，相应的大脑网络活动增加，反之活动减少，因此，卒中后药物治疗、行为训练及物理刺激等措施必不可少，基于脑网络重塑的神经调控技术已经被证明是行之有效的。在卒中的 3 个月内，70% 的轻中度 PSA 患者能够实现速度最快及程度最大的语言功能恢复。然后，语言恢复速度逐渐放缓。传统观点认为 PSA 语言功能恢复应该在 3~6 个月内，但现有研究指出，在发病后1~2 年中持续的行为训练、物理刺激同样会使患者发生语言功能或行为学的改变。无论何种康复技术，都源于同样的出发点，落脚于共同的目的，都应基于大脑功能恢复的机制与治疗手段进行探索创新。

物理疗法在卒中后失语患者临床治疗中究竟能起到什么作用？疗效如何？是否安全？这应该是很多患者和家属最关心的主要问题。本章以语言康复训练疗法、经颅磁刺激为主要治疗方法，依据循证医学理论将其与西药基础治疗相对比，从临床疗效评价方面分析语言康复和经颅磁刺激的临床优势，并制订合理的推荐治疗方案，为临床治疗提供参考。

## 第一节　语言康复训练

### 一、语言康复的历史沿革

西医学对于失语症的语言康复理论起于两次世界大战期间，大量战场上颅脑损伤的士兵出现了失语症状，当时的神经科医生联合心理学家、语言学家着手研究失语士兵的恢复性训练方案，从此语言病理的研究开始发展起来，一些失语相关书籍开始出现。20 世纪 70 年代，世界上许多国家开始建立康复中心，语言功能训练进一步得到重视。卒中后失语康复的研究学科涉及言语表达学、康复学、神经病学、特殊教育学、言语病理学、心理学等多个学科。其中言语表达学、康复学、神经病学、言语病理学是需要重点深入研究的内容。现今失语患者的恢复训练更趋向于多学科结合的专业康复模式，由传统一对一教授式的练习发展到现今更专业、更多样化的训练方式。目前训练方法趋向多样化，按照失语的康复目标可分为两大类：第一类以提高语言能力为目的，主要包括 Schuell 刺激疗法、脱抑制法和阻断去除法等；第二类则以提高患者日常表达能力为目的，包括交流效果促进法、小组训练、强制诱导性训练等。

### 二、语言康复的基本影响因素

语言康复的训练条件比较简单，适宜的训练条件有助于康复师发挥最大治疗效果，因此，应该尽量创造合适的训练条件。

1. 训练场所 由于中风患者脑损伤后注意力不易集中，容易受到其他因素的干扰，且缺乏耐久性，因此训练场所首先应该安静，避免给患者太多的听觉刺激和视觉刺激，不能有太多的干扰因素，防止患者产生疲劳，这也有利于康复师和患者之间的正常交流。对于病情严重的患者，可以考虑在床边训练，训练房间应该明亮、干净整洁、温度适宜，使患者感到舒适。值得注意的是，训练场所及训练物品应定期消毒，中风患者经过住院治疗，且半身瘫痪后卫生自理能力较差，自身往往携带致病菌，康复师应该注意个人防护，戴好帽子、口罩、手套，穿好隔离衣。

2. 训练次数和时间 卒中患者的自然恢复在发病后 1 年之内基本完全停止，有一半以上的患者在恢复期结束后会遗留言语功能障碍，导致无法与人正常交流，因此，语言康复训练在失语的恢复中尤为关键，应该贯穿于卒中后失语患者从发病到恢复的全过程，对听、说、读、写等语言功能进行全方位的恢复训练。《中国脑卒中防治指导规范》指出在发病后语言康复训练应尽早开始，并且适量增加训练时间，可产生良好的结果。每周约 19 小时的强化治疗，其疗效优于约 7 小时的常规治疗，但关于语言训练治疗的持续时间和时间分布或最佳治疗次数等仍未达成共识。总体来说，患者的康复时间应该根据自身条件确定，每次至少应该在 20 分钟以上，每周至少 2 次以上，康复师在训练时应当观察患者精神状况，若时间太长，患者注意力无法集中，则应该适当减少训练时长或者训练次数。

3. 训练形式 可以选择一对一或者小组训练的形式。一对一的训练形式可以针对患者的个人特性因材施教，先判断患者失语类型，评估严重程度，结合家属意见，制订贴合实际生活内容的个人训练计划。小组形式的训练在国外应用更多，不同严重程度的患者可以互相交流，增强康复信心，消除消极情绪，帮助患者回归家庭和社会，还可以节约医疗资源。

小组治疗形式是有别于一对一的另一种治疗形式，相对于传统的单对单，这种小组治疗可使失语患者在语言能力上产生宽泛的变化，自由性更强，而且非常有利于失语者心理情绪方面的改善。现在，小组治疗形式在加拿大、美国和其他一些发达国家仍是重要治疗模式。小组治疗有着其他治疗方式无法代替的作用，比如对患者心理和情绪进行调整，整体改善语言能力。由于治疗目的的区别，所应用的具体治疗手段也不同，以下就小组治疗的常见具体手段进行简单介绍。

（1）以改善语言能力为目的　现今以提升语言能力为目的的小组治疗可细分为四大类：直接或间接的言语治疗、维持小组治疗、社会交往治疗和过渡治疗。与常规语言训练类似，直接或间接小组治疗即通过刺激－反应－强化的基本训练模式，直接或间接地使患者的命名、听理解、读写等待改善目标以小组的形式接受改善。维持小组治疗的治疗周期比较长，一般为每周一次或两次，以数人组成一个小组的形式进行语言功能维持训练，其目的是为了帮助患者在常规康复结束后仍能保持语言功能不退步，甚至能够获得一定程度的进步。训练途径可以完全宽泛化，按照患者所感兴趣的模式，甚至组织娱乐活动，帮助患者在复杂的社会场景中灵活运用尚存的言语能力，以提高患者的生活质量。社会交往模式的小组治疗由Davis提出，为了打破一问一答的常规治疗局限，Davis创造了问候、庆祝、辩论等多种不同的场景，让失语者互相交流，康复师则适当减少非必要的干扰。在临床康复训练中，康复师可制作多种多样的道具，多名失语患者扮演不同的角色，模拟生活中的多种场景，如买菜、超市购物、坐公交车等。过渡治疗，顾名思义是帮助常规治疗临近结束的患者适应日常的生活环境，使患者达到临床治愈标准，患者即将重返日常生活，此时对常见的家庭和社会环境进行模拟，以提前适应改变的生活环境，这些是非常有必要的，某些患者可以重返工作岗位，参加社会小组活动。

（2）以改善心理健康为主要目的的小组治疗　卒中后失语患者由于身体功能不健全，病后个人形象被严重影响，从而使患者极易感觉丧失自尊，产生悲观、抑郁、自我封闭的消极情绪，进而严重影响后续康复治疗效果，因此，此类患者的小组治疗应以改善患者的负面情绪为目的，帮助患者学习处理心理矛盾，宣泄不良情绪，适应患病后的生活状况，克服孤独感，降低心理落差，寻找社会接纳感。具体途径：①组织失语患者的群体交流活动。②寻找并培养适合自己的兴趣爱好。③康复师或心理医师对患者进行专题演讲，疏导并教授患者调控自己的生活状况。

小组治疗虽然只是失语训练的一种形式，但却有着一对一治疗所没有的优势，在临床实际康复训练中要按照不同类型的患者灵活运用，联合各种康复训练方法，分组也要适当。不断地改进、创新发展，才能使这种形式更加符合患者的需要，从而更好地提高患者的表达交流能力。

### 三、卒中后失语的康复训练的基本原则

#### （一）训练开始时间越早进行越好

在训练开始时间方面，在条件适宜的情况下，越早进行越好。治疗前应该对患者家庭情况进行初步了解，对患者自身状况进行详细评估，判定或测评患者卒中类型、失语类型、失语程度、心理健康水平等，从而制订训练计划。

#### （二）训练时长和最佳训练频率应该因人而异

关于训练时长和最佳训练频率，目前缺乏循证医学研究，一般认为应该因人而异，在急性期病情许可的情况下可进行短时间的床边训练，若情况允许也可进康复治疗室接受训练，在发病后 3～6 个月是康复的高峰期，在此阶段应该进行较高强度的训练，在患者最大可接受范围内增加训练强度和时效。即使在后遗症期，有的患者坚持训练，仍然能得到一定程度的改善。

#### （三）以提升实际交流能力为目的，以口语交流能力为主

卒中后失语的康复训练应该以提升实际交流能力为目的，以口语交流能力为主，兼顾听理解、阅读、书写能力的提升，不同失语类型语言能力的缺损不同，一般可以从听理解入手，根据患者的兴趣爱好，选取患者感兴趣的素材，按照失语程度，由易到难，由浅入深，逐渐增加训练难度。

#### （四）关注患者的心理状况

要关注患者的心理状况，卒中患者极易伴随抑郁、焦虑等心理问题，这些问题可能造成患者的悲观情绪，丧失战胜疾病的信心，进而严重影响患者的康复治疗效果。康复师应多鼓励，帮助患者树立信心，在患者情绪

不佳时，应当降低难度或者缩短治疗时间，严重卒中后抑郁的患者可能还需要心理康复师的会诊。

**（五）卒中后失语的分型介绍及康复训练原则**

1. **运动性失语（Broca's aphasia）** Broca 失语一般伴有复述能力的下降，尤其表现在结构复杂的长句子上。患者同时还有不流畅的、电报式的言语。尤其是左额叶后下部、皮质言语区前部的损伤，会导致组成句子的词语的连贯性受到影响，从而无法形成通顺的、具有语法结构的连续型语句，这就是所谓的"电报式言语"。主要表现是失语者讲话时语言停顿，语法结构简单，找词困难，话语由不清晰短句组成，总体感觉言语謇涩，在与人交谈时仅使用简易高频词，听理解能力与常人仍有少许差异。对于此种类型的失语，言语表达的训练是重点，严重的运动性失语患者应该先从发音练起，逐渐重建语言能力，康复师仔细观察患者的错误发音，找出其中的错误部分，用压舌板辅以矫正，反复不断地强化练习。运动性失语患者也常见找词困难和命名障碍的情况，此种情况可参考下文命名性失语的训练方法。在日常生活中，应该鼓励患者多进行主动性语言活动，如对图片内容进行描述，对感兴趣的话题进行评论，可以先从最简单的语句"主谓宾式"的简短句子开始，熟练后逐步增加修饰词，提高流畅度。总体来说，运动性失语的预后一般比较理想，语言康复应该尽早进行，帮助脑组织增强血液循环，增加大脑皮层代谢，充分调动起大脑的恢复潜能，这对患者语言能力的恢复很有帮助。

2. **命名性失语（anomic aphasia）** 对于一般的命名性失语，可从单词训练方面开始，可根据日常生活的用词需要，遵循由简到难、由高频词汇到低频词汇的原则，逐步扩大患者词汇量，还要注意对新掌握词汇的强化。在条件允许的情况下，使用事物训练效果更好，随着患者语言能力的提高，应当注意经常更新训练道具，增加材料的复杂性，在患者掌握当前训练内容后，不能过于盲目乐观地评价患者语言功能。其中失读患者在口语功能恢复到一定程度后，才应开始着手提高阅读水平，轻度失读者应该学习复杂结构语句的朗读，重点练习文章的难点、易错点；中度失读者可以给予一定的图文搭配进行提示；重度失读者应该先从图片和字词入手，在康复过程中不能急于求成，应该循序渐进、稳步前进。

3. **感觉性失语（Wernicke's aphasia）** 感觉性失语在听理解能力上欠

缺较为明显，乍一听患者语言清晰流利，但可能缺乏有意义的语句。针对此类患者就应以听理解训练为主，康复师与患者进行特定内容的沟通交流，在交谈时观察患者的面部表情，仔细体会患者的回答内容，以判断患者是否真正理解了所听到的信息，在患者不理解时给予多种类型的提示方式，如手势、图画、文字等，在文字刺激同时增加听觉和视觉刺激，不断通过各种途径锻炼提升听理解能力。不严重的感觉性失语患者训练重点应以贴合实际生活为主，使患者尽快返回到工作中，许多人在缓慢简单的一对一交流中并无明显异常，在工作和生活中遇见复杂的长句子时则难以应对，呈现出简单句理解正常、复杂句理解能力差的现象。因此，对于此种患者训练内容应与日常工作生活相关，模拟工作和生活中的场景，不断将实际情况复杂化，以此提升患者对实际情况的应变能力。中、重度的感觉性失语患者要利用好患者残存的简单语言能力，以此为突破口，对问题做出正确的反应，即使反应非常简化，也不能轻视。有些患者喃喃自语，说出的话没有实际意义，康复师应该及时制止，并辅助患者集中注意力。

4. 传导性失语（conduction aphasia）　传导性失语是由外侧裂周围弓状纤维损害引起，具体损伤区域多数认为在缘上回皮质。通常表现为严重的复述能力障碍，复述能力和口语能力及听理解能力相比不成比例，但不同患者的表现情况大相径庭，有的类似 Broca 失语患者，找词困难，语言结巴，有的类似 Wernicke 失语患者，语言流畅但存在错误，有的患者表现出严重的命名障碍，以语音性错误命名事物，在阅读、书写等多方面不同患者都可能出现不同类型的障碍。神经系统症状与体征表现为偏瘫或轻偏瘫，神经系统检查可能表现为感觉障碍，同向性偏盲，疼痛综合征。此类型失语的康复适合采用 Schuell 刺激疗法和交流效果促进法（PACE）。

5. 经皮质运动性失语（transcortical motor aphasia）　经皮质运动性失语具有运动性失语的表现，也是由 Wernicke 提出，也叫外侧裂周失语。经皮质运动性失语是经皮质失语的一种类型，临床较为常见，一般来说，经皮质运动性失语患者的复述能力是相对完整的，自主言语能力缺损相对严重，自发言语会出现起始困难现象，而且常伴有命名障碍，书写能力也会下降，而在阅读能力和听理解能力方面保留相对较好。由于患者口语能力下降，因此，朗读能力跟口语能力保持一致。此外，此种类型失语患者大多伴有意念运动性失用，神经系统检查无感觉障碍，大多伴有右侧偏瘫。

这一类型的失语症大多数预后较好。经皮质运动性失语损伤部位主要在左侧大脑分水岭区和优势半球额叶前上部。

6. 经皮质感觉性失语（transcortical sensory aphasia） 经皮质感觉性失语是由于分水岭区或优势半球后部的顶、颞部，或后颞顶结合区损伤造成的，患者听理解能力受损严重，不能理解语句的含义，伴有命名障碍，语句中会出现较多错语，一般残存较完好的复述能力，但由于语言理解能力较差，预后一般不理想，康复会也会遗留言语障碍。

7. 经皮质混合性失语（mixed transcortical aphasia） 这类失语相对较为少见，又叫孤立性失语，患者兼有经皮质感觉性失语和经皮质运动性失语，症状复杂多样，多种语言功能受损严重，许多患者仅留存少许复述能力，听理解能力亦较差，缺少自发言语能力，患者主动交流很少，在口语方面的表现是只在别人和他们说话时才会说话，口语表达完全依赖于交流对象。一般患有经皮混合性失语患者会有比较明显的不能命名现象，程度比较重，在执行命名训练时常常完全没有反应，偶尔会出现一些新词或语义性的错语。如果康复师指着某张图片问患者"你看一下这是什么"时，大多数患者可能仅仅会重复一下这句话中的词汇。但也并非所有患者都这样，少数患者可以接受语音提示，对事物有一定的表述能力。有时患者在命名中也会出现言语的保持现象，比如反复重复一个词，导致命名训练不能继续进行。经皮质混合性失语患者的阅读、书写严重障碍或完全不能。

现今，卒中后失语的发病机制主要与脑功能区的低灌注关系密切，许多研究也越来越证实这一理论，尤其是医学影像学的发展和应用更加证明了卒中后失语患者的严重程度和脑血流灌注联系，且基本呈正相关趋势。以脑中动脉和前动脉之间区域的分水岭区损害为主要原因的卒中后失语不常见，因此，经皮质混合性失语在临床相对其他类型较少。

8. 完全性失语（global aphasia） 完全性失语指患者的所有主要语言功能都受到严重损伤，听、说、读、写严重障碍或完全丧失。在卒中患者中并不罕见。

完全性失语属非流畅性失语，是听、说、读、写所有语言模式受到严重损害的一种失语。主要表现为自发性言语极少，仅会说个别单词或重复性的刻板语言，比如当问患者"你叫什么名字"时，患者回答"ba ba ba"。患者的某些语言也会有正常的音调节律变化，以此来表达患者的情绪。患者偶尔能说一些词，常常是感叹词或虚词。患者的系列语言受限，有时只能够说出部分系列语言，如数出部分数字，唱出部分歌曲和歌词，但是往往并不能完整完成。

现今大多数专家认为，此种类型失语是由于患者优势半球大脑中动脉的广泛性语言区域受损导致。因卒中导致的完全性失语一般伴有严重的神经系统体征，包括偏身感觉障碍、偏盲及偏瘫。有一些文献报道指出，完全性失语是因为左侧大脑半球 Broca 区和 Wernicke 区的广泛损伤所引起。

此种类型失语症状明显，康复训练容易无从下手，即使语言功能得到一些恢复，也很难说明是否为语言训练的效果，还是因为自然恢复的结果所导致，少数患者在恢复一定程度后表现出多种其他失语类型的特征，比如混合性失语。

由于不同患者的失语类型不同，所需训练的重点亦不同，如 Broca 失语和经皮质运动失语应该以文字表达和构音训练为主要方面，Wernicke 失语则应重点训练听理解、绘画、复述，命名性失语应在口语命名、称呼上进行强化训练，传导性失语需要训练听写、复述，经皮质感觉性失语应主要练习听理解方面的内容。

## 四、语言康复法

本篇介绍的语言康复法有 Schuell 刺激疗法、强制性诱导治疗法、交流效果促进法、旋律语调疗法等。

### （一）Schuell 刺激疗法

Schuell 刺激疗法是于 20 世纪 60 年代提出的失语症治疗方法，也是最常用的方法之一。为了纪念 Schuell 对建立和完善此方法所作出的重要贡献，因此被广泛称为 Schuell 刺激疗法。该疗法采用丰富、多变、有意义的材料作为听觉刺激物，给予适当的、多途径的语言刺激和较强的听觉刺激，康复师运用多样化的刺激来帮助患者建立语言系统，强调刺激促进言语产生。

Schuell 刺激疗法可通过视觉、听觉、触觉和嗅觉多种途径对患者进行语言刺激，可促进患者获得视觉及听觉等多方面刺激，进而产生视、听觉通路，然后传入大脑刺激语言中枢，并通过构音运动来完成语言的表达，有助于神经系统的代偿或修复，从而提高患者构音清晰度和语言表达能力。

1. Schuell 刺激疗法应该遵循的治疗原则  采取多种途径进行语言刺激，在条件允许的情况下，可给予失语者实物，同时通过视、触、听、嗅感官刺激，可以相互促进提升康复效果；难度适宜，刺激要让大脑充分感受到，故使刺激难度与患者失语类型和程度相符合，一般以患者略感困难但是能克服为宜。

（1）听觉刺激最强  Schuell 刺激疗法以听觉刺激为基础，因为听觉模式在言语过程中占有重要位置，但又不能局限于听觉刺激，尤其是卒中后失语程度严重的患者，应采取视觉、触觉、听觉相兼的刺激方式加强训练，最后在熟练后再进行以听觉为主的模式。在听觉刺激的标准上应多样化，体现在听觉刺激训练时选用词的长度；采用几分之几的选择方法；让患者选择词时图摆放的数量；所选用的词是常用词还是非常用词。但无论采用什么标准，都应遵循由易到难、循序渐进的原则。

（2）刺激的持续性  卒中患者往往因为注意力不集中而对刺激反应弱，这时就要注意给予患者多次的刺激，以提高患者的应对性。刺激引发的反应，是评价刺激是否恰当的最主要指标，而且可以为康复师进行下一步治疗提供一定程度的反馈。

对患者的正确反应进行正强化，如进行充分鼓励和肯定，无法得到正确反应时应给予提示，提示要有固定的原则，按照一定的标准进行。如在听理解训练时，患者在停顿多长时间未正确回答时应给予提示。

（3）训练结束后应进行反馈  主要目的有两个：一是可以对患者正确反应进行强化巩固；二是可以纠正错误反应。因此，合理的反馈对失语患者的康复训练非常重要。康复师在训练时应当合理运用，肯定患者的正确答案，并给予鼓励和赞许，或将正确反应与其他错误反应进行对比，这就是康复训练中的正强化。患者在问题回答不正确时则应给予负强化，否定失语者的错误回答，负强化应该因人而异，在失语者情绪低落或不稳定时，则应该尽量避免，以免影响患者战胜疾病的信心。在进行反馈时，患者容易注意力不集中，康复师应该适当进行描述性说明或改变刺激条件，以提高患者的专注力。

在一定阶段的刺激结束后，应及时进行评定，按照事先所预定的刺激标准做出明确客观的记录，也可根据某些要素评价治疗效果，如延迟反应时间，自我更正次数、误答频率等。注意要按照已计划好的评估标准和条件进行客观的评价记录，在实际操作中因为患者的复杂性和不可预测性，可在实施中后进行完善和修改，也要设立足够多的选项供评价者进行评分。

2. Schuell 刺激疗法实际操作示例

（1）听理解障碍的治疗　在这项训练中，需要先准备一些实物和图片来辅助训练，如小的物品（如笔、筷子、杯子）等。康复师仅口头对患者传递信息，患者需要根据要求做出不同的反应。

根据患者失语严重程度，一般情况下，首先从一个词汇的听理解开始，如康复师可以放若干张图片在患者面前，不同的图片上画着不同的内容，康复师根据图片内容口述，让患者指出是哪一张图片。在患者不理解图片内容和听觉信息对应时，康复师应当手里拿着图片对患者进行讲解，当确信患者理解了，康复师便可以开始下一张图片或者实物，要求患者用同样的方式做出反应，直到患者将准备的所有图片和实物基本掌握（大多数失语患者很难康复到正常人的语言水平）。

在患者达到康复师的要求后，这时康复师可以用同样的方式，用另外的刺激词进行训练，如果患者在两词之中都不能做出正确选择，康复师应该返回，用单个词进行训练，或用其他语言模式促进听觉模式。这种训练模式不仅适用于听理解，在许多其他能力的训练中仍然可以复制。在听理解训练时，还可以令患者完成一些身体动作，来检查和锻炼患者的听理解能力，由浅入深，由简到难，如"起立""微笑一下""招一招手""向左看看""举起右手""抬起左腿""用手指表示数字七""握住我的左手""拉住我右手的小拇指""将这张纸对折""把纸撕成四等分"，还可根据指令指出图片，根据指令指出身体部位或其他事物如眼睛、门窗等。当患者恢复到一定程度时，应该适当加大难度，如听词指出反义词的图片，如康复师说下边，患者就应该找出上边示意的图片；听词指出相关意思的图片，康复师说颜色，患者就应该指出该颜色相关的图片；听名词指出相同词性的图（如平板电脑、笔记本）；听形容词指出相符的图（如开心的、苗条的）；听动词指出相符的图（如吃、走）；听介词指出相符的图（在……内，在……左边等）；口述令患者指出书面或屏幕上的字词、数字或语句；对图像内容进行部分描述，等待患者补充，如"一个身材怎么样的男士在做什么";让患者对物品的功能进行解答,如"手机可以用来干什么",让患者对具有形态的物品进行猜测性命名,如"弯弯的、亮的、晚上挂在天上是什么";让患者对环境进行描述,如"这个诊室里面都有什么,尽可能详细地描述一下";让患者进行一类型词义的表述,如"随便说出几个动词,讲几个形容词";让患者按描述指出不同形状和颜色项目,如"圆形的东西都有什么";让患者指出图片中描述内容的特点,如"图片中的这个地方发生了什么";让患者对不同物品进行拿放等移动操作,如"将笔放在书里面夹着";让患者进行多指令符合动作,如"左手拿起放大镜,右手拿起书""翻到书的第 248 页";按时间先后执行多个复合动词指令,如"先拿起杯子站起来,再挥一挥手"。

关于图片的问题,可以引用一些言语测评的语句,例如:"小男孩的左臂是被车门夹住了吗?"依据患者受教育年限,对一些常识性问题进行询问,例如:"北京和中国哪个大?""诸葛亮是谁?"不同的问题可考察患者不同类型的听理解能力,如考察患者命名能力的问题:"课本、铅笔、练习本、手机、水杯全是学习用品吗?"考察患者词义辨析能力的问题:"奶牛与牛奶是什么关系?"失语程度轻的患者不影响日常交流,在巩固训练时则应该考察难度系数更高的问题,根据句子或者不同长短篇幅段落和文章的内容回答问题,听一篇或短或长的文章或一个故事,然后再回答问题,或叙述其内容。

(2)针对阅读理解进行的康复训练 在此训练中,由康复师提供不同内容的视觉刺激,患者以不同的方式做出回答,以上介绍的许多听理解的项目,可以转换为阅读理解治疗来应用。阅读理解训练中可类比图的听理解训练,将印刷体的拼音字母、单词、词组、句子进行匹配。在本部分言语训练中需要一定程度的语言能力,在此水平上的能力提升是语言康复疗效显著的关键。具体训练:词句补全,如"暴雨之前先会有_____(乌云、大海、快乐)";相似词词句补全,如"奶是从_____中挤出来的(牛奶、奶牛)";词句填写,如"香蕉吃之前要_____";不同事物词汇词义分类,先给患者提供一定数量的不同类型的词汇,让患者对这些词汇进行归类;读简单句子补充完整句子(可以用诗句或歌词);让患者对词句与图片进行匹配;让患者用是否回答理解性句意,如"785 大于 769 吗""刚烧开的水是凉的吗";让患者进行阅读时同音词辨析,如"鞋底是_____

做的（香蕉、橡胶）"；让患者进行同义词辨析，如"喜欢的同义词是_____（欢喜、喜乐、喜爱）"；让患者进行反义词辨析，如"丑陋的反义词是_____（美好、美丽）"；对于语言水平接近正常的失语患者，则要读短篇或长篇文章或故事，然后进行叙述性理解能力的训练，可参照语文考试中的阅读理解题目进行出题训练。

（3）口语表达障碍的治疗　康复师采用不同方式的刺激，患者使用口语进行回答，许多听觉理解和阅读理解的项目可以被转换成口语表达的治疗课题。

如果患者失语程度较重，需要随着康复师复述，尽量清晰洪亮地朗读出常用词句；在逐渐熟悉后，康复师减少词句中的部分关键内容，患者在复述的同时进行补充。给予患者一些自由发挥的空间，如让患者复述并自动补充"地球是____的""____是圆的""小学生早晨去____"。对于口语命名障碍的患者，直接训练图片命名即可，图片内容可以根据患者平时命名困难物品自行设计；或考察患者对各类型物品的命名，如让患者说出八种水果，说出几种黄色的水果，说出学习用品名称；让患者介绍某物的功能，如"请您说一下遥控器的功能""请您说一下自行车是用来干什么的"；让患者描述一幅图画或照片的内容，尽量详细；让患者用某个词造句，如"请您用'如果'说一句话""请您用'春天'造一个句"；让患者解释相似词语的区别，如"请您说一下'奶牛'与'牛奶'的区别""请您说一下'美丽'与'美好'的区别"；让患者论述常用事物，如"请您说一下孩子们读书的目的是什么"；让患者对某些连贯性行为进行表述，如"请您说一下怎么挑选蔬菜""请您说一下怎么去某个地方"；让患者对某一段文字信息或视频信息进行回忆性描述；还有许多训练过程和听理解相交叉，如同义词和反义词等，此处不再赘述。

（4）书写表达障碍的治疗　书写障碍的训练过程相对比较简单，但并不代表训练难度低。除去因中风偏瘫导致的右手书写能力丧失外，针对失语造成的书写障碍，康复师提供不同方式的刺激，患者用书写回答，以上许多用于口语表达障碍的训练方法可以转换为用于书写表达障碍的治疗课题。最简单的有让患者描摹或抄写或听写（线、图形、数字）、词；在无图片刺激时进行填空（如他正在写____）；将词分类摆放或书写（如衣服、运动、水果）。

看图写名，身体部位或物体命名；填空组新词（如马＿＿）；根据刺激词写相关词；按偏旁部首写词。

用动词完成句子（如孩子们＿＿水果）；用名词完成句子（如周末他喜欢看＿＿）；用形容词完成句子（如他穿着一件＿＿的外衣）；用反义词完成句子。

写功能性信息（如名字、地址、年龄）；书写回答问题（如用空瓶子可以做什么）；填表格（如存单、保险等）。

看图或物体写句子；用准备的语句组成故事；书写谜语。

尽量写一个专门的课题（如职业）；看提供的文章写摘要；按图片内容、事物或康复师活动写一段话；写谚语和解释意思。

3. Schuell 刺激疗法对比服用氟西汀

★推荐意见：与服用氟西汀对比，推荐采用 Schuell 刺激疗法语言康复训练联合基础治疗。

（1）治疗原则　改善语言功能。

（2）治疗方法　采用一对一的形式，按患者失语程度，灵活制订训练难度，对患者语言功能进行多方位康复训练。

康复训练包括的具体项目：①听理解：先选取简短、精炼、常用的名词，鼓励患者选择出所听到的名称及其功能，并按照命令执行相应动作；按照"循环渐进"原则缓慢增加选取的词句难度，保证难度符合目前患者理解能力，以免难度过大而引起患者沮丧，影响患者自信心，使其产生抵触的负面情绪。定期评估患者对简短文章或词句理解能力，结合其具体情况，适当调整训练难度与进度，并予以一定的鼓励与肯定，以提高患者训练依从性。②语言表达：根据患者语言能力，若失语严重患者可先从发音练起，指导患者用口形、舌唇发声，嘱咐其面朝镜子，不断纠正发音口型；家属在一旁观察并记录患者发音情况，纠正其错位发音，告诉其正确发音方法，对难点反复强化练习。后期根据患者康复情况，指导其对语句实施复述、短语完形、回答问题、联想等训练。③阅读：康复师结合患者实际情况，选择相应难度的词图，或通过家属了解患者日常不会讲的语句，配上相应的图画，让患者表述。④书写：先指导患者书写熟悉、简单的词语，后期根据患者书写情况，逐渐过渡到填词、短语与短文书写，将患者在听理解、语言表达、阅读中的困难词句以读、写、听结合的方式强化练习。训练时确保环境安静、整洁，以免分散患者注意力。康复师或家属可根据情况进行一定程度的鼓励或者奖励，增加患者的依从性。

（3）疗程　8 周。

（4）氟西汀服药方法　口服，每次 20mg，每日 1 次。

（5）评价指标：汉语失语成套测试（ABC）　①听理解能力。治疗 8 周后，语言康复联合基础治疗组听理解能力改善肯定优于基础治疗组（$Z = 4.42$，$P < 0.0001$）（$I^2 = 0\%$，$MD = 0.74$，$95\% CI$：$0.41 \sim 1.06$）。②阅读能力。治疗 8 周后，语言康复联合基础治疗组听理解能力改善可能优于基础治疗组（$Z = 4.42$，$P < 0.0001$）（$I^2 = 0\%$，$MD = 0.74$，$95\% CI$：$0.41 \sim 1.06$）。

## （二）强制性诱导治疗法（constraint induced aphasia therapy，CIAT）

强制性诱导治疗法如今已经开始应用于卒中患者的多项功能恢复训练，认知功能障碍的患者也同样适用。这种康复方法在 21 世纪初开始出现，现在已经得到一定程度的推广应用。CIAT 的原始协议包括三个内容：①约束：强烈鼓励患者使用口头交流方法而不是非语言方式，如手势。②大规模实践：原来的 CIAT 协议包括每天 3 小时（共 10 天）的干预。③素材的变化：根据患者的功能表现逐渐提高所需任务的难度。一般而言，CIAT 的益处主要来自通过对习得性不使用的修订来表达病变半球的康复潜力。

1. 治疗原则　本康复疗法可采取多种操作形式，但应当遵守以下原则。

（1）集中训练原则　短期内进行高强度的集中训练效果优于长期低频率、低强度的无规划练习。

（2）强制性原则　强制诱导患者说出通常避免的词或语句，避免使用手势交流或示意，并进行一定时长的强化练习。

（3）联系生活原则　内容尽量与日常生活相关。

目前有一定数量的研究比较 CIAT 及其他常规治疗在卒中后失语患者语言康复方面的效果，但尚无定论。个别研究的结果尚待在整合后的研究结果中进一步论证。

2. 强制性诱导治疗法对比常规治疗

★推荐意见：与常规治疗对比，强制性诱导治疗法联合基础治疗效果明显优于仅常规治疗。

（1）治疗原则　改善语言功能。

（2）治疗方法　采用一对一的形式，按患者失语程度，灵活制订训练难度，对患者语言功能进行多方位康复训练。

具体操作可根据患者数量自由组织言语治疗恢复训练方法，如将数名失语程度相当的患者分为一组，按小组形式进行，将患者平时说不出的语言词汇或者语句记录在若干张卡片上，卡片的背面和外形无差别，制作多套一模一样的卡片，每名患者各拿一套卡片，互相交流学习，康复师在一旁负责教授和更正，可采取多种形式，如一名患者成功描述一张卡片，其余患者则应将手中相同卡片找出，每名患者依次进行，所有的描述必须完全使用口语，不可夹带手势或者暗示行为，由康复师进行协助指导，患者每天将自己的失语内容进行记录，及时进行复述强化练习，并按情况将卡片内容进行更新。

（3）疗程　8周。

（4）评价指标：西方失语症成套测验（WAB）　①复述能力。治疗8周后，强制诱导语言康复联合基础治疗组复述能力改善程度与基础治疗组无统计学差异（$Z=1.85$，$P>0.05$）（$I^2=53\%$，$SMD=0.69$，$95\%\,CI$：$-0.04\sim1.41$）。②命名能力。治疗8周后，强制诱导语言康复联合基础治疗组命名能力改善肯定优于基础治疗组（$Z=2.35$，$P<0.05$）（$I^2=90\%$，$SMD=2.37$，$95\%\,CI$：$0.40\sim4.34$）。③听理解能力。治疗8周后，强制诱导语言康复联合基础治疗组听理解能力改善肯定优于基础治疗组（$Z=4.35$，$P<0.0001$）（$I^2=56\%$，$SMD=1.19$，$95\%\,CI$：$1.09\sim2.86$）。④口语能力。治疗8周后，强制诱导语言康复联合基础治疗组口语能力改善并不优于基础治疗组（$Z=1.14$，$P>0.05$）（$I^2=0\%$，$SMD=0.25$，$95\%\,CI$：$-0.18\sim0.69$）。

总之，强制性诱导治疗对于卒中后失语患者在短时间内进行高强度的语言训练，能够有效地帮助患者恢复语言功能，适用于卒中后失语患者的各个阶段。若按小组形式进行，有利于激发患者潜能，增强效果，提高资源利用率，但由于患者脑损伤程度的差异导致恢复效果参差不齐，本方法在语言功能及日常交流能力的康复效果尚需整合不同研究进一步解释。

## （三）交流效果促进法（PACE）

交流效果促进法（PACE）在 1978 年由美国言语康复师 Wilcox 提出，后经多次修订和完善，目前已被广泛应用于多种失语症患者的治疗。PACE 主要通过康复师与失语患者直接交流进行，交流应以患者为主，通过阅读并表述卡片信息的形式，使患者不断改善自己的日常语言交流水平，康复师可根据不同失语症类型和患病康复水平自主改变交流内容，使训练场景尽量接近日常生活。

1. 治疗原则　康复师在实际训练中应根据患者失语的类型和语言能力，选取贴近患者日常交流内容的信息，以提高患者表达能力为主要目的。应遵守以下治疗原则：

（1）平等分担会话责任，康复师与患者在交流过程中是完全平等的，轮流表达和猜测卡片信息，不存在要求对方做事的"上下级"关系。

（2）交换新信息，康复师和患者相对而坐，卡片内容不可以让猜测方看到，卡片背面应当无法分辨。卡片信息应当保持一定的新鲜度，避免因太过熟悉而影响训练效果。

（3）表达方式随意化，表述方可采取任何信息交流方法，如书写、手势、暗示、画图等。

（4）自然反馈。在表达结束后，双方应根据卡片内容进行适当的反馈交流，康复师帮助患者改善表述内容。

2. 操作技巧及注意事项　通过在训练中运用接近实际的语言对话结构，使信息在语言康复师和患者之间传递，使患者最大程度使用适合自己的语言能力，以获得实用的交流表达技能。PACE 对患者多种语言功能都有改善作用，包括多种形式的信息表达，有助于患者找到适合自己的表达方式。在 PACE 治疗中患者交流能力的提升主要靠自身的调动，因此，康复师应当密切观察患者的情绪变化，善于引导患者进行积极治疗。

参考训练过程：康复师和患者家属根据患者日常生活中接触的事物图画，制作若干张卡片，卡片形状、大小相同，背面内容完全一致，正面内容为日常生活中的事物、场景或抽象名词。将卡片随机分为两组，均背面朝上，康复师和患者相对而坐，各分得一叠卡片，双方轮流拿一张卡片进行多种形式的自由表述（可口述、画图、写字、手势或示意），不让对方看到卡片正面，另一方则根据描述猜卡片内容，讲出猜到的具体事物。如描述者描述月亮，可以说："夜晚天空中最亮的、弯弯的是什么？"猜测方可进一步详细询问，如"圆的还是尖的"等。若猜测方未能明确说出该事物，双方应根据刚才的表述进行交流反馈，而后双方交换角色继续进行，结束后根据患者表述效果进行评分。每天训练30~60分钟，每周5次。

（1）PACE评分标准　不能评价；不能表达信息；即使采取多种途径，表达内容仍完全错误；经过多次诱导提问，信息表述仍不完整；通过绘画、书写、手势或经过提问，最终信息表达较为成功；经过自主更正后信息表达成功，内容表述完整；首次表述即清晰明确。

（2）PACE注意事项　卡片信息内容应联系日常生活，选材要适宜患者。康复师不可对患者表达内容进行与预先猜测或直接带过，尽量不要打断患者，帮助患者建立自己的表述思路。可对内容进行适当发挥，激发患者交流潜能，如询问某物品有什么作用、产自哪里等相关类似内容。

PACE相较于常规语言训练法有着显著的优点，以提高交流的实用性为目的，患者在表述时完全依靠自主的表达能力和方式，无法得到周围人的及时指导，可充分调动自身潜力，比较成功地模拟了日常生活中的交流场景，康复师在自然交流中容易正确把握患者日常语言水平，因此效果比常规失语训练理想，尤其有助于患者日常表述能力的提高，帮助患者树立自信心。PACE也有部分不足，如患者几乎完全靠自身来表述，失去了周围人及时的引导，容易感受到压力，失语程度较重的患者在实施过程中会遇到多重困难，易产生消极情绪，认知障碍或理解能力不足的患者不易实施，在遇到困难情况时不可强制进行。

### （四）旋律语调疗法（melodic intonation therapy，MIT）

失语症的旋律语调疗法由Albert于20世纪70年代最先提出，利用了人脑音乐优势半球在右半脑的原理，用旋律和语调将受损区域的语言功能替代表达，通过逐渐减少音乐辅助表达，使失语患者恢复语言功能。简言之，就是让患者唱出词汇和句子，利用尚未损失的歌唱能力帮助恢复口语表达能力。在日常语言交流中，语句中的某些音调、韵律、重音一般由大脑右侧半球控制，因此，在失语康复训练中正确运用语言表达中的重音、音调和旋律模式，可起到更好的康复效果，且当传统训练方法达到瓶颈时，MIT仍可以帮助患者取得新的进步。如有节奏地敲击左手并配合发音，可对右侧大脑的感觉运动网络起到激活作用，以帮助失语患者发出标准音律，效果明显好于传统口授纠正强化记忆练习。

旋律语调疗法帮助大脑左半球较大面积脑梗患者激活对侧半球同源语言功能区，而对大脑左半球小区域病灶患者则更趋向于激活左半球。MIT的主要机制可能有以下几个方面：①语言神经得到重塑，Schlaug 等发现经过 MIT 康复训练 75 次后左脑大面积梗死患者大脑弓状纤维束变粗，提示MIT 可引起大脑结构语言相关神经的改变。Zipse 等发现 MIT 能使左脑严重脑梗 1 年以上，常规语言训练难以起效的患者语言功能继续改善，同时大脑右半球白质通路得到进一步激活及右侧额叶功能性 MRI 改变。②通过激活镜像神经元，镜像神经元与大脑语言功能区域有一定交叉重叠性，在患者大脑通过镜像功能得到锻炼的同时，语言神经系统也可能被同时激活。

1. 适用范围　通常认为以下失语患者更加适用 MIT。

（1）左脑卒中患者。

（2）发音能力欠缺，语言表达不流畅。

（3）复述困难者。

（4）听理解能力比较完善。

（5）患者康复意愿强，有一定专注能力，在 MIT 中有积极情绪。

2. 训练步骤　训练步骤主要分为三个阶段。

（1）挑选出失语者难以讲出的语句，语言康复师和失语者同时有节奏、有韵律地吟唱语句或词汇，伴随康复师以相同节奏敲击患者左手手背，在患者熟悉节奏和韵律后，自主地对内容进行吟唱，完全掌握后由康复师对吟唱内容进行提问，患者在回答时可通过左手的敲击节拍进行辅助回忆。

（2）语言康复师逐渐减少吟唱，失语者逐渐独立进行，同时渐渐去掉韵律，仅保留左手敲击的节奏。在患者掌握目标内容后进行提问，可终止左手敲击节拍的辅助。

（3）康复师单独对目标内容进行吟唱并伴随敲击节奏，在延迟数秒后，康复师对患者进行提问，患者单独尝试讲出不带韵律和节奏的目标词句。

卒中后失语患者常伴有发音、构音障碍，MIT 对此类患者更为适用，可以纠正该类患者发音不准的问题。值得注意的是，MIT 的训练内容必须循序渐进，先从比较简单的合唱开始练起，逐渐增加难度，锻炼自主言语的产生，这种逐层级的训练方式能够最大限度地帮助患者提高语言能力，表达能力缺失严重的患者可适当拉长语调，有助于患者仔细体会字词的音律，从而使患者表达更为清晰。康复师最好提前了解患者的兴趣、爱好、关注点及日常活动等，对患者旋律语调的感知能力进行简单评估，以设计适当的韵律、节拍等，从而更容易调动患者的主观能动性和积极性，使用较为夸张的节律、音调来表达患者所关注的词句内容，可引导产生康复的理想疗效。另外，失语患者对 MIT 的敏感性存在一定程度的个体差异，并不是对所有失语患者都能取得理想疗效。有关 MIT 的潜在作用机制目前仍然不甚明确，相关潜在机制有待进一步挖掘。

**（五）程序学习法**

Skinner 强调行为方面的研究，口头操作被视为是某种或先前情况对口头反应的依赖关系，说话被视为是内在或外在刺激后的条件反应。他指出："失语症患者失去了某些控制其行为功能的关系。"治疗师就是要恢复其所失去的关系，并连接刺激与反应间的关系。他们会因为时间而改变，因此，要仔细严谨地界定其行为，并且用系统化的操作性过程来改变行为，这是程序学习法的特色。

LaPointe 于 1978 年提出，程序学习法（the programmed learning approach）就是根据刺激的选择，在整合认知刺激法的基础上，使患者接受多个过程的刺激，对刺激的途径和反应的强化进行明确限定，使之有再现性，然后对患者的准确率进行测定。

1. 训练步骤

（1）训练步骤包括最基础的测量，仔细评断患者的行为，且测量治疗前行为发生的频率，以及控制反应的刺激条件。

（2）应用行为改变技术，首先精确地定义最后的行为，再选择一个程序来改变反应的频率或建立新的反应，并适当地使用增强物；而其最后的行为经由控制的步骤或改变刺激条件而形成。

（3）扩展刺激的范围，从控制的情境到自然的沟通情景。

2. 程序学习法的实例　对于 4 个音节以上的单词或两个单位以上的句子复述有困难的失语症患者，训练目标是 4 个单位句子的复述，例如："在街角的烟店买打火机。"

（1）第一步是"烟"这一单词的复述，然后分单位逐步进行，烟→烟店→街角→街角的烟店→在街角的烟店买→在街角的烟店买打火机。

（2）各个步骤出现正反应就要说"对，好，很好"，这是给予强化；出现错误反应时再给予刺激；再刺激后，若再次出现错误反应，便要回到第一步重新开始。

### （六）功能重组法

功能重组法（reorganization）是 Luria 提倡的一种训练方法，即通过对受抑制的语言通路进行康复训练，以使功能得到重新组合，然后得以开发利用，进而帮助患者提高语言利用能力。

在言语失用的训练中，利用视觉刺激，包括镜子、构音器官的图示等外部的辅助手段来训练是有效的。此外，构音动作容易做的、音节数少的单词，会有意识地、慢慢地说出来。

对于能够说出单词，但是句子和文章表达有困难的重度运动性失语患者来说，首先语言治疗师要教给患者在句子中所含有的单词；其次把主语和目标词所对应的位置，用不同的图形标记纸给患者提示出来；然后给予所需要训练的句子，使患者按照标记的图形书写出对应的单词，来完成句子的表达。Luria 认为，首先采用训练目标之外的辅助手段，进行患者可以有意识和可操作课题的训练，慢慢地去掉辅助手段，转化为患者自己可以理解和可运用的能力，最终达到患者有意识和自己能主动做到的训练课题。

### （七）家庭失语康复

卒中后失语的康复训练本来需要一定程度的专业素质要求，且需相对较长的治疗周期才能见效，但由于目前医疗资源的紧缺，患者住院时间短且专业语言康复师往往非常缺乏，为此以家庭为单位的康复训练应该被提倡，长时间接触患者的家属易习得掌握的言语训练方法，由家属承担在家庭和社区对患者的言语康复训练工作，这不仅节省了紧张的康复医疗资源，还帮助患者大大减轻了家庭经济负担。失语患者在医院经康复师治疗时间有限，而家庭人员和陪护者陪伴患者的时间是相对充裕的，因此，指导陪护者学会正确的家庭训练更加有必要。尽管由于家庭的完全放松环境，往往很难完全调动起患者的积极性，训练效果一般不如在医院进行的康复治疗，但还是应该尽最大努力施行此类治疗途径。

1. 治疗原则　在家庭康复训练中，应该坚持以下治疗原则。

（1）陪护者尽量多与患者进行多角度的交谈，在交流过程中应语速适中，以患者能正确理解为限度。

（2）在交谈中应使患者注意力专注于所交谈的内容上，可选取患者感兴趣的话题，可以采用一些引导性的语句，如患者患病前是球迷，则可以说"让我们谈谈这支足球队"，从而引导患者成为交谈中的主角。

（3）在交谈中应避免复杂难懂的语句，放缓语速，同时指导患者讲话清晰，纠正错误发音，既要做一个专心的聆听者，注意密切观察患者的语调、情绪、行为，也要做一个合格的指导者，细心教导患者正确表达。

（4）对患者多进行鼓励和安慰，即使失语者犯了一些错误，也要尽量不予责怪，患者往往盲目点头肯定，看别人笑则跟着笑，往往根据所看到的内容理解事情，陪护者则会误认为患者心里很清楚明白。当患者心情完全放松，真正做到以我为主时，就不会出现附和别人的情况，因此，要求陪护者多帮助患者建立信心，对患者进行安慰和鼓励。

（5）帮助患者建立良好的生活习惯，对活动能力不足的患者进行照顾。卒中后失语患者常伴有生活不能自理，生活质量得不到基本保障，再好的康复训练方案也很难产生积极意义。如卒中患者常因行动不便，长期不讲卫生，在康复训练时类似这些情况容易产生阻力，而健康、有规律的生活习惯可以使患者的精力变充沛，头脑变清醒，从而提升患者的依从性，在康复训练中可起到非常关键的保障作用。

2. 操作步骤　家庭语言康复训练的参考操作步骤如下。

（1）制作一些图片、实物，最好是日常所见的，患者命名困难的，要求给图片、实物进行命名，并不断进行强化训练。

（2）拿出一张情景画面，家属和患者进行口语交谈，以患者为主导，对患者的描述内容进行补充或纠错。

（3）对当前或过去发生的事情进行交流询问，让患者进行回忆并讲述，如患者曾经的工作、家庭琐事、婚姻儿女、朋友同学等。如果说不出，可以通过照片或者录像勾起患者的回忆，给予听觉刺激和视觉刺激。

（4）利用患者感兴趣的书刊、画报、杂志等读物，让患者朗读，结束后家属针对文章内容进行提问，以训练其理解力、记忆力和表达力。

（5）播放听力材料，如收听 FM 电台，一些抑扬顿挫的声音、幽默的语言，很容易使患者集中注意力，激起患者的反应，使其进入听众角色，刺激其思维，从而增强对语言的理解力，同时还能缓解患者的不适感，消除悲观消极思想。

### （八）智能设备辅助康复

20 世纪八九十年代，为了增加患者的训练强度，节约稀缺的康复医疗资源，帮助减轻临床压力，计算机辅助性治疗方法开始崭露头角。如今随着互联网技术的快速发展，计算机辅助失语治疗逐渐变得常用，国内外开发了诸多相关软件，如 Power-Afa、Multicue、TG-PX-111、step by step、Lingua graphics。有些软件不仅可以指导言语训练，而且能够通过麦克风评价和纠正练习效果。由言语康复师使用失语症强化训练软件系统提供的电子词卡、电脑图片、情景图片、动画等，选择患者个性化的强化训练方式、训练难度、方言等进行言语治疗。用计算机将图片或词句放映，患者对其进行命名，若在 5 秒内成功命名，则继续进行下一张，若命名失败，则由患者进行口型模仿，发音正确后再复述数遍，然后继续进行，直至将所有图片或词句循环完成。这是最简单的计算机辅助康复方法。另外，还有替代失语者说话的软件，如 My Voice 可以替代失语者讲出自己想说的内容，可安装在智能手机或平板电脑上，这个软件由加拿大多伦多大学的学生发明，并配备各种常用的短语，表达方式也很自然，可以辅助患者快速说出常见语句。My Voice 还有一个独特的功能，可以通过 GPS 系统确定失语者的位置，以提供合适的表达内容。该软件国内的版本尚缺失，有待软件制作人员进行开发。

西方失语患者康复软件 Power-Afa（PC 端）较为常用，对特定认知领域（注意和记忆功能）、命名、口头理解能力、书面表达能力、语言理解能力等都有显著改善，在沟通技巧及情绪和应对方式的优化方面都做得较为精致。该软件还适用于不同类型、不同语言难度和个人背景复杂的患者。康复师在每次训练期间提供帮助和刺激，监测错误数量、执行时间和任务准确性，训练疗程的增加也意味着难度水平的定期增加，从易执行到难执行，与实现的目标相关。Power-Afa（PC 端）呈现不同类型的任务：①语音任务刺激听觉技能，以理解名称和动作；重复这些过程以提高患者的表现。②语义任务包括破译属于多个语义领域的材料；该任务还包括对材料的个人评估问题。③书面任务意味着复制、听和转录音频练习。④选定类别（动物、颜色、身体部位、水果、食物、常见问题和动作/动词）的形态和句法任务。

智能设备应用于失语的康复具有以下优势：

一是设置合适的刺激模式。如今计算机功能非常发达，康复师可以按照患者所需，寻找适合患者的刺激内容，如患者感兴趣的图片、文字。适当调整刺激强度、时间、词句的音调、语速、背景音乐、图片的大小、颜色，根据患者的反应，改变作业难度。

二是精确测定患者反应。在常规康复训练中，康复师常需要自主评估患者的反应灵敏度，从而说明患者的语言熟练程度，但由于主观性太强，导致即使是同一患者，不同康复师的评分结果也会产生差别。智能设备较高的客观性很好地弥补了这一缺陷，计算机系统可以以微秒为单位精确测量患者的反应时间，测定语言熟悉度，尽管临床康复时情况会有一些变化，如环境改变，患者身体状况改变，这仍然是一个可以利用的方面。

三是记录整理分析患者数据。每次康复治疗结束后，利用计算机对数据进行处理，能更精确地掌控康复训练的疗效，如统计错误类型，还可以更加具体地统计不同词汇的错误率、患者的反应时间、进步变化趋势，帮助康复师判断并研讨康复效果，制订更佳适宜的训练方案。

在患者充分掌握训练程序后，尝试让患者进行自主训练，康复师和家属不再进行任何帮助，听、说、读、写等难度适宜的训练素材由康复师提前编制好，这样可以大大提高临床效率。

在特定的社会环境下，当无法面对面进行言语治疗时，远程言语康复训练也可起到作用。如某些原因导致无法到医院进行康复治疗的患者，还可选择远程康复训练的方式，康复师一对一或一对多地与患者进行视频连线，以满足当前形势的失语康复恢复。

目前在国内运用计算机进行失语康复还处于待普及阶段，一方面由于卒中往往引发一定程度的认知障碍，另一方面由于大多数患者是老年人，电子智能设备使用能力较低，而且还受到方言的影响，患者难以适应失语康复软件，导致此类方法在国内的使用比较局限，资源分布极其不均，高质量的康复软件还有待进一步开发。

总而言之，运用特定失语训练软件对患者进行康复训练，大大节省了人力物力，是未来失语康复的大趋势。

### （九）词联导航训练法（WANT）

词联导航训练法是近年来新出现的方法，目前尚未广泛推广，以建立的汉语联想词汇库作为素材，以语义启动效应与扩散激活模型作为理论依据，通过计算机分析计算，主要施行"尝试命名＋口型模仿＋复述"三步训练模式。词联导航训练法适合家庭训练，由患者家属帮助患者实施，其疗效与康复师的训练并无差异。

### （十）使用交流板（communication board）

失语程度严重的患者康复训练效果容易不理想，到达瓶颈期，特别是认知能力完好但是口语能力欠缺的患者，这时需要使用交流板进行表达，交流板可以绘图、写字，甚至包括亲属的照片和名字、常见用品和日常活动，以方便患者及时表达所需。偏瘫患者应该学习健侧肢体单独使用，四肢瘫痪者可以制作口笔或固定好的头帽笔，在使用之前需要先接受详细的训练，先将图片记住，教会患者吃饭时使用哪张图片，睡觉时使用哪张图片等，方便患者熟练地应用，使用一段时间后，需根据日常所需进行内容更新。

## 第二节　康复训练联合基础治疗方案

西医学对于失语症的语言康复理论起于两次世界大战期间，大量战场上颅脑损伤的士兵出现了失语症状，当时的神经科医生联合心理学家、语言学家着手研究失语士兵的恢复性训练方案，从此语言病理的研究开始发展起来，一些失语相关书籍开始出现。20世纪70年代，世界上许多国家开始建立康复中心，语言功能训练进一步得到重视。失语患者在康复训练一定疗程后，需进行客观的语言测评，以评估疗效，主要包括听理解、言语、阅读和写作四种语言能力，以及数学计算能力、日常交流能力等诸多方面。常用的测评量表有西方失语症成套测验（WAB）、功能性语言沟通能力检查法（CFCP）、波士顿失语症严重程度分级（BDAE）、中国康复研究中心汉语标准失语症检查量表（CRRCAE）、汉语失语成套测验（ABC）。

## 一、康复训练联合基础治疗方案

★推荐意见：与基础治疗对比，推荐康复训练联合基础治疗试用于卒中后失语的治疗。

1. 治疗原则　训练语言能力。

2. 治疗方法　参考上文失语康复方法。

3. 疗程　2～3个月。

4. 评价指标：康复治疗联合基础治疗与基础治疗

（1）指标1：汉语失语症检查法（ABC）　治疗4周后，康复治疗联合基础治疗组语言功能评分改善情况优于基础治疗组（$Z = 17.64$，$P < 0.001$）（$I^2 = 22\%$，$SMD = 2.98$，$95\%CI$：$2.65 \sim 3.31$）。

（2）指标2：临床疗效评价指标　治疗2～3个月后，康复治疗联合基础疗法治疗PSA临床疗效与基础治疗组相比，差异有统计学意义（$P < 0.05$），试验组与对照组平均临床总有效率分别为95.37%和79.14%。

（3）指标3：改良波士顿诊断性失语症检查法（BDAE）　康复治疗联合基础治疗组言语表达平均评分（187.1）优于基础治疗组（170.2），康复治疗联合基础治疗组听理解平均评分（384.7）优于基础治疗组（356.3），康复治疗联合基础治疗组阅读平均评分（374.2）优于基础治疗组（322.4），康复治疗联合基础治疗组书写平均评分（265.8）优于基础治疗组（234.7），差异有统计学意义（$P < 0.05$）。

（4）指标4：CFCP评分　康复治疗联合基础治疗组言语表达平均评分（164.58）优于基础治疗组（135.78），差异有统计学意义（$P < 0.05$）。

## 二、康复训练联合心理疗法与基础治疗方案

★推荐意见：与基础治疗对比，推荐康复训练联合心理疗法用于卒中后失语的治疗。

1. 治疗原则　训练语言能力，改善心理健康。

2. 治疗方法　参考上文失语康复方法和心理疗法。

3. 疗程　2个月。

4. 评价指标：康复治疗联合心理治疗与基础治疗临床疗效评价指标治疗2个月后，康复治疗联合基础疗法治疗PSA临床疗效与基础治疗组相

比，差异有统计学意义（$P<0.05$），试验组与对照组抑郁状态评分分别为17.42 和21.24。

## 三、记忆广度训练疗法

★推荐意见：与语言训练相比，推荐记忆广度训练疗法联合语言训练应用于 PSA 的治疗。

1. *治疗原则*　促进语言功能恢复。

2. *治疗方法*

（1）记忆广度训练　逐个呈现多张数字卡片，卡片数量由 3 张逐渐增加，要求患者在每个卡片呈现后将刚看到的数字按顺序默写或说出来，每次 30 分钟，每周 5 次。

（2）语言康复训练　Schuell 刺激疗法、个体针对性语言康复训练方式，每次 30 分钟，每天 2 次。Schuell 刺激疗法是一种目前备受临床推崇的康复治疗策略，采用一对一的形式，按患者失语程度，灵活制订训练难度，对患者语言功能进行多方位康复训练。具体操作可根据患者数量自由组织言语治疗恢复训练方法，如将数名失语程度相当的患者分为一组，按小组形式进行，将患者平时说不出的语言词汇或者语句记录在若干张卡片上，卡片的背面和外形无差别，共制作多套一模一样的卡片，每名患者各拿一套卡片，互相交流学习，康复师在一旁负责教授和更正，可采取多种形式，如一名患者成功描述一张卡片，其余患者则应将手中相同卡片找出，每名患者依次进行，所有的描述必须完全使用口语，不可夹带手势或者暗示行为，由康复师进行协助指导，患者每天将自己的失语内容进行记录，及时进行复述强化练习，并按情况将卡片内容进行更新。

3. *疗程*　4 周。

4. *评价指标*：语言功能评价指标——标准失语症检查量表（CRRCAE）　治疗 4 周后，记忆广度训练联合语言训练疗法 CRRCAE 各项评分较治疗前相比较，差异有统计学意义（$P<0.05$）。

## 四、记忆广度训练联合通督调神针刺疗法

★推荐意见：与记忆广度训练相比，推荐记忆广度训练联合通督调神针刺疗法应用于 PSA 的治疗。

1. 治疗原则　促进语言功能恢复。

2. 治疗方法

（1）记忆广度训练　逐个呈现多张数字卡片，卡片数量由3张逐渐增加，要求患者在每个卡片呈现后将刚看到的数字按顺序默写或说出来，每次30分钟，每周5次。

（2）通督调神针刺法　用0.25mm×40mm一次性无菌针，取风府、人中、神庭、哑门、百会穴，向上斜刺，刺入人中穴约0.5寸，从风府穴进针，下刺哑门穴，神庭穴以平刺法向百会穴方向刺进约0.8寸，运用相同手法刺入百会穴1寸，快速捻转。待进针得气之后留针30分钟，每日1次，每周6次。

3. 疗程　4周。

4. 评价指标

（1）指标1：临床疗效评价指标　治疗4周后记忆广度训练联合通督调神针刺组治疗总有效率与语言训练组相比，差异有统计学意义（$P < 0.05$），总有效率分别为90.24%和68.29%。

（2）指标2：失语状态评价指标——标准失语症检查量表（CRRCAE）治疗4周后，记忆广度训练联合通督调神针刺组CRRCAE各项评分记忆广度训练组相比，差异有统计学意义（$P < 0.05$）。

（3）指标3：血液流变学评价指标　治疗4周后，记忆广度训练联合通督调神针刺组血液流变学指标（血细胞比容、血液黏度、高切及低切全血黏度）与记忆广度训练组对比，差异有统计学意义（$P < 0.05$）。

## 五、启音开窍按摩法联合语言训练方案

启音开窍按摩法是穴位按摩法的延伸。中医学认为，因为人体内存在经络才使气血得以运行，经络可以沟通人体全身，有联络脏腑及肢节的作用，古云"内属脏腑，外络肢节"即指经络。穴位使脏腑的病理变化通过经络的传导作用，反映于体表的特定反应点；刺激穴位也可以通过经络向内部脏腑传导。《点穴术·点穴与气血》中把穴位比喻为门户，认为若能打开闭之门户，气血则正常运行，疾病也就消失，故对闭之门户进行按摩可以行气活血，治愈疾病。

穴位按摩法属外治，具有简单易上手、经济支出少、无毒副作用等特

点，在卒中后运动性失语患者方面有着明显的临床效果，能够改善患者的语言沟通，提高患者的日常生活活动能力等。王乐红等研究发现，穴位按摩是一种安全、舒适、经济实用、有效的方法，能够明显改善卒中患者的临床效果和生活质量，故启音开窍按摩法适合治疗卒中后运动性失语患者。

★推荐意见：与语言康复训练相比，推荐启音开窍按摩法联合语言康复训练应用于 PSA 的治疗。

1. 治疗原则　活血化瘀，息风通络，开窍益音，开音治哑。

2. 治疗方法

（1）推拿　按揉廉泉穴、天突穴、扶突穴（双）、天柱穴（双）、风池穴（双），施术手法：以拇指螺纹面为着力点，其余四指辅助，腕关节微屈或伸直，拇指在前臂的摆动带动下做环转运动，速度为每分钟 100～120 次，以患者舒适为度；按摩风府穴、哑门穴，施术手法：以拇指螺纹面为着力点，从哑门穴到风府穴，按经络方向推动，在风府、哑门处按揉，每分钟 60～80 次；按摩人迎穴（双），施术手法：以拇指和食指螺纹面为着力点按于人迎穴，前臂摆动带动双指做环转运动，用力适中，每分钟 80～100 次。每个穴位按揉或推 5 分钟，每天 2 次，以使患者自觉"得气"感舒适为度。

（2）语言康复训练　Schuell 刺激疗法、个体针对性语言康复训练方式，每次 30 分钟，每天 2 次。Schuell 刺激疗法是一种目前备受临床推崇的康复治疗策略，采用一对一的形式，按患者失语程度，灵活制订训练难度，对患者语言功能进行多方位康复训练。具体操作可根据患者数量自由组织言语治疗恢复训练方法，如将数名失语程度相当的患者分为一组，按小组形式进行，将患者平时说不出的语言词汇或者语句记录在若干张卡片上，卡片的背面和外形无差别，共制作多套一模一样的卡片，每名患者各拿一套卡片，互相交流学习，康复师在一旁负责教授和更正，可采取多种形式，如一名患者成功描述一张卡片，其余患者则应将手中相同卡片找出，每名患者依次进行，所有的描述必须完全使用口语，不可夹带手势或者暗示行为，由康复师进行协助指导，患者每天将自己的失语内容进行记录，及时进行复述强化练习，并按情况将卡片内容进行更新。

（3）疗程　4～8 周。

（4）评价指标　①指标1：临床疗效评价指标。治疗4周后，启音开窍按摩法联合语言康复训练治疗PSA临床疗效或许优于语言康复训练，有效率分别为96.88%和87.88%。②指标2：日常生活能力评价指标。治疗4周后，启音开窍按摩法联合语言康复训练组ADL评分与语言康复训练组对比，差异有统计学意义（$P < 0.05$）。治疗8周后，启音开窍按摩法联合语言康复训练组ADL评分与语言康复训练组对比，差异有统计学意义（$P < 0.05$）。

## 第三节　rTMS联合语言康复治疗方案

### 一、重复经颅磁刺激治疗失语的研究进展

1980年，默顿和莫顿利用经颅电刺激（TES）成功地对人类大脑皮层进行了电刺激，TES脉冲由两个电极发出，只有一小部分电流能穿过头皮到达大脑皮层，并且在具体治疗过程中发现这种电刺激有疼痛的副作用，于是在1985年，Baker团队提出用TMS替代TES。经颅磁刺激（transcranial magnetic stimulation，TMS）是通过在体外应用脉冲磁场对大脑组织受损伤的相关部位进行无创性刺激性治疗的一种神经调控技术。不同于TES，作为一种通过测量运动阈值或记录运动诱发电位（MEPs）来探索中枢运动回路的兴奋性的工具，它通常通过破坏正常的认知功能来提供在空间和时间上研究大脑功能的可能性。它通过在受激线圈中诱导短电容器释放电电流，然后产生磁场，线圈会随着磁场变化而产生环形电流，诱导神经细胞膜电位去极化而激活大脑皮层，使其兴奋或抑制，从而影响脑代谢和神经电活动。因其具有无痛、无创、便捷及安全的特点，正逐渐被广泛应用于PSA患者的康复治疗中。TMS通过对大脑语言功能区、脊髓神经根及大脑周围神经等进行电刺激，改变了大脑神经的兴奋性，从而使大脑皮质各区域的功能得到调节。

重复经颅磁刺激（repetitive transcranial magnetic stimulation，rTMS）是1992年在TMS基础上发展起来的更为先进的神经调控技术，具有刺激局部脑组织和与其功能区相关的语言网络大脑组织的作用，现已较广泛地运用于神经系统疾病中。rTMS每次施加一串脉冲，可以重复多次对受刺激大

脑组织进行强度不变的刺激。这一串串的脉冲波可以无衰减地传送到大脑皮层，引起神经细胞膜去极化而产生动作电位，从而激活大脑皮质。rTMS有高频（high-frequency，HF）和低频（low-frequency，LF）两种刺激模式，不同类型的刺激和目标脑区的组合可以产生不同的生物学效应。在正常健康人的大脑中，双侧脑半球有生理性的交互抑制行为，在这种交互抑制的情况下，脑组织双侧功能和平共处。在大多数人中，语言中枢位于左侧大脑半球，当左半球受损后，位于其上的语言功能区随之受损，同时右半球功能不受约束，导致皮层过度激活，左右半球交互抑制失衡，左侧受抑制水平上升，进一步使患者语言功能下降。许多研究已阐明失语的康复过程就是恢复双侧大脑半球的平衡状态及重建语言功能网络的过程。在Dammekens 等人的报道中，以脑梗死失语症患者为对象，经过 rTMS 刺激发现，患者听理解、命名能力明显得到提升，左半球、右半球交互抑制性逐渐恢复正常。

据目前研究来看，HF-rTMS（＞5Hz）可上调皮质兴奋性，而 LF-rTMS（＞5Hz）可抑制皮质兴奋性。临床对于失语症的治疗多采用 LF-rTMS 模式，认为 LF-rTMS 可以下调健侧半球增加的皮层活动，从而减少健侧半球对受损皮层区域施加有害的半球间抑制。另外，有研究采认为 HF-rTMS 模式用于患侧半球可以刺激语言中枢局部神经细胞，增加大脑皮质兴奋性，从而改善语言功能。但由于 HF-rTMS 易造成癫痫、颅内出血等不良反应，在临床中则较少使用。如 Hamilton 等应用 LF-rTMS 刺激健侧大脑半球语言功能区，观察到患者自发言语及命名评分提升。近年来，随着神经成像技术的发展，这种理论遭到了质疑，有学者认为对于脑损伤严重的患者，应以健侧代偿为主；而对于脑损伤较轻的患者，应刺激患侧，促进患侧皮层功能恢复。

## （一）作用机制

在传统半球竞争理论中，认为两个大脑半球存在相互制约平衡的关系，在运动系统中，两个半球初级运动皮层之间的经胼胝体抑制连接可能有助于协调双手运动。由于卒中的发生导致这种平衡被打破，患侧大脑半球对健侧大脑半球制约减少，而健侧对患侧的抑制增加，失语的发生往往是由于语言中枢所处区域的大脑半球脑组织梗死或受到出血的压迫后坏死，受损伤一侧脑组织兴奋性降低，而健侧脑组织兴奋性增高，这种大脑

半球之间的制约平衡关系被打破，从而抑制大脑功能的恢复，利用 rTMS
则可以通过使用不同参数的刺激模式，从而调节大脑皮质的兴奋性，使大
脑半球达到双相平衡。Naeser 等人将大脑半球间抑制假设应用于语言功能，
对右脑半球的语言同源部位进行 1Hz 抑制性刺激，并报告了四名非流利性
失语症患者的语言功能改善情况。有学者使用 1Hz 刺激采用功能性近红外
光谱和手指任务，纵向评估新发皮质下脑梗死和上肢轻瘫患者的大脑半球
间存在不对称性，急性发病期间健侧占据主导，而经过一段时间治疗，患
侧大脑半球得到激活，两侧大脑半球逐渐共同占据主导。有研究发现 LF-
rTMS 可以抑制右大脑半球额叶和颞叶不同脑区的激活，促进左优势半球的
脑区的激活，影响各种细胞因子和神经递质（尤其是 BDNF）的传递、表
达和释放，从而改善大脑不同区域的功能，促进大脑可塑性的变化。
BDNF 可以在整个大脑中产生，作为已被建议诱导活化 C 激酶 1（RACK1）
的受体介导突触蛋白的局部翻译，能够调节神经元活动和正常的神经元功
能，并在卒中后的保护和恢复中发挥重要作用。RACK1 是一种由 7 个色氨
酸 - 天冬氨酸（WD）40 结构组成的支架蛋白，可以调节蛋白质间的相互
作用，靶向 RACK1 信号通路可作为神经发育障碍的治疗方法。有研究推
测 RACK1 和 BDNF 外显子 IV 可能通过 MeCP2 磷酸化的相互作用，从而使
磁刺激对大脑组织进行神经保护。在这些研究中，rTMS 治疗 PSA 的有效
性依赖于纵裂抑制的治疗措施。

　　rTMS 对于大脑的刺激可能存在后效应。有研究认为这种效应与长时程
增强（long-term potentiation，LTP）和长时程抑制（long-term depression，
LTD）突触可塑性密切相关，并且认为由 rTMS 引发的 LTP/LTD 与脉冲频
率有关。有实验发现 1Hz rTMS 和 5Hz rTMS 超过 10 分钟会产生 LTD 和 LTP
不同的效果。LTP 或 LTD 是否被诱导的决定因素可能与细胞内 $Ca^{2+}$ 水平和
突触后膜中 $Ca^{2+}$ 内部的流动强度相关。钙离子浓度大而快速的上升通过激
活特定的途径诱导 LTP，而小而缓慢的上升通过打开其他途径导致 LTD。
药理学和动物实验的结果表明，rTMS 通过 N - 甲基 - D - 天冬氨酸（NM-
DA）受体功能的基因和蛋白质表达来影响与突触可塑性启动和维持的相关
神经过程，根据受刺激皮质区域内纤维的内在特性和几何取向，磁刺激感
应电流不仅可以调节局部神经元间回路的活动，而且能够影响那些逆向或
顺向投射到其远处脑结构的纤维。另外，除了类似 LTP/LTD 的突触可塑性

变化外，兴奋性传递中的变化、抑制性中间神经元活性和膜电位的调节与兴奋性改变可同时发生，这些效应的平衡是 rTMS 最终效应的基础。此外，rTMS 激活皮质电路并与刺激引起的自发振荡节律相互作用。根据刺激模式和皮层振荡之间的锁相同步，这可能会导致依赖于活动的调节。有研究指出极低频电磁场可以增强 P/Q 型突触前神经末梢钙通道的表达，从而钙内流开始增加，囊泡加快内吞，而增强突触可塑性，可进一步调节神经元的发育、轴突分支和细化。有研究指出 rTMS 可以通过促进 BDNF-TrkB 信号和 TrkB-NMDAR 相互作用产生皮质可塑性变化。BDNF-TrkB 信号通过从分化和神经元存活到突触发生和突触可塑性的活动依赖性形式来调节多种大脑功能。临床治疗中发现，rTMS 对于卒中患者的治疗不仅有即刻疗效，也有长期作用，其中 rTMS 可以持续促进上肢运动功能恢复至发病后 1 年。陈艳等使用 LF-rTMS 联合语言训练治疗卒中后失语患者，分别在治疗前、治疗后及治疗后 30 天三个时间节点采用中国康复研究中心标准汉语失语症检查量表（CRRCAE）和功能独立性量表（FIM）进行评估，结果显示各量表总分及各亚项评分（听理解、复述、阅读、表达等）均高于治疗前和治疗后，这充分说明了 rTMS 联合其他疗法相比较于单独疗法远期效果更加显著。陈芳等观察到经 LF-rTMS 联合语言训练及常规药物治疗的 PSA 患者疗程后 6 个月的语言功能依然优于治疗前。另外有一项研究通过对卒中后失语患者在结束治疗后一年和两年时间节点的随访显示，患者理解和阅读技能的显著改善持续了至少长达两年。

卒中后失语的发生可能与卒中直接破坏相关脑功能区及周围组织，造成相关语言功能区损伤有关。姚婧璠等应用弥散张量成像（diffusion tensor imaging，DTI）和白质纤维束示踪成像（diffusion tensor fiber tractography，DT-FT）技术发现失语症患者语言功能区纤维受损、变形或移位，认为可能与失语症发病有关。在功能性近红外光谱确定的最活跃的病变区域使用 HF-rTMS 对慢性卒中后失语患者进行治疗后，语言功能区之间的连通性得到加强，左半球的聚类系数增加。并且在一些患者中，效果可以持续到结束治疗后 1 个月。有研究发现脑梗死后失语患者语言功能区呈现低灌注、低代谢的状态。李聪颖等进行语言功能与局部脑灌注的相关性分析发现，局部灌注越差，语言功能障碍程度越高。自发语言仅与 Broca 区局部脑灌注呈正相关，而理解力仅与 Vernicke 区局部脑灌注呈正相关。通过调节脑血流量，改善脑代谢，可以增加局部血液灌注，有助于受损伤神经细胞的恢复，进而恢复语言功能。rTMS 可调节脑血流量，从而改善脑代谢。李文涛等在临床中使用醒神开窍针刺法联合 rTMS 治疗卒中后运动性失语，结果显示左侧大脑中动脉血流速度和血流灌注得到显著改善。N－乙酰天冬氨酸（NAA）、胆碱（Cho）、肌酸（Cr）、乳酸（Lac）作为大脑皮质细胞工作时的重要代谢物质，可以反映出脑细胞的活动情况。有研究在针刺联合 rTMS 治疗卒中后失语患者的核磁共振波谱中观察到 NAA/Cr 均显著升高，Cho/Cr、Lac/Cr 均显著降低，这说明针刺联合 rTMS 能够分析与调节脑部代谢物水平，使脑细胞活动逐渐恢复正常。吴钢等在研究中选取 6 个参数采集脑电信号，也得到了这一结果，其认为作用机制可能与调控语言网络，降低健侧大脑语言功能区代谢水平，增加患侧语言功能区代谢水平有关。

研究显示，脑出血后一方面由于脑实质内血肿形成及其扩张，导致脑细胞结构受损，颅内压升高，另一方面脑水肿、神经元凋亡及神经胶质增生，形成胶质瘢痕，导致变性的发生，引发了神经功能障碍。Liu 等研究了 10 Hz HF-TMS 和 1 Hz LF-TMS 对临床治疗中诱导多能干细胞体外神经元分化的影响，结果显示 LF-TMS 可以增强神经元核团的转录和表达，HF-TMS 使囊泡性谷氨酸转运体 2 的转录增加；这提示 LF-TMS 可诱导多能干细胞生成成熟的神经元，而 HF-TMS 可促进向谷氨酸能神经元分化。2019年一项利用 rTMS 治疗脑出血大鼠的研究中发现，rTMS 可以显著减轻脑水肿，减少胶质细胞分化，通过增强神经干细胞的增殖和神经元分化而改善神经功能障碍，并猜测可能与 MAPK 信号通路发挥作用相关。

神经营养因子是促进神经系统发育、生长、功能恢复和再生的关键调节因子，对特定神经元有显著影响。有研究显示 rTMS 可以通过上调或下调 microRNA，或激活 BDNF/TrkB 信号通路，增强缺血性卒中后的神经干细胞增殖而改善神经功能障碍。缺血损伤后，脑室下区中的神经干细胞增殖，偏离其生理迁移路径，直接移动到受损的脑区，开始分化、成熟，并在功能上整合到神经回路中。但是这种神经再生过程短暂且不充分，对神经功能的恢复无效。多项研究表明，促进内源性干细胞迁移对大脑中动脉闭塞（MOCA）后缺血性卒中大鼠的神经功能恢复有显著改善作用，而通过脑缺血大鼠受伤区域中最近分裂的 5－溴－2'－脱氧尿苷（BrdU）标记和未成熟神经元［双皮质素（DCX）阳性］细胞可以证明增加的内源性干细胞迁移活动。DCX 是一种微管相关蛋白，几乎只在新形成的神经细胞的细胞质和成人大脑中迁移的成神经细胞中存在。先前的研究显示，卒中后 SDF-1α 和 CXCR4 表达水平上调。SDF-1α 在缺血性卒中大鼠脑梗死区域边界的过度表达导致神经干细胞迁移增加。当应用 CXCR4 受体阻断抗体时，神经干细胞的迁移显著减少。有研究发现，利用 HF-rTMS 促进了大鼠 MCAO 模型中缺血性卒中的功能恢复，认为可能是通过激活 SDF-1α/CX-CR4 轴促使神经干细胞的迁移增强，并导致梗死周围区域的神经元损失减少。

另外，缺血性卒中发生后缺血再灌注损伤会引起一系列炎症反应，其中 hs-CRP、IL-1、IL-6、IL-8、TNF-α 等炎症因子参与机体炎性反应，与神经功能缺损严重程度呈正相关性。hs-CRP 也被称为高敏 C 反应蛋白，与脂蛋白结合，激活补体系统，产生大量炎症介质，释放氧自由基，造成血管内膜损伤、血管痉挛及不稳定斑块脱落，hs-CRP 水平升高可增加卒中发病的概率。白细胞介素 IL-1 有 IL-1α 和 IL-1β 两种亚型，在人大脑中 IL-1β 占主导。IL-1β 在脑缺血时表达增高，介导白细胞向脑组织损伤区域迁移、浸润、释放炎性介质，并产生促凝物质，加重炎症反应，加重脑组织损伤。IL-6 在急性卒中的发生发展中可迅速释放大量炎性物质，使血管内皮细胞受损，提高血脑屏障的通透性，产生氧自由基，释放兴奋性氨基酸而加速血栓形成，与血管内皮细胞和白细胞之间的黏附性极易造成微血管的堵塞。IL-8 通过中性粒细胞的趋化作用，释放细胞内酶，促进脑组织发生炎症反应。TNF-α 可促使一氧化氮和氨基酸释放增加，产生自由基，造成神经毒性并加重氧化损伤，增加脑梗死发生的风险及加重缺血性脑损伤程度。有研究用 1 Hz rTMS 联合依达拉奉治疗卒中后失语患者，两周后患者的 hs-CRP、IL-6、IL-8、TNF-α 水平均低于仅使用依达拉奉的对照组，提示 rTMS 联合依达拉奉可以有效抑制机体炎性反应，改善神经功能缺损程度，有利于促进皮层语言神经网络的恢复。另外一项研究中采用先 LF-rTMS 刺激健侧大脑，后 HF-rTMS 刺激患侧大脑联合依达拉奉，也验证了抑制炎症反应这一结论。Nrf2 通路是体内最重要的抗氧化应激系统。HO-1 是一种重要的血红素降解酶，可以将血红素分解为胆绿素 CO 和铁，具有抗炎和抗凋亡作用，在压力作用下，可以防止氧化应激。氧化应激检测发现，实验性脑梗死大鼠脑组织存在严重的氧化应激现象，而经 rTMS 治疗后，大鼠神经运动功能损伤得到了显著改善，氧化应激水平降低。其机制可能是通过促进 Nrf2 信号通路的激活，作用于 HO-1、SOD1 等抗氧化蛋白的表达，减轻氧化应激损伤，从而对脑组织起到保护作用。

语言的产生依赖于复杂的大脑网络，而非简单的一对一关系。例如，在外侧顶叶皮质和内侧顶叶皮质中，中央区域（靠近角回和顶下沟）与社会概念相关，而周围区域和数字、视觉和触觉概念相关；在前额叶皮质中，内侧区域主要是社会概念的选择性区域，背外侧区域则更加多样化。对 PSA 患者的脑语义网络损伤部位的进一步阐释，可能有利于预测 PSA 的类型与语言损伤特点，更有利于 PSA 患者的语言功能恢复。

卒中后失语的发生可能导致卒中间接破坏远隔部位的脑组织，造成皮质语言功能区与皮质下结构的纤维联系阻断，负责输入信息的神经纤维通路输入损害，神经细胞受到抑制，大脑发生功能及代谢紊乱，从而影响语言功能，导致发生失语。先前理论认为，不同大脑区域病变造成的语言障碍具有一定规律性，语言活动与脑皮质特定部位有关，语言信息进入 Wernicke 区，将信息整理后传递到 Broca 区，信息经由 Broca 区处理后转变为语言任务。但现在的相关研究表明，言语功能并不局限于脑特定语言功能区，语言任务也不仅仅依靠大脑灰质的参与，而是与整个大脑功能有关，也就是说大脑任何部位的皮质受到损害，均会影响患者语言功能。与语言相关的脑区包含颞区、左侧额区、右侧大脑半球和小脑半球等，且失语症与小脑皮层语言功能及白质纤维束受损密切相关。语言任务是由无数神经纤维将众多位于大脑皮层和大脑皮层下核团的功能区域连接起来进行相互作用、协调工作的过程。有研究用 HF-rTMS 在小鼠上观察调节初级运动皮层（M1）的可塑性。结果显示，初级运动皮层 L2/3 连接中树突产生复杂性的显著变化，这可能会加强皮层连接，从而增加跨皮层区域的信息整合。计算模型、神经影像学和脑电图研究揭示了卒中后大脑整体连通性的变化，这是大脑半球内和大脑半球间结构和功能重组的结果。结构重组基于突触、树突和轴突的结构可塑性，具有与大脑网络重新布线相关的直接后果。在动物模型研究中，Van Meer 等人表明卒中后区域内连贯性和半球间功能连接性降低，这可能是由于病变周围区域和对侧半球的超连通性引起的，推测 rTMS 刺激可以加强脑功能区的连接。

### （二）疗效

相关指南认为大脑刺激有可能作为一种言语治疗手段。目前针对卒中后失语的临床研究中，大多数患者使用 HF-rTMS 或 LF-rTMS 后的疗效较之于 rTMS 假刺激或不使用 rTMS 都更为显著，并且 HF-rTMS 与 LF-rTMS 相比，似乎是 LF-rTMS 效果更佳。在赵瑞霞的研究中，同样基础治疗下，HF-rTMS 与 LF-rTMS 组患者经过 2 个月治疗后，LF-rTMS 组患者 WAB（西方失语症成套测验）、AQ（失语商）、CADL（日常生活交流活动能力检查）的评分均显著高于 HF-rTMS 组。Hu 等将患者随机分为对照组、HF-rTMS 组与 LF-rTMS 组，在同样的药物治疗、身体训练及语言训练下，HF-rTMS 组与 LF-rTMS 组语言恢复情况均优于对照组，而治疗后即刻及治疗后 2 个月时测定 LF-rTMS 组在自发言语、听觉理解和 AQ 的改善较 HF-rTMS 组明显。其认为 LF-rTMS 治疗的显著效果可能与损伤半球的抑制解除有关。

在临床中大部分是 LF-rTMS 作用于非优势半球，而 HF-rTMS 作用于优势半球，但也不是完全如此。实际运用中也有少部分将 HF-rTMS 运用于非优势半球。胡雪艳等采用 10Hz 的 HF-rTMS 刺激大范围脑梗死后失语患者右侧大脑半球 Broca 镜像区，对照组采用相同部位 LF-rTMS 及假刺激，结果发现接受 HF-rTMS 的患者语言功能恢复程度明显优于接受 LF-rTMS 及假刺激的患者。出现这一结果的原因可能是由于优势半球 Broca 区受损严重，LF-rTMS 抑制了右侧大脑半球 Broca 区镜像区的激活，从而使优势半球 Broca 区及其周围脑组织的功能难以得到重塑，语言功能难以很好地恢复，而通过 HF-rTMS 对健侧大脑半球 Broca 区镜像区进行刺激激活，促进了非优势半球大脑皮层语言网络重组，以弥补大面积受损的优势半球 Broca 区，从而使语言功能得到更好的恢复。

值得注意的是，在临床中，LF-rTMS 占据大多数，HF-rTMS 的研究相对较少，临床中也更加推荐使用 LF-rTMS，原因是 HF-rTMS 刺激无法准确掌握频率、脉冲等参数，容易导致患者出现头痛、诱发癫痫等不良反应，故没有建议将其用于卒中后失语康复。另外，LF-rTMS 更加安全，疗效更佳，所以在临床中应用更为广泛。目前研究中对于不同频率疗效及安全性的比较较为不足，建议临床学者可以深入研究。

另外，LF-rTMS 不同脉冲次数的治疗效果也有所差异，脉冲数为 1200

次/日的高脉冲组在 AQ、复述、命名及自发言语的改善效果优于脉冲数为 600 次/日的低脉冲组及空白对照组，证实了语言功能的恢复程度与 rTMS 的治疗脉冲数具有相关性。

王艳等将 PSA 患者按照 rTMS 强度的不同随机分为三组，三组患者均接受语言训练，治疗Ⅰ、Ⅱ组接受刺激强度分别为健侧肢体运动诱发电位阈值的 80% 和 100%，其余参数相同。结果发现 LF-rTMS 可以显著改善患者语言功能，而不同强度的 LF-rTMS 对语言功能恢复的效果可能大致相同。

rTMS 治疗有频率、脉冲、强度、间隔时间、序列数、治疗时间等多种不同参数，但目前的研究中只集中于对于频率的研究，其他参数的研究较少，总体来看，rTMS 的即刻及远期治疗效果更佳。

有项 Meta 分析比较了不同频率的 rTMS 刺激治疗 PSA 患者的疗效，并根据疗效概率进行了排序，结果显示：常规治疗联合 HF-rTMS（左侧 Broca 区）的疗效最好，其次是常规治疗联合 LF-rTMS（右侧镜像 Broca 区），最后是常规治疗联合双侧 rTMS。临床上认为占优势的左半球的功能恢复对于失语症患者可能是必不可少的，右半球的再募集可能只是部分补偿作用。但目前一方面临床对于 HF-rTMS 的研究较少，另一方面，当前学者认为 HF-rTMS 对受损伤侧脑组织直接进行较高强度刺激可能有未可知的不良反应，所以目前临床上主要的刺激方式还是以 LF-rTMS 为主。

### （三）安全性

随着神经影像学和神经电生理学的发展，TMS 刺激的安全性也得到了更多保障。Rosa 等在数千例应用 rTMS 治疗的病例中发现只有 6 例出现一过性痫性发作，故其认为 rTMS 是一种安全无创的技术。杨雨洁在 40 例卒中后失语患者中开展了随机对照试验，其中 20 例接受 LF-rTMS，在所有的受试者中均未报告出现与治疗相关的不良反应。王艳等应用系统评价的方法探讨 LF-rTMS 对卒中后失语的疗效与安全性，共纳入 4 篇 RCTs，包括 137 例患者，所有受试者均无不良反应。于江涛等共纳入 11 篇研究（322 例，其中 rTMS 组 169 例，假性 rTMS 组 153 例），进行 Meta 分析，同样均未报道有头痛、耳鸣或癫痫等任何不良事件发生。在赖靖慧等的研究中，仅 cTBS 组中发生 1 例轻微头痛，并在休息后自行消失，rTMS 组及对照组并未发生其他不良反应。Foerster 等对正常受试者大脑皮质不同部位给予不同频率及不同强度的 rTMS 刺激，每次持续 10 秒，共 4 个序列，结果显示只有 1 例有癫痫家族史的受试者在进行高频（25Hz）第 3 个序列刺激后出现癫痫发作，而其他受试者的血压、脉搏、心率、脑电图及其他检查均无明显变化。蔡超群等联合解语丹与 LF-rTMS 治疗 82 例卒中后失语患者期间，两组患者均未出现严重的不良反应。对照组出现头晕呕吐 2 例，研究组出现头晕呕吐 3 例，腹泻 1 例，便秘 1 例，对症治疗后，患者均得到好转。由于服用药物时经常会出现胃肠道不良反应，不排除上述胃肠道不良反应是服用药物的结果。而 LF-rTMS 作为非侵入性脑刺激，在上述大样本的患者中神经系统的不良反应事件数极少出现，所以可以证实较之于 HF-rTMS，LF-rTMS 临床应用足够安全，适合推广使用。

**（四）禁忌证**

进行 TMS 治疗前，要排除头颅或体腔内存在金属磁性物质（如电子耳蜗、心脏起搏器等）、颅骨切除/补颅术后、生命体征不平稳或病情不稳定的患者，癫痫、小于 2 岁的儿童及孕妇慎用。

## 二、rTMS 联合语言康复治疗方案

笔者翻阅大量文献，在临床失语症患者的治疗方案中，目前的方案是 rTMS 联合其他疗法进行协同治疗，主要有语言康复训练、药物治疗、针刺治疗等，下面针对每一个联合疗法进行详细论述。

PSA 常常伴随患者生活、自理、社交等能力的严重下降。因此，临床迫切需要患者恢复语言功能。语言康复训练是所有临床研究中不可或缺的重要部分，是临床上治疗失语症最常用的康复方法。PSA 患者可以在病情稳定后寻找合适的介入时机进行康复训练。一般来说，发病后 1 个月是患者的最佳康复时机。《卒中后失语临床管理专家共识》认为，患者病情平稳后由言语治疗师对 PSA 患者进行系统的康复评定，一起确定言语和语言疗法（speech and language therapy，SLT）的强度和疗程，在 SLT 基础上确定联合康复方案。

其中，语言康复训练主要分为常规语言训练、强制性诱导言语康复疗法（CIAT）、反应扩充治疗方法（RET），以及其他依赖于计算机技术辅助的语言训练。语言康复训练主要从患者发音、复述、命名、阅读、书写、听理解和自发讲话六个方面恢复患者的语言能力。

### （一）LF-rTMS 联合语言康复治疗

★推荐意见：与单独语言康复治疗对比，推荐 LF-rTMS 联合语言训练应用于 PSA 患者的治疗。

1. 治疗原则　改善语言功能。

2. 治疗方法　低频重复磁刺激，患者取仰卧位或半卧位，磁刺激线圈位置根据运动性失语和感觉性失语的不同，选取具体的语言刺激镜像区域（右侧额叶背外侧或者右侧颞上回背外侧），线圈与颅骨表面相切，采用 80% ~90% 运动阈值强度，低频率磁刺激为 1Hz，最低可至 0.5Hz，每序列 20 ~40 脉冲，序列间隔 1 ~2 秒，每次 20 分钟，每日 1 次。

3. 疗程　4 周。

4. 评价指标

（1）指标 1：AQ（失语商）　治疗 4 周后，LF-rTMS 联合语言康复治疗组 AQ 评分改善情况肯定优于单独的语言康复治疗组或语言康复治疗结合 rTMS 假刺激组（$Z = 3.80$，$P = 0.0001$）（$I^2 = 0\%$，$MD = 11.28$，$95\% CI$：$5.46 ~17.10$）。

（2）指标 2：WAB（西方失语全套测验）　治疗 4 周后，LF-rTMS 联合语言康复治疗组 WAB 自发言语、听理解、复述、命名四项评分改善情况肯定优于单独的语言康复治疗组或语言康复治疗结合 rTMS 假刺激组。

WAB - 自发言语：（$Z = 3.30$，$P = 0.0010$）（$I^2 = 0\%$，$MD = 2.20$，$95\% CI$：$0.89 ~3.51$）。

WAB - 听理解：（$Z = 2.08$，$P = 0.04$）（$I^2 = 0\%$，$MD = 1.08$，$95\% CI$：$0.06 ~2.10$）。

WAB - 复述：（$Z = 3.64$，$P = 0.0003$）（$I^2 = 32\%$，$MD = 2.46$，$95\% CI$：$1.13 ~3.78$）。

WAB - 命名：（$Z = 2.17$，$P = 0.03$）（$I^2 = 45\%$，$MD = 1.16$，$95\% CI$：$0.11 ~2.21$）。

（3）指标 3：CCAT（简明失语症测验）　治疗两周后，LF-rTMS 联合语言康复治疗组 CCAT 评分改善情况肯定优于单独的语言康复治疗组或语言康复治疗结合 rTMS 假刺激组（$Z = 2.75$，$P = 0.006$）（$I^2 = 0\%$，$MD = 1.49$，$95\% CI$：$0.43 ~2.56$）。

## （二）HF-rTMS 联合语言康复治疗

治疗 4 周后，HF-rTMS 联合语言康复训练对于 PSA 患者自发言语的改善效果肯定优于单独的语言训练组或语言训练结合 rTMS 假刺激组。

指标：WAB（西方失语全套测验）　WAB-自发言语：（$Z = 3.95$，$P < 0.0001$）（$I^2 = 0\%$，$MD = 2.29$，$95\% \, CI$：$1.15 \sim 3.42$）。

综上所述，相比较来说，LF-rTMS 联合语言康复治疗的效果优于单纯语言治疗，并且 LF-rTMS 对于 PSA 患者语言功能各亚项评分的改善效果更为显著，在临床中应用更加广泛，且安全性更高。

## 三、rTMS 联合药物治疗方案

《卒中后失语临床管理专家共识》中强烈推荐急性缺血性卒中在适应证范围内进行静脉溶栓或血管内治疗。这种治疗方法是针对卒中后脑缺血组织的治疗，对语言功能的改善效果并不明确，一项小型临床随机对照试验发现早期暂时改善病灶脑组织的灌注与改善语言功能相关，其机制是恢复病灶及周围半暗带的血流。临床中更多采用的是针对卒中的常规药物治疗、语言训练、肢体训练及物理刺激两个或者多个联合的治疗方案。在排除临床禁忌证的前提下，缺血性卒中的常规药物治疗主要有抗凝药物、溶栓药物、降血压药物及抗炎药物等，作用是改善缺血半暗带脑组织局部血液灌注，改善脑代谢，保护神经细胞。出血性卒中的常规药物治疗主要有减轻原发性脑损伤的降压药物和止血药物，以及减轻脑损伤的减轻脑水肿、抗炎药物，其作用是能够限制早期血肿扩大，降低原发性损伤的危险，另外能够保护血脑屏障，改善脑水肿，改善神经功能预后。目前认为卒中破坏了神经递质通路，药物治疗可适当补充或替换神经递质，改善被破坏的神经递质通路，减轻 PSA 的症状。

临床药物治疗多集中于对影响胆碱类神经递质药物（如多奈哌齐、吡拉西坦等）和影响氨基酸类神经递质药物（盐酸美金刚）的研究。有研究指出非急性期卒中后失语患者单独使用药物无效，应该联合语言训练进行治疗。

## （一）rTMS 联合常规卒中药物

★推荐意见：与单独药物治疗相比，推荐 LF-rTMS 联合常规药物应用于 PSA 患者的治疗。

1. 治疗原则　改善语言功能，提高脑代谢。

2. 治疗方法　低频重复磁刺激，患者取仰卧位或半卧位，磁刺激线圈位置根据运动性失语和感觉性失语的不同，选取具体的语言刺激镜像区域（右侧额叶背外侧或者右侧颞上回背外侧），线圈与颅骨表面相切，采用 80% ~90% 运动阈值强度，低频率磁刺激为 1Hz，最低可至 0.5Hz，每序列 20 ~40 脉冲，序列间隔 1 ~2 秒，每次 20 分钟，每日 1 次。

3. 疗程　4 周。

4. 评价指标

（1）指标 1：AQ 评分（失语商）　治疗 2 或 4 周后，LF-rTMS 联合常规药物治疗组 AQ 评分改善情况肯定优于单独的语言康复治疗组或语言康复治疗结合常规药物治疗。

治疗两周：（$Z = 3.87$，$P = 0.0001$）（$I^2 = 0\%$，$MD = 8.34$，95% $CI$：4.12 ~12.56）。

治疗 4 周：（$Z = 10.46$，$P < 0.00001$）（$I^2 = 45\%$，$MD = 14.13$，95% $CI$：11.48 ~16.77）。

（2）指标 2：WAB 评分（西方失语全套测验）　治疗 2 ~4 周后，LF-rTMS 联合常规药物治疗组 WAB 评分改善情况总体优于单独的语言康复治疗组或语言康复治疗结合常规药物治疗。

治疗两周的 WAB 各亚项指标：

WAB – 自发言语：（$Z = 3.72$，$P = 0.0002$）（$I^2 = 0\%$，$MD = 2.13$，95% $CI$：1.01 ~3.25）。

WAB – 听理解：（$Z = 3.32$，$P = 0.0009$）（$I^2 = 0\%$，$MD = 1.19$，95% $CI$：0.49 ~1.90）。

WAB – 复述：（$Z = 0.21$，$P = 0.83$）（$I^2 = 23\%$，$MD = 0.04$，95% $CI$：– 0.32 ~0.40）。

WAB – 命名：（$Z = 3.46$，$P = 0.0005$）（$I^2 = 32\%$，$MD = 0.99$，95% $CI$：0.43 ~1.54）。

治疗 3 周的 WAB 各亚项指标：

WAB – 自发言语：（$Z = 4.03$，$P < 0.0001$）（$I^2 = 69\%$，$MD = 1.10$，95% $CI$：0.57 ~1.64）。

WAB – 听理解：（$Z = 5.72$，$P < 0.00001$）（$I^2 = 0\%$，$MD = 1.23$，$95\%CI$：$0.81 \sim 1.65$）。

WAB – 复述：（$Z = 4.67$，$P < 0.00001$）（$I^2 = 34\%$，$MD = 1.31$，$95\%CI$：$0.76 \sim 1.86$）。

WAB – 命名：（$Z = 2.88$，$P = 0.004$）（$I^2 = 83\%$，$MD = 1.20$，$95\%CI$：$0.38 \sim 2.01$）。

治疗 4 周的 WAB 各亚项指标：

WAB – 自发言语：（$Z = 8.39$，$P < 0.00001$）（$I^2 = 0\%$，$MD = 1.86$，$95\%CI$：$1.43 \sim 2.30$）。

WAB – 听理解：（$Z = 14.02$，$P < 0.00001$）（$I^2 = 30\%$，$MD = 2.91$，$95\%CI$：$2.50 \sim 3.32$）。

WAB – 复述：（$Z = 8.62$，$P < 0.00001$）（$I^2 = 72\%$，$MD = 1.92$，$95\%CI$：$1.49 \sim 2.36$）。

WAB – 命名：（$Z = 5.05$，$P < 0.00001$）（$I^2 = 97\%$，$MD = 1.82$，$95\%CI$：$1.11 \sim 2.53$）。

### （二）rTMS 联合多奈哌齐

★推荐意见：与单独多奈哌齐相比，推荐 LF-rTMS 联合多奈哌齐应用于 PSA 患者的治疗。

1. 治疗原则　改善语言功能。

2. 治疗方法　低频重复磁刺激，患者取仰卧位或半卧位，磁刺激线圈位置根据运动性失语和感觉性失语的不同，选取具体的语言刺激镜像区域（右侧额叶背外侧或者右侧颞上回背外侧），线圈与颅骨表面相切，采用 $80\% \sim 90\%$ 运动阈值强度，低频率磁刺激为 1Hz，最低可至 0.5Hz，每序列 $20 \sim 40$ 脉冲，序列间隔 $1 \sim 2$ 秒，每次 20 分钟，每日 1 次。另外遵医嘱服用药物。

3. 疗程　4 周。

4. 评价指标　多奈哌齐作为乙酰胆碱酯酶抑制剂能作用于中枢神经系统，可以改善词汇语义加工和言语记忆，从而改善言语功能障碍。

指标：ABC 评分（汉语失语检查表）。治疗 4 周后，LF-rTMS 联合多奈哌齐治疗组 ABC 评分改善情况肯定优于单独的语言康复治疗组或语言康复治疗结合多奈哌齐治疗（$Z = 7.53$，$P < 0.00001$）（$I^2 = 0\%$，$MD = 11.32$，$95\%\,CI$：$8.37 \sim 14.27$）。

## 四、rTMS 联合针灸治疗

针灸具有疏通经络、扶正祛邪的治疗作用，是治疗卒中后运动性失语的一种有效手段。在临床应用中分为头针、体针、电针、醒脑开窍针刺法等多种针刺法。通过针刺相关腧穴，可以调整局部及全身气血运行，不仅改善受损伤脑组织的生理状态，也能调整病变脏腑组织，使语言区功能得到恢复。作为绿色且副作用极低的辅助疗法，在 PSA 患者的临床治疗中值得大力推广。

★推荐意见：与单独针刺治疗相比，推荐 LF-rTMS 联合针刺应用于 PSA 患者。

1. *治疗原则*　改善语言功能。

2. *治疗方法*　低频重复磁刺激，患者取仰卧位或半卧位，磁刺激线圈位置根据运动性失语和感觉性失语的不同，选取具体的语言刺激镜像区域（右侧额叶背外侧或者右侧颞上回背外侧），线圈与颅骨表面相切，采用 $80\% \sim 90\%$ 运动阈值强度，低频率磁刺激为 1Hz，最低可至 0.5Hz，每序列 $20 \sim 40$ 脉冲，序列间隔 $1 \sim 2$ 秒，每次 20 分钟，每日 1 次。针刺治疗每日 1 次，每次 30 分钟。

3. *疗程*　4 周。

4. *评价指标*

（1）指标 1：AQ 评分（失语商）　治疗 3 周后，LF-rTMS 联合针刺治疗组 AQ 评分改善情况肯定优于单独的针刺治疗组或语言康复治疗结合针刺治疗（$Z = 9.71$，$P < 0.00001$）（$I^2 = 0\%$，$MD = 9.05$，$95\%\,CI$：$7.22 \sim 10.88$）。

（2）指标 2：WAB 评分（西方失语全套测验）　治疗 3 周后，LF-rTMS 联合针刺治疗组 WAB 评分改善情况肯定优于单独的针刺治疗组或语言康复治疗结合针刺治疗。

WAB - 自发言语：（$Z = 4.67$，$P < 0.00001$）（$I^2 = 0\%$，$MD = 0.90$，$95\%\,CI$：$0.52 \sim 1.28$）。

WAB - 听理解：（$Z = 3.52$，$P = 0.0004$）（$I^2 = 34\%$，$MD = 0.32$，

95% $CI$：0.14~0.49）。

WAB-复述：（$Z = 6.49$，$P < 0.00001$）（$I^2 = 0\%$，$MD = 1.16$，95% $CI$：0.81~1.50）。

WAB-命名：（$Z = 4.38$，$P < 0.0001$）（$I^2 = 0\%$，$MD = 1.08$，95% $CI$：0.60~1.57）。

（3）指标3：ADL评分（生活能力量表）　治疗4周后，LF-rTMS联合针刺治疗组ADL评分改善情况可能优于单独的针刺治疗组或语言康复治疗结合针刺治疗（$Z = 3.82$，$P = 0.0001$）（$I^2 = 60\%$，$MD = 11.05$，95% $CI$：5.38~16.73）。

# 第四节　tDCS联合常规治疗

## 一、经颅直流电刺激治疗失语的研究进展

tES基于不同应用电流的形态，分为经颅交流电刺激（tACS）、经颅随机噪声刺激（tRNS）和经颅直流电刺激（tDCS）。tACS涉及在头皮上应用平衡正弦电流。tRNS是一种特定类型的tACS，通常涉及应用在0.1~640Hz之间随机波动的电流。其中，经颅直流电刺激（transcranial direct current stimulation，tDCS）是临床中卒中后失语最广泛使用的tES形式。早在18世纪，Aldini为抑郁症患者实施电刺激，发现电刺激能够改善患者情绪。到19世纪和20世纪早期时，直流电刺激常用于精神障碍的治疗，但由于对其作用机制缺乏足够的认识，人们并没有对其给予充分重视。20世纪50年代，直流电（主要是脉冲电流）再次作为诱导类似睡眠状态的治疗技术出现。20世纪60年代的动物研究显示了低强度DC的能力调节神经元放电速率和皮层兴奋性的电流。20世纪70年代，3例颞叶癫痫患者的深度脑电图证明了tDCS可通过颅骨到达大脑，但当时由于缺乏生理学上的证据，这项技术迎来了"寒冬时代"。1985年，Barker等人提出了TMS的新概念，该领域的进一步突破也带动tDCS重新受到重视。1998年Priori等人，以及2000年Nitsche and Paulus利用TMS证明了tDCS对皮质兴奋性的影响。自此以后，TES在医学研究和临床治疗中被逐渐广泛地应用开来。2015年，Dutta等首次将脑电图和脑血流量测量同时应用，使tDCS与血管

功能调节相结合，这更有助于卒中的恢复。

**（一）作用及机制**

tDCS 由非介入的阴极和阳极两个表面电极片构成，可以释放 1～2mA 微弱直流电调节大脑皮质神经细胞活动，从而引起极性依赖性的变化。当直流电阴极靠近神经细胞的胞体或树突时，静息电位阈值升高，神经元放电减少，发生超极化，活性被抑制；阳极则使静息电位阈值降低，神经元放电增加，发生去极化，活性被激活。由于两极的调节作用不同，临床上分为阳极经颅直流电刺激（andic transcranial direct current stimulation，A-tDCS）、阴极经颅直流电刺激（cathodic transcranial direct current stimulation，C-tDCS）及双半球经颅直流电刺激（dual-tDCS）。tDCS 包含一个正性电极、一个负性电极和一个干电池驱动的直流电刺激器，在刺激过程中，两个电极一个作为刺激电极放置于目标刺激区域，一个作为参考电极放置于对目标刺激区域干扰少的位置（比如脸颊、肩膀等），形成电流回路。相较于经颅磁刺激，tDCS 空间分辨率较差，刺激较浅，但其价格低廉，方便携带，在临床中应用较为广泛。

tDCS 的最佳目标是 PSA 功能恢复和重组的重要考虑因素。根据失语症语言恢复的功能核磁共振成像（fMRI）研究，最常见的治疗通过恢复左半球的残余语言网络来实现，而在有些研究中，PSA 的恢复归因于对完整的右半球的依赖。这些方法均是基于大脑半球间抑制模型理论，假设促进受损或病灶周围区域的活动，或减少抑制性对侧区域的活动，从而改善语言功能。目前对于这两种治疗方法，临床上并未达成共识。

tDCS 的主要作用是改变神经兴奋性，诱导阈下膜极化的改变，其方向取决于刺激极性，阳极刺激可以使神经元细胞膜电位去极化，从而使大脑神经细胞兴奋性增加，而阴极刺激导致神经元细胞静息电位超极化则起到抑制性作用。tDCS 可以降低卒中患者 EEG 信号 δ 频带能量，增强 α 频带能量，对其临床康复具有积极作用。

药理学研究表明，膜电位进行极化改变是 tDCS 刺激产生后遗效应的主要机制，这些后遗效应通常会持续数分钟甚至数小时。后遗效应要通过刺激时间、刺激频率、作用部位等因素体现出来，几秒钟的刺激仅在刺激期间引起膜电位的变化，而几分钟的刺激无论是 A-tDCS 还是 C-tDCS，均可以引起膜电位较长时间的改变。有研究应用 13 分钟的 A-tDCS 和 9 分钟的 C-tDCS，发现大脑皮质兴奋性发生了长期改变。之后，临床研究使用了 20 ~ 30 分钟的刺激持续时间，电流强度高达 2.0mA，取得了显著的刺激效果。这种后效应的产生在生理上被认为是依赖于蛋白质的表达和细胞内环 AMP 浓度的变化，其生理机制主要是谷氨酸（Glu）能过程，涉及 N - 甲基 - D - 天门冬氨酸（NMDA）受体。

药理学研究表明，NMDA 受体的阻断可以阻止阳极 tDCS 后兴奋性的增加和阴极 tDCS 后兴奋性的降低。通过 A-tDCS 观察到静息膜电位增加与局部 γ - 氨基丁酸（GABA）的减少有关，其中通过 C-tDCS 静息电位降低与 Glu 的突触活性降低相关。电流停止后 A-tDCS 的持续影响还取决于 GABA 能和 Glu 能突触的调节，特别是皮质内中间神经元上的突触。药理机制认为，主要是 GABA 控制的皮质内抑制减少，A-tDCS 增强 Glu 驱动的促进作用，而 C-tDCS 具有拮抗作用。在运动皮层，A-tDCS 的应用增强了低频运动诱发电位（MEP）的幅度，这种作用被称为 NMDA 受体依赖性。在小鼠模型中，重复低频 tDCS 刺激可以诱导脑源性神经营养因子（BDNF）和 NMDA 依赖的长效突触增强。另外，NMDA 受体介导的钙内流也被认为对 tDcS 的后遗效应至关重要，一项应用钙成像的动物研究中发现星形胶质细胞的参与可以与阳极 tDCS 产生的钙流入联系起来。

在神经化学水平上，通过 Glu 和（GABA）浓度测量的电刺激皮层中的区域皮质神经递质平衡，为结果变化提供了有意义的解释。GABA 是大脑中的主要抑制性神经递质，特别是在中枢听觉系统中，而 Glu 是主要的兴奋性大脑神经递质。更重要的是，长时程增强（LTP）和长时程抑制（LTD）等依赖于活动的突触可塑性取决于由 Glu 能和 GABA 能中间神经元介导的调节。药理研究强调 GABA 能的参与和 Glu 能活性塑造 tDCS 诱导的效果。假设 tDCS 相关的神经递质水平改变可能会影响受刺激区域的稳态可塑性，Krause 等通过将 GABA 与 Glu 的相对浓度作为皮质兴奋性的总体指标来捕捉神经传递功能的机制。他们提出只有平衡的 GABA 与 Glu 比率才能达到最佳的加工效率水平。阳极和阴极 tDCS 可能会不同程度地改变 GABA/Glu 平衡，从而诱导改变的稳态可塑性。tDCS 调节行为的程度与单个神经递质无关，而是与 Krause 等人提出的兴奋和抑制的微调平衡有关。阳极和阴极 tDCS 都显著改变了抑制性 GABA 与兴奋性 Glu 的比例，但具有个体时间特异性。有充分证据表明，GABA 和 Glu 在相同的生化途径中相互作用，因为 Glu 是 GABA 合成的主要前提。由于 GABA 是由谷氨酸脱羧酶（GAD-67）对 Glu 的 α 脱羧合成的，因此，GAD-67 的活性驱动表达严格控制 GABA 合成，并决定中间神经元中 GABA 的浓度。在一个健康且功能最佳的神经系统中，阳极和阴极 tDCS 可能会巧妙地干扰 GAD-67 的活性，因此会干扰该途径，从而导致 GABA/Glu 比率发生变化。这种分子机制为 tDCS 作用提供了合理的解释，然而，确切的神经生物学框架尚不清楚，需要在进一步的研究中加以解决。

先前的研究表明，运动皮层中 GABA 和 Glu 水平的变化可能会在刺激后 90 分钟内发生变化。此外，电生理研究表明 tDCS 诱导的后效比刺激期长几分钟或几小时。目前已发现后效应与依赖于谷氨酸能和 GABA 能中间神经元的 LTP 或 LTD 有关。然而，响应 tDCS 的 GABA 和 Glu 浓度变化的确切时间性质仍不清楚，需要进一步研究。

有学者研究了 A-tDCS 对 Schaffer 侧枝 CA1 突触诱导 LTP 的后效应的细胞和分子机制，LTP 具有学习和记忆的细胞相关性。结果发现，经受 A-tDCS 的大鼠切片中海马 CA1 LTP 增强，而基础突触功能没有显著变化。A-tDCS 对 LTP 的增强作用在刺激后 12 小时仍保持不变。$D_1$ 受体拮抗剂 SKF-83566 或 $\beta_2$ 肾上腺素受体拮抗剂普萘洛尔可有效防止 tDCS 诱导的 LTP 增强。与假治疗的大鼠相比，tDCS 治疗的大鼠在海马 CA1 区域表现出更高水平的脑源性神经营养因子（BDNF）。A-tDCS 还增强了海马依赖的被动回避学习任务中的记忆性能，而这种增强可以通过 ANA-12 预处理来阻止。

然而目前在健康人群中，增加刺激持续时间或强度并不是在所有情况下伴随产生的生理效应。当阳极 tDCS 延长至 26 分钟时，后效应转化的兴奋性降低。当 20 分钟阴极 tDCS 从 1.0mA 增加到 2.0mA 时，后效应被逆转。在其他研究中，不同电流强度下的阳极 tDCS 也诱发了后效应的非线性模式。可以认为，后遗效应与刺激强度及刺激时间并非是正相关的关系。

tDCS 可以诱导神经可塑性的改变，当大脑皮质的某个区域被施加直流电刺激时，NMDA 受体更为活跃，GABA 释放速度随之加快，从而在神经细胞上产生长时间的增强或抑制，这种增强或抑制作用导致突触重塑。另外，tDCS 通过调节突触周围的微环境，使大脑局部的脑血流量发生改变，从而改善突触结构，对大脑皮质兴奋或抑制的平衡起着至关重要的作用。重复刺激可以促进大脑回路的重塑，并改善包括学习和记忆在内的大脑功能，以此来诱导神经可塑性。tDCS 和具有特定目标的训练相结合，增强了与任务相关的大脑网络的兴奋性，并重建了特定的神经回路。

这些和其他研究结果表明，脑切片中 tDCS 诱导的可塑性和长时程增强（LTP）具有共同的机制。动物实验和临床研究数据表明，tDCS 在皮质突触中诱导了类似 LTP 的过程。在目前的研究中，在个体水平上，枕叶皮层的电 tDCS 刺激能够诱导视觉诱发电位（VEP）可塑性。VEP 可塑性作为刺激选择性反应可塑性的一种形式，在动物模型和临床研究中被认为与大脑 LTP 的自然发生具有相关性。

动物模型中验证了 tDCS 促进神经功能恢复需要通过抑制 PKM2 的活性来实现，为其临床应用提供了理论依据。脑组织缺血损伤后，缺血半暗带大脑组织中的丙酮酸激酶（PK）活性升高，内酮酸激酶 M2 型（PKM2）表达增加，其高活性的四聚体比例升高。其次，高活性的 PKM2 通过抑制磷酸戊糖途径来降低受损伤脑组织的抗氧化能力。最后，tDCS 通过抑制 PKM2 活性介导葡萄糖代谢重新编程，通过增强磷酸戊糖途径来提高大脑组织的抗氧化能力，在小鼠 MCAO 模型的实验中减少了脑梗死体积，提高神经功能缺血评分，对脑神经发挥了保护作用。大脑中动脉主要受肾上腺素能交感神经系统调节，而实质小动脉和微血管则在脑组织内受神经支配，并紧密参与神经血管耦合。tDCS 可增加大脑中血流量、氧合血红蛋白及血红蛋白等血流动力学相关指标。另外，A-tDCS 会导致脑小动脉延长扩张，从而增加受创伤小鼠大脑中的脑微血管流量和组织氧合，并与神经系统改善有关。

tDCS 刺激可以直接诱发电极覆盖区域下脑组织突触电活动，也可以调节与刺激区域功能密切相关的局部皮质和大脑网络的活动。早在 2003 年就被报道，tDCS 在局部神经元的网络效应比单个神经元更加敏感，因为 tDCS 会引起皮质及皮质下网络的功能连接、同步及共振活动。近几年功能性磁共振成像（fMRI）技术的迅速发展从脑功能连接这一层面分析了 tDCS 的作用机制。tDCS 作用于右半球额下回可以控制调节与认知网络相关的脑功能活动和连接，其调控机制依赖于脑网络的潜在状态和刺激极性。Guo 等发现与假刺激相比，A-tDCS 刺激左半球背外侧前额叶能够促进丘脑与颞叶和左尾状核之间的功能连接。另外，在临床治疗疼痛疾病时，A-tDCS 刺激初级运动皮质（primary motor cortex，M1）后，后丘脑、基底节区、杏仁核、扣带回、中央前回、中央后回和左半球背外侧前额叶等中枢疼痛网络的激活增强，而 C-tDCS 的激活作用并不明显。脑电图显示，A-tDCS 刺激慢性卒中患者患侧半球 M1 可以增强 M1、顶叶皮质及对侧半球额颞叶皮质之间的功能连接。另外，右侧前额叶皮层的 tDCS 刺激之后，静息状态扫描显示，前扣带皮层与额顶叶网络的功能连接性增加。上述内容已经详细阐述了语言依靠复杂的大脑网络，与传统的语言中枢不仅仅是一对一的关系。在研究中，tDCS 在大脑皮层放置位置的不同，对语言的恢复也有不同效果。

长期以来，学者们认为优势半球 Broca 区和 Wernicke 区在语言恢复方面起着至关重要的作用，多数研究中将 tDCS 应用于这两大语言功能区。研究发现 A-tDCS 刺激左半球 Broca 区或 Wernicke 区结合 SLT 治疗，可以显著提高 PSA 患者对于图片命名的准确率，但只有在刺激 Broca 区时，患者的语言连接词使用得更多，语篇衔接水平也有显著提升。有研究显示 A-tDCS 刺激左半球 M1 区可以在较长时间内改善慢性失语症患者的语言交流能力。有研究将作用电极放于胸椎，参考电极放于右臂上方，旨在探讨经皮脊髓直流电刺激（transcutaneous spinal direct current stimulation，tsDCS）联合 SLT 对慢性失语症患者的影响，结果表明，经 A-tDCS 刺激后，患者动词命名有着显著改善，另一项研究中也得到了类似结论。在 A-tDCS 刺激枕叶、顶叶或运动皮层时，大脑活动增加。根据神经影像学结果分析，在 A-tsDCS 刺激后，参与动作命名任务的左半球小脑、右半球顶叶和运动前皮质在功能连通性上有显著增强，这种连通性的增强与动词命名的改善密切相关。tDCS 放置部位不仅限于语言功能区，还可以放置于脊髓和小脑等非常规语言区域，但此类研究文献较少。目前研究表明，tDCS 刺激非常规语言区域与 tDCS 刺激大脑语言皮质网络的治疗效果存在明显差异。tDCS 刺激 M1 区可以改善患者卒中后命名和日常交流能力，tDCS 只能改善失语症患者的动词命名能力，tDCS 刺激小脑能显著提高检索动词能力，仅仅对复杂语言任务有改善。tDCS 刺激常规语言皮质区不仅可以改善图片命名能力，还可以提高言语流畅度、听理解能力、词复述能力、朗读能力、词汇听写能力等，但具体刺激哪些区域，刺激后的疗效如何，以及受刺激区域的神经、语言网络如何改变等都尚未阐明，未来还需在大样本、多中心临床试验中进一步研究。不同于重复经颅磁刺激（rTMS），tDCS不诱导动作电位，却可以与正在进行的脑神经活动相互作用，因此，tDCS刺激应与行为治疗相结合，达到对目标技能的康复效果。例如，tDCS刺激结合用于命名的行为治疗可以靶向Broca区域。在卒中的急性期和亚急性期，脑区的动态网络可能还没有得到稳定吸收和充分重组。tDCS可能通过对神经元网络给予外界帮助来增强重塑能力，疗效往往能持续到治疗后一段时间，具有后遗效应。tDCS与行为治疗技术相结合，有可能成为一种有效的失语症治疗方法。

### （二）疗效

有研究应用A-tDCS作用于卒中后失语患者左侧M1，结果显示能够显著促进患者图片命名能力的恢复。作用于左脑半球PPR时，可以提高恢复期PSA患者的图片命名、动作命名和听词与图片匹配任务的正确率，而作用于健康人左侧DLPFC时，也提示图片命名的反应时间缩短。Robert Darkow等人将16例PSA患者随机分成A-tDCS组及假刺激组，为患者做命名训练时结合脑功能磁共振影像分析，结果显示在A-tDCS刺激后高水平认知控制的大脑区域活动减少，A-tDCS刺激选择性增强了和语言相关脑区的活性，但这些影响只局限于语言网络，而对其他功能并无作用。

tDCS有极性、刺激时间、电流及放置区域等诸多参数，不同的参数之间也有不同的疗效，目前临床上认为20分钟是最佳刺激时间。有研究发现A-tDCS刺激较之于C-tDCS刺激更能显著改善大脑血流量，而有动物实验对大鼠大脑皮层进行刺激后，使用激光多普勒血流灌注成像检验结果显示，C-tDCS刺激后大鼠大脑局部脑血容量下降。有研究比较了左脑半球Broca区A-tDCS和右脑半球Broca镜像区C-tDCS的疗效，结果显示A-tDCS刺激左脑半球Broca区能更加显著改善命名能力。

针对PSA不同病程之间也有不同疗效。一项针对亚急性期PSA患者的随机对照试验中，分别对两组患者予以右侧大脑C-tDCS刺激及左侧大脑A-tDCS刺激，结果发现右侧大脑C-tDCS刺激对于听理解改善程度更加显著，而另一项研究中显示，对病程大于2个月的PSA患者，左外侧裂后部周围区施以A-tDCS刺激，也能改善患者的听理解能力。

## （三）安全性

就安全性来说，目前公认 tDCS 刺激电流强度应小于等于 2mA 的微弱直流电，电极板面积较大（25～35cm²），电流密度低，安全性高，盲目增加 tDCS 的电流强度可能会导致兴奋性方向的变化，还可能会改变神经网络通路的性质，造成不可预测的后果。目前研究中未见有 tDCS 诱发癫痫的报道，有研究称 C-tDCS 刺激反而可减少癫痫发作。tDCS 具有安全性高、携带方便、内置伪控制等优点，适用于临床 PSA 患者的治疗，在失语症治疗和作用机制研究中都有着重要的作用。在一项荟萃分析研究中，最常见的不良感觉是电极下的轻微刺痛和轻微瘙痒，以及不常见的头痛、疲劳和恶心。此外，tDCS 的应用相对安全，但是有文献报道被试者治疗的局部会出现刺痛和头晕等不良反应。没有报道 tDCS 会引起癫痫发作，并且目前的 tDCS 方案没有发现诱发脑水肿或血脑屏障变化。tDCS 的第二个好处与便携性和成本有关。tDCS 设备比其他技术（如 TMS）更便携、更便宜，且更易于使用。这些功能不仅可以在临床环境中进行治疗，还可以在患者的家中进行。再者，tDCS 允许人们轻松进行安慰剂（假）刺激对照研究，因为除了轻微的瘙痒和刺痛感之外，参与者很少体验到与刺激相关的感觉现象。在研究治疗方案中，让参与者看不清他们是否正在接受真实或假 tDCS 的一种方法，是在假条件开始时打开 tDCS 刺激器 30 秒，以诱导与刺激相关的头皮感觉，然后逐渐减少并转动，并在接下来的 15 秒内关闭 tDCS。

## （四）禁忌证

为了患者的治疗疗效和安全，出现以下情况时应禁止进行治疗：使用植入式电子装置（如心脏起搏器），颅内有金属植入器件，生命体征不稳定；局部皮肤损伤或炎症、孕妇、儿童，有出血倾向或颅内压增高，存在严重心脏疾病、急性大面积脑梗死、癫痫，刺激区域有痛觉过敏，颅骨切除/补颅术侧及病情不稳定。在排除禁忌证后，我们应用 tDCS 时应注意控制电流强度、作用面积的大小及其刺激时间的长短，尽量降低对 tDCS 治疗被试者产生的副作用，从而提高治疗的安全性。

## 二、tDCS 联合常规治疗

笔者翻阅文献之后发现，在临床失语症患者的治疗方案中，目前 tDCS

用于 PSA 患者的文献较少，主流的治疗方案是 tDCS 联合常规疗法进行协同治疗（这里的常规疗法包含前面的语言康复训练、药物治疗及针刺治疗等）。

★推荐意见：与常规治疗相比，疗程为 4 周则强烈推荐 A-tDCS 联合常规治疗应用于 PSA 患者。

1. 治疗原则　改善语言功能，提高脑代谢。

2. 治疗方法　患者取仰卧位或半卧位，采用经颅直流电刺激仪，阳极（固定电极）置于患者优势半球体表投影区（根据受损大脑区域的不同，选取具体的语言刺激镜像区域，如左 Broca 区、左 Wernicke 区及左背外侧前额叶等），使用电极定位帽确保电极定位准确，电极与头皮连接处涂抹导电膏确保连接充分。阴极置于对侧肩部肌肉，输出电流强度为 1～2mA，以患者能够耐受为度，每次治疗 20 分钟，每日 1 次。

3. 疗程　4 周。

4. 评价指标

（1）指标 1：临床疗效　与常规治疗相比，PSA 患者使用 tDCS 联合治疗之后的疗效更加显著（$P = 0.931$，$I^2 = 0\%$）（$OR = 3.46$，$95\%\ CI$：$2.30 \sim 5.21$，$P < 0.001$）。

（2）指标 2：WAB 评分　WAB - 自发言语：与常规治疗相比，PSA 患者使用 tDCS 联合治疗之后的 WAB - 自发言语评分显著提高（$Z = 5.17$，$P < 0.00001$）（$I^2 = 0\%$，$MD = 2.13$，$95\%\ CI$：$1.32 \sim 2.94$）。

WAB - 听理解：与常规治疗相比，PSA 患者使用 tDCS 联合治疗之后的 WAB - 听理解评分显著提高（$Z = 2.20$，$P = 0.03$）（$I^2 = 0\%$，$MD = 0.50$，$95\%\ CI$：$0.05 \sim 0.95$）。

WAB - 复述：与常规治疗相比，PSA 患者使用 tDCS 联合治疗之后的 WAB - 复述评分显著提高（$Z = 12.54$，$P < 0.00001$）（$I^2 = 0\%$，$MD = 2.58$，$95\%\ CI$：$2.18 \sim 2.98$）。

WAB - 命名：与常规治疗相比，PSA 患者使用 tDCS 联合治疗之后的 WAB - 命名评分显著提高（$Z = 9.28$，$P < 0.00001$）（$I^2 = 0\%$，$MD = 2.07$，$95\%\ CI$：$1.63 \sim 2.50$）。

（3）指标 3：AQ 评分　与常规治疗相比，PSA 患者使用 tDCS 联合治疗之后的 AQ 评分显著提高（$Z = 12.32$，$P < 0.00001$）（$I^2 = 31\%$，$MD = $

14.06，95% *CI*：11.82 ~ 16.29）。

（4）指标 4：图片命名能力　　与常规治疗相比，PSA 患者使用 tDCS 联合治疗之后图片命名能力方面的改善更加显著（$Z = 3.48$，$P = 0.0005$）（$I^2 = 0\%$，$MD = 23.17$，95% *CI*：10.11 ~ 36.23）。

（5）指标 5：日常生活交流能力评分（CADL 评分）　　与常规治疗相比，PSA 患者使用 tDCS 联合治疗之后的日常生活交流能力评分得到显著提高，但所纳入研究文献异质性较大（$Z = 7.05$，$P < 0.00001$）（$I^2 = 80\%$，$MD = 15.08$，95% *CI*：10.88 ~ 19.27）。

# 第六章　镜像神经元康复疗法

　　手和口的运动功能对绝大多数人类社会和认知功能都很重要，包括交流和工作场所的许多活动。正如系统发育和个体发育所证明的那样，手和口腔运动技能影响了物种的生存，并且这种技能在人类中已达到最大表达。据推测，人类语言的进化与这些运动变化是一致的，这是由我们物种的社会互动需求所驱动的。这些功能变化伴随着人类大脑纯粹物理尺寸的增加，这一进化在大约200万年前逐渐发生，从我们的早期哺乳动物祖先开始，他们的大脑和大脑皮层都很小。这种增加主要来自神经纤维的质量和密度，神经纤维是包含轴突、树突和神经胶质细胞的细胞间灰质材料，在人类中达到最大值，这表明中枢神经系统已经进化到区域间连接的非常复杂的模式，这种连接性是支持复杂手部动作和语音所需口语技能的复杂神经回路的基础。这些整合电路包含各种大脑皮层区域，其性质取决于内源性背景（神经）和外源性背景（生态）。外部环境因素包括环境（时间、地点和社会状况等）、功能需求（任务复杂性、并发处理的性质、感官触发因素和规划要求等）和个人因素（年龄、惯用手、经验、健康、情绪状态和情感等）。脑血管损伤或卒中会导致内部环境发生重要变化，影响人脑在语音和复杂手动动作方面的功能。当卒中患者的大脑对损伤进行内部适应时，患者对世界进行外部适应。

　　镜像神经元是在猕猴 F5 脑区发现的具有视觉运动特性的神经细胞。这种特殊类型的神经元也存在于人脑中，猕猴 F5 区与人类布罗卡区的后部和 PMv 的前部有一些同源性。解剖学研究表明，人类该区域存在细胞结构梯度，从 PMv 到额叶下回的盖部，再到 IFG 的三角部，为了建立更为紧密的同源性，猕猴的 F5 区被分为三个不同的部分，F5c 在后面，F5a（上）和 F5p（下）在前面。证据表明，F5c 与人类 PMv 同源，F5p 与人类 PMv 和 IFG 鳃部之间的区域同源。F5a 似乎与人类鳃盖部关系最为密切。

　　当猴子观察到另一只猴子或实验者执行相同或类似的动作时，在执行手和口目标定向动作期间放电的时候，也显示猕猴 F5 区的部分神经元有反应。这些神经元被称为镜像神经元，因为观察到的动作似乎是"反射的"，就像在镜子中一样，在观察者相同动作的运动表象中，这些神经元主要存在于猴运动前皮质的 F5c 亚区。镜像神经元的视觉特性类似于 Perrett 等人在猕猴颞上沟（STS）区域发现的神经元，这些神经元与镜像神经元一样，对目标导向的手部动作、行走、转动头部、移动手和弯曲躯干的视觉呈现做出反应。

当人做出一个动作或者观察到其他人正在做出该动作时，这种特殊神经元就会活跃。人类皮层区域的镜像神经元系统（MNS）网络包括额下回后部、腹侧运动前皮质、顶下小叶和颞上皮质等。许多研究表明，MNS 在学习运动技能、发展运动、模仿运动和理解目标导向动作中发挥着特殊作用。最近研究发现动作观察疗法具有激活 MNS 并使其变得可塑性的能力，已证明动作观察治疗（AOT）或 MNS 激活治疗对卒中后患者的运动功能康复有效。研究还发现，MNS 参与手势交流过程及语音和语言功能，并通过观察、做出动作和讲话共享。

之前对 AOT 的研究显示，无论是单独使用手势还是手势与言语产出相结合，许多研究报告了失语症患者命名障碍和沟通能力的改善。与言语动作或实物观察训练相比，相关研究结果显示，目标导向的手部动作观察训练能够更有效地促进失语症患者 MNS 的激活和语言功能恢复的可塑性，镜像神经元的激活更多，包括与言语表达相关的重要皮层区域。

人脑中的 MNS 区域包括额叶内侧回的双侧后部（左侧为 Broca 区）、腹侧运动前皮质和顶叶下部，所有这些区域都是关键的语言区域。在人类的认知和语言发展过程中，观察和模仿手的动作起着至关重要的作用。手、手臂和语音姿势紧密相连，它们主要由 MNS 集成。之前的研究已经证实，妊娠期语言、口腔和其他语言功能，或观察上肢或嘴唇运动可以激活 MNS。此外，由 Broca 区受损引起的 Broca 失语患者表现出对运动的观察和理解受损，这也可能是 MNS 受损的后果。基于这种重叠，一些研究人员提出，大脑左半球存在听觉镜像系统。Broca 区代表的语言功能区可能是从负责语音识别的左半球听觉 MNS 进化而来的。此外，这种结构重叠为失语症患者的言语功能治疗提供了神经学基础。一项研究表明，动作观察和执行可以改善言语功能，目标导向的手部动作观察训练可以进一步改善言语功能。

MNS 被认为涉及动作和行为意图理解、动作模仿和模仿学习、运动想象和运动学习。总之，MNS 可以被视为一个"观察以理解"和"模仿以学习"的系统。行动观察可以促进记忆的形成。MNS 在动作学习中发挥作用，甚至通过动作观察和理解激活非动作学习。这些理论支持卒中后恢复认知和语言功能能力的存在。

某研究将 6 名卒中后失语患者分为 ABA 方案组和 BAB 方案组两组，A 方案为手部动作观察与重复相结合，B 方案为静态物体观察与重复相结合，采用图片命名测试、西方失语症成套测验（WAB）和令牌测试评价每周训练前后语言功能的变化。结果显示与静态物体观察和重复训练（方案 B）相比，手部动作观察和重复训练（方案 A）有效改善了所有 6 名患者的大部分语言功能。

## 第一节　镜像神经元康复疗法联合语言训练方案

★推荐意见：与语言训练相比，疗程为 2~8 周则较强推荐镜像神经元康复疗法联合语言训练应用于 PSA 的治疗。

1. 治疗原则　促进语言功能恢复。

2. 治疗方法

（1）镜像神经元康复疗法　利用镜像神经元康复训练系统，使患者先后以三种形式观看系统中 320 个与日常生活手部活动相关的动作视频资料。第一种形式是动作的语音及说出该语音的口型，第二种形式是动作的语音及动作的手势，第三种形式是动作的语音、说出该语音的口型及手势动作。每种形式播放 3 秒，三种形式共播放 9 秒。如敲碎花生、切西瓜、打开空调等，还要根据患者所处的康复阶段，调整手动作视频的难度。

（2）语言康复训练　Schuell 刺激疗法、个体针对性语言康复训练方式，每次 30 分钟，每日 2 次。Schuell 刺激疗法是一种目前备受临床推崇的康复治疗策略，采用一对一的形式，按患者失语程度，灵活制订训练难度，对患者语言功能进行多方位康复训练。具体操作可根据患者数量自由组织言语治疗恢复训练方法，如将数名失语程度相当的患者分为一组，按小组形式进行，将患者平时说不出的语言词汇或者语句记录在若干张卡片上，卡片的背面和外形无差别，共制作多套一模一样的卡片，每名患者各拿一套卡片，互相交流学习，康复师在一旁负责教授和更正，可采取多种形式，如一名患者成功描述一张卡片，其余患者则应将手中相同卡片找出，每名患者依次进行，所有的描述必须完全使用口语，不可夹带手势或者暗示行为，由康复师进行协助指导，患者每天将自己的失语内容进行记录，及时进行复述强化练习，并按情况将卡片内容进行更新。

3. 疗程　2~8周。

4. 评价指标：镜像神经元康复疗法联合语言训练与语言训练

（1）指标1：临床疗效评价指标　治疗2~4周后镜像神经元康复疗法联合语言训练组治疗总有效率与语言训练组相比，差异有统计学意义（$P < 0.05$）。

（2）指标2：失语状态评价指标

1）西部失语症检查量表（WAB）。①自发语言。治疗两周后镜像神经元康复疗法联合语言训练组WAB自发语言得分优于语言训练组（$P < 0.05$）。治疗4周后镜像神经元康复疗法联合语言训练组WAB自发语言得分优于语言训练组（$P < 0.01$）。②听语理解。治疗两周后镜像神经元康复疗法联合语言训练组WAB听语理解得分优于语言训练组（$P < 0.05$）。治疗4周后镜像神经元康复疗法联合语言训练组WAB听语理解得分优于语言训练组（$P < 0.01$）。③复述。治疗两周后镜像神经元康复疗法联合语言训练组WAB复述得分优于语言训练组（$P < 0.05$）。治疗4周后镜像神经元康复疗法联合语言训练组WAB复述得分优于语言训练组（$P < 0.01$）。④命名。治疗两周后镜像神经元康复疗法联合语言训练组WAB命名得分优于语言训练组（$P < 0.05$）。治疗4周后镜像神经元康复疗法联合语言训练组WAB命名得分优于语言训练组（$P < 0.01$）。⑤失语商（AQ）。治疗两周后镜像神经元康复疗法联合语言训练组WAB失语商AQ得分优于语言训练组（$P < 0.05$）。治疗4周后镜像神经元康复疗法联合语言训练组WAB失语商AQ得分优于语言训练组（$P < 0.01$）。

2）标准失语症检查量表（CRRCAE）。治疗8周后，镜像神经元康复疗法联合语言训练组CRRCAE在听理解、复述、说等九个亚项的正答率均有显著提高（$P < 0.05$）；而语言训练组只在听理解、复述、说、出声读、阅读五个方面较干预前显著提高（$P < 0.05$），其余亚项虽有所提高，但差

异无统计学意义（$P > 0.05$）。经治疗后镜像神经元康复疗法联合语言训练组在听理解、复述、说、出声读等九项的提高优于语言训练组，差异有统计学意义（$P < 0.05$）。

## 第二节 镜像神经元康复疗法联合旋律语调疗法方案

★推荐意见：与语言训练相比，疗程为 1 个月则较强推荐镜像神经元康复疗法联合旋律语调疗法应用于 PSA 的治疗。

1. 治疗原则 促进语言功能恢复。

2. 治疗方法

（1）镜像神经元康复疗法 参考下篇第六章第一节镜像神经元康复疗法相关内容。

（2）旋律语调疗法 由接受过神经音乐治疗（NMT）培训并获得注册音乐治疗师执照的专业音乐人士进行，以确保音乐专业化的介入。根据三个不同的言语康复水平，音乐治疗师训练失语症患者吟诵目标言语项目，然后随着轻敲慢慢消失，让患者在第一个水平说出目标句子。音乐治疗师引导患者在第二级和第三级以同样的方式唱歌和说话；唯一的区别是旋律目标语言的长度（第二级是 5~9 个单词的句子，第三级是 10 个单词以上的句子）。根据目标汉语句子的自然音高记录所有旋律短语。干预的有效行为表现：当治疗师提出目标问题时，患者可以在没有旋律和节奏的情况下，以自然速度说目标语言，并且行为表现可以持续 3 周以上而不会倒退，每次 30 分钟，每日 1 次。

（3）语言康复训练 参考下篇第六章第一节中语言康复训练相关内容。

3. 疗程 1 个月。

4. 评价指标：镜像神经元康复疗法联合旋律语调疗法与语言训练

（1）指标 1：临床疗效评价指标 治疗 1 个月后，镜像神经元康复疗法联合旋律语调疗法组治疗总有效率与语言训练组相比，差异有统计学意义（$P < 0.05$），有效率分别为 94.87% 和 79.49%。

（2）指标 2：失语状态评价指标

1）西部失语症检查量表（WAB）。①自发语言。治疗 1 个月后，镜像神经元康复疗法联合旋律语调疗法组 WAB 自发语言得分优于语言训练组（$P < 0.05$）。②听语理解。治疗 1 个月后，镜像神经元康复疗法联合旋律语调疗法组 WAB 听语理解得分优于语言训练组（$P < 0.05$）。③复述。治疗 1 个月后，镜像神经元康复疗法联合旋律语调疗法组 WAB 复述得分优于语言训练组（$P < 0.05$）。④命名。治疗 1 个月后，镜像神经元康复疗法联合旋律语调疗法组 WAB 命名得分优于语言训练组（$P < 0.05$）。⑤失语商（AQ）。治疗 1 个月后，镜像神经元康复疗法联合旋律语调疗法组 WAB 失语商 AQ 得分优于语言训练组（$P < 0.05$）。

2）标准失语症检查量表（CRRCAE）。治疗 1 个月后，镜像神经元康复疗法联合旋律语调疗法组 CRRCAE 在各项评分均高于语言训练组，差异有统计学意义（$P < 0.05$）。

# 第三节　镜像神经元康复疗法联合 rTMS 治疗方案

★推荐意见：与语言训练相比，疗程为 3～6 周则较强推荐镜像神经元康复疗法联合 rTMS 疗法应用于 PSA 的治疗。

1. 治疗原则　促进语言功能恢复。

2. 治疗方法

（1）镜像神经元康复疗法　参考下篇第六章第一节镜像神经元康复疗法相关内容。

（2）低频重复经颅磁刺激（rTMS）　患者取仰卧位或半卧位，磁刺激线圈位置根据运动性失语和感觉性失语的不同，选取具体的语言刺激镜像区域（右侧额叶背外侧或者右侧颞上回背外侧），线圈与颅骨表面相切，采用 80%～90% 运动阈值强度，低频率磁刺激为 1Hz，最低可至 0.5Hz，每序列 20～40 脉冲，序列间隔 1～2 秒，每次 20 分钟，每日 1 次。

（3）语言康复训练　参考下篇第六章第一节中语言康复训练相关内容。

3. 疗程　3～6 周。

4. 评价指标：镜像神经元康复疗法联合 rTMS 与语言训练

（1）指标 1：失语状态评价指标——西部失语症检查量表（WAB）

①自发语言。治疗 3～6 周后镜像神经元康复疗法联合 rTMS 组 WAB

自发语言得分优于语言训练组（$P<0.05$）。②听语理解。治疗 3~6 周后镜像神经元康复疗法联合 rTMS 组 WAB 听语理解得分优于语言训练组（$P<0.05$）。③复述。治疗 3~6 周后镜像神经元康复疗法联合 rTMS 组 WAB 复述得分优于语言训练组（$P<0.05$）。④命名。治疗 3~6 周后镜像神经元康复疗法联合 rTMS 组 WAB 命名得分优于语言训练组（$P<0.05$）。⑤失语商（AQ）。治疗 3~6 周后镜像神经元康复疗法联合 rTMS 组 WAB 失语商（AQ）得分优于语言训练组（$P<0.05$）。②波士顿失语症程度分级（BDAE）。治疗 3~6 周后，镜像神经元康复疗法联合 rTMS 组 BDAE 分级与语言训练组对比，差异有统计学意义（$P<0.05$）。

## 第四节　镜像神经元康复疗法联合 tDCS 治疗方案

★推荐意见：与语言训练相比，疗程为 4~12 周则较强推荐镜像神经元康复疗法联合 tDCS 疗法应用于 PSA 的治疗。

1. 治疗原则　促进语言功能恢复。

2. 治疗方法

（1）镜像神经元康复疗法　参考下篇第六章第一节镜像神经元康复疗法相关内容。

（2）经颅直流电刺激（tDCS）　tDCS 为直流电刺激模式，患者取仰卧位，将刺激电极阳极置于患者大脑皮层相应的功能区（单侧/双侧额下回三角区，阴极置于对侧肩部肌肉），阳极电极定位按照脑电图国际 10-20 系统电极放置法放置，使用电极定位帽确保电极定位准确，电极与头皮连接处涂抹导电膏确保连接充分，根据个体情况选择相应的刺激强度（1.2mA），每次治疗时间 20~30 分钟，每天 1 次，每周 5~6 次。

（3）语言康复训练　参考下篇第六章第一节中语言康复训练相关内容。

3. 疗程　4~12 周。

4. 评价指标：镜像神经元康复疗法联合 tDCS 与语言训练

（1）指标 1：临床疗效评价指标　治疗 4 周后镜像神经元康复疗法联合 tDCS 组治疗总有效率与语言训练组相比，差异有统计学意义（$P<0.05$），有效率分别为 92.50% 和 75.00%。

（2）指标2：失语状态评价指标

1）西部失语症检查量表（WAB）。①自发语言。治疗4周后镜像神经元康复疗法联合 tDCS 组 WAB 自发语言得分优于语言训练组（$P < 0.05$）。治疗12周后镜像神经元康复疗法联合 tDCS 组 WAB 自发语言得分优于语言训练组（$P < 0.01$）。②听语理解。治疗4周后镜像神经元康复疗法联合 tDCS 组 WAB 听语理解得分优于语言训练组（$P < 0.05$）。治疗12周后镜像神经元康复疗法联合 tDCS 组 WAB 听语理解得分优于语言训练组（$P < 0.01$）。③复述。治疗4周后镜像神经元康复疗法联合 tDCS 组 WAB 复述得分优于语言训练组（$P < 0.05$）。治疗12周后镜像神经元康复疗法联合 tDCS 组 WAB 复述得分优于语言训练组（$P < 0.01$）。④命名。治疗4周后镜像神经元康复疗法联合 tDCS 组 WAB 命名得分优于语言训练组（$P < 0.05$）。治疗12周后镜像神经元康复疗法联合 tDCS 组 WAB 命名得分优于语言训练组（$P < 0.01$）。⑤失语商（AQ）。治疗4周后镜像神经元康复疗法联合 tDCS 组 WAB 失语商（AQ）得分优于语言训练组（$P < 0.05$）。治疗12周后镜像神经元康复疗法联合 tDCS 组 WAB 失语商（AQ）得分优于语言训练组（$P < 0.01$）。

2）波士顿失语症程度分级（BDAE）。治疗4～12周后，镜像神经元康复疗法联合 tDCS 组 BDAE 分级与语言训练组对比，差异有统计学意义（$P < 0.05$）。

（3）指标3：神经功能缺损评价指标——美国国立卫生研究院卒中量表（NIHSS）　治疗4周后镜像神经元康复疗法联合 tDCS 组 NIHSS 量表评分与语言训练组对比，差异有统计学意义（$P < 0.05$）。

# 第五节　镜像神经元康复疗法联合针刺治疗方案

★推荐意见：与语言训练相比，疗程为4～14周则较强推荐镜像神经元康复疗法联合针刺疗法应用于 PSA 的治疗。

1. 治疗原则　促进语言功能恢复。

2. 治疗方法

（1）镜像神经元康复疗法　参考下篇第六章第一节镜像神经元康复疗法相关内容。

（2）针刺疗法　①治疗原则：醒脑开窍，滋补肝肾，调神导气，启闭开音。②选穴：头针取其颞前线、顶颞前斜线下大约为 2/5 部位，完全性失语针刺言语三区，感觉性失语针刺言语二区，运动性失语针刺言语一区。③方解：针刺语言区直接刺激大脑皮层，促进局部供血，建立侧支循环，改善皮层血液循环，加速脑组织的修复和细胞代谢，促进语言功能恢复。④针刺操作方法：患者取坐位或仰卧位，取穴局部 75% 乙醇进行常规消毒，选用 0.30mm×25mm 毫针，与头皮呈 15°～30° 使针尖快速刺入皮肤 25～35mm，当针尖达到帽状腱膜下层时，使针与头皮平行，继续捻转进针，每次快速捻转行针 2～3 分钟，180～200r/min。针刺舌三针：单手持 0.30mm×40mm 的毫针，针尖呈 45°～60° 的角度向舌根方向倾斜，迅速入针，得气后提插捻转 15 秒，以舌根出现胀痛酸麻感为度，拔针后鼓励患者尽可能地大声说话。每次留针 30 分钟，每日 1 次。

3. 疗程　4～12 周。

4. 评价指标：镜像神经元康复疗法联合针刺与语言训练

（1）指标 1：临床疗效评价指标　治疗 4 周后镜像神经元康复疗法联合针刺组治疗总有效率与语言训练组相比，差异有统计学意义（$P < 0.05$）。

（2）指标 2：失语状态评价指标

1）西部失语症检查量表（WAB）。①自发语言。治疗 4～12 周后镜像神经元康复疗法联合针刺组 WAB 自发语言得分优于语言训练组（$P < 0.05$）。②听语理解。治疗 4～12 周后镜像神经元康复疗法联合针刺组 WAB 听语理解得分优于语言训练组（$P < 0.05$）。③复述。治疗 4～12 周后镜像神经元康复疗法联合针刺组 WAB 复述得分优于语言训练组（$P < 0.05$）。④命名。治疗 4～12 周后镜像神经元康复疗法联合针刺组 WAB 命名得分优于语言训练组（$P < 0.05$）。⑤失语商（AQ）。治疗 4～12 周后镜像神经元康复疗法联合针刺组 WAB 失语商（AQ）得分优于语言训练组（$P < 0.05$）。

2）波士顿失语症程度分级（BDAE）。治疗 4～12 周后，镜像神经元康复疗法联合针刺组 BDAE 分级与语言训练组对比，差异有统计学意义（$P < 0.05$）。

（3）指标 3：神经功能缺损评价指标——美国国立卫生研究院卒中量

表（NIHSS） 治疗 14 周后镜像神经元康复疗法联合针刺组 NIHSS 量表评分与语言训练组对比，差异有统计学意义（$P < 0.05$）。

（4）指标 4：血液流变学评价指标 治疗 4 周后镜像神经元康复疗法联合针刺组血液流变学指标（血细胞比容、血液黏度、高切及低切全血黏度）与语言训练组对比，差异有统计学意义（$P < 0.05$）。

（5）指标 5：血管调节因子水平指标 治疗 4 周后镜像神经元康复疗法联合针刺组血管调节因子水平［血管内皮素（ET）、降钙素基因相关肽（CGRP）］与语言训练组对比，差异有统计学意义（$P < 0.05$）。

# 第六节　镜像神经元康复疗法联合
# 中药穴位熏蒸治疗方案

★推荐意见：与语言训练相比，疗程为 8 周则较强推荐镜像神经元康复疗法联合中药穴位熏蒸疗法应用于 PSA 的治疗。

1. 治疗原则 促进语言功能恢复，以肤固表，以经通脏，标本兼治，醒脑解郁，祛痰化瘀，通利舌窍。

2. 治疗方法

（1）镜像神经元康复疗法 参考下篇第六章第一节镜像神经元康复疗法相关内容。

（2）中药穴位熏蒸疗法 治疗原则：醒脑解郁，祛痰化瘀，通利舌窍。选穴：百会、廉泉、哑门、人迎、通里。处方：石菖蒲 60g，川芎 30g，郁金 30g，天麻 30g，制半夏 30g，丹参 30g。操作方法：中药穴位熏蒸，每日 1 次，每周 6 次，每次每个穴位熏蒸 10 分钟，共治疗 8 周。每次熏蒸治疗后即安排患者行镜像神经元康复训练。

3. 疗程 8 周。

4. 评价指标：镜像神经元康复疗法联合中药穴位熏蒸与镜像神经元康复语言训练

（1）指标 1：临床疗效评价指标 治疗 8 周后镜像神经元康复疗法联合中药穴位熏蒸组治疗总有效率与镜像神经元康复语言训练组相比，差异有统计学意义（$P < 0.05$），总有效率分别为 93.3% 和 70.0%。

（2）指标 2：失语状态评价指标 西部失语症检查量表（WAB）包

括：①自发语言。治疗 8 周后镜像神经元康复疗法联合中药穴位熏蒸组 WAB 自发语言得分优于镜像神经元康复语言训练组（$P < 0.05$）。②听语理解。治疗 8 周后镜像神经元康复疗法联合中药穴位熏蒸组 WAB 听语理解得分优于镜像神经元康复语言训练组（$P < 0.05$）。③复述。治疗 8 周后镜像神经元康复疗法联合中药穴位熏蒸组 WAB 复述得分优于镜像神经元康复语言训练组（$P < 0.05$）。④命名。治疗 8 周后镜像神经元康复疗法联合中药穴位熏蒸组 WAB 命名得分优于镜像神经元康复语言训练组（$P < 0.05$）。⑤失语商（AQ）。治疗 8 周后镜像神经元康复疗法联合中药穴位熏蒸组 WAB 失语商（AQ）得分优于镜像神经元康复语言训练组（$P < 0.05$）。

（3）指标 3：抑郁状态评价指标——卒中失语抑郁量表（SADQ）　治疗 8 周后镜像神经元康复疗法联合中药穴位熏蒸组 SADQ 量表评分与镜像神经元康复语言训练组对比，差异有统计学意义（$P < 0.05$）。

# 第七章　心理疗法

卒中后失语患者在肢体功能运动障碍的同时，在日常沟通交流方面也存在着比较明显的困难，导致社交能力的下降，往往造成严重的心理伤害。这些患者在治疗过程中可能存在焦虑、消极的情绪，甚至会时常暴躁、愤怒，行为上不配合治疗，导致治疗效果不够理想，影响患者神经功能的恢复及预后。

心理干预能够将患者的语言锻炼治疗带入到一个良性的循环当中，提高失语症的治疗效果，缩短恢复时间，更快地缓解患者的不良情绪。心理干预康复的特点在于唤醒患者潜在的心理资源，帮助患者渡过难关，以最有效、最合理的方式去面对所面临的处境，给予患者安全感，提升患者与疾病作斗争的勇气，从而主动加强功能训练，促进各项功能的良好恢复。通过积极的语言康复锻炼，语言功能会得到一定程度的提高，会使患者治疗本病的信心和勇气明显增加，以更好的心理状态和更加积极的心态面对疾病。

## 第一节　心理治疗联合针刺方案

★推荐意见：与语言康复训练相比，疗程为3周则较强推荐心理治疗联合针刺应用于 PSA 的治疗。

1. 治疗原则　缓解焦虑等不良情绪，醒脑开窍。

2. 治疗方法

（1）针刺选穴　依据语言障碍情况，选取晕听区（从耳尖直上 1.5cm 处，向前及向后各 2cm 的水平线）、言语二区（顶叶的角回部，从顶骨结节后下方 2cm 处引一平行于前后正中线的直线，向下取 3cm 长直线）、言语三区（晕听区中点向后引 4cm 长的水平线），同时结合针刺金津、玉液、廉泉。气虚配膻中、气海、脾俞、中脘、足三里；血虚配血海、膈俞、脾俞、足三里；阳虚配气海、关元；肝阳上亢加太冲、行间。

（2）针刺操作手法  患者取坐位或卧位，分开头发，常规消毒，用26号0.5寸毫针，与头皮呈30°沿皮斜刺约1.2寸深，快速捻转（200r/min）1~2分钟，每10分钟行针一次，留针30分钟。再用同样方法捻转3~5分钟后起针，并用消毒干棉球按压针孔片刻，防止出血。金津、玉液：用三棱针点刺出血即可。廉泉：用1.5寸毫针向舌根部刺入约1.2寸，采用提插泻法。每日1次，每周6次。

（3）心理干预治疗  由专业的心理治疗师与患者沟通，每周2次，以消除患者患病后焦虑及消极情绪的影响，了解患者的内心想法，帮助患者树立战胜疾病、克服困难的自信心，积极配合治疗。采用劝说开导疗法等进行心理疏导和积极心理暗示，使患者保持良好心态。

3. 疗程  3周。

4. 评价指标：心理治疗联合针刺与语言康复训练

（1）指标1：临床疗效评价指标  治疗3周后，心理治疗联合针刺治疗PSA临床疗效与语言康复训练相比，差异无统计学意义（$P<0.19$），有效率分别为85.8%和71.5%。

（2）指标2：失语状态评价指标

1）CRRCAE。①口语表达。治疗3周后，心理治疗联合基础治疗组CRRCAE口语表达评分改善情况很可能优于基础治疗组（$Z=9.78$，$P<0.00001$）（$I^2=0\%$，$MD=5.00$，95% $CI$：$4.00~6.00$）。②听语理解。治疗3周后，心理治疗联合基础治疗组CRRCAE听语理解评分改善情况很可能优于基础治疗组（$Z=4.71$，$P<0.00001$）（$I^2=0\%$，$MD=5.00$，95% $CI$：$2.92~7.08$）。③阅读能力。治疗3周后，心理治疗联合基础治疗组CRRCAE阅读能力评分改善情况很可能优于基础治疗组（$Z=7.15$，$P<0.00001$）（$I^2=0\%$，$MD=6.00$，95% $CI$：$4.36~7.64$）。④书写能力。治疗3周后，心理治疗联合基础治疗组CRRCAE书写能力评分改善情况很可能优于基础治疗组（$Z=7.40$，$P<0.00001$）（$I^2=0\%$，$MD=5.60$，95% $CI$：$4.12~7.08$）。

2）ABC。治疗1个月后，心理治疗联合基础治疗组ABC评分改善情况很可能优于基础治疗组（$Z=12.8$，$P<0.00001$）（$I^2=0\%$，$MD=9.57$，95% $CI$：$8.11~11.03$）。

针刺配合心理干预是治疗卒中后失语的有效方法，且治疗时间越早疗效越好，值得临床推广应用。语言训练疗法也是失语症康复的有效治疗方法，针刺加心理干预结合语言训练法是否疗效更佳，有待进一步研究。

# 第二节　心理治疗联合语言康复训练方案

★推荐意见：与语言康复训练相比，疗程为 8 周则较强推荐心理治疗联合语言康复训练应用于 PSA 的治疗。

1. 治疗原则　缓解焦虑等不良情绪，促进语言功能恢复。

2. 治疗方法

（1）康复训练疗法　运用 Schuell 刺激疗法和言语康复训练法，根据其失语程度和类型，通过听、视、触、嗅给患者相应的刺激，刺激的标准、方式、强度应循序渐进，不可冒进。采用一对一的形式，按照患者失语程度，灵活制订训练难度，对患者语言功能进行多方位康复训练。具体操作可根据患者数量自由组织言语治疗恢复训练方法，如将数名失语程度相当的患者分为一组，按小组形式进行，将患者平时说不出的语言词汇或者语句记录在若干张卡片上，卡片的背面和外形无差别，共制作多套一模一样的卡片，每名患者各拿一套卡片，互相交流学习，康复师在一旁负责教授和更正，可采取多种形式，如一名患者成功描述一张卡片，其余患者则应将手中相同卡片找出，每名患者依次进行，所有的描述必须完全使用口语，不可夹带手势或者暗示行为，由康复师进行协助指导，患者每天将自己的失语内容进行记录，及时进行复述强化练习，并按情况将卡片内容进行更新。

（2）心理干预疗法　包括营造良好舒适的康复环境；加强沟通技巧，建立良好的医患关系，常用安慰、鼓励、乐观的语言引导患者；请康复较好的病员给患者树立信心；做深呼吸放松训练、听音乐冥想、握拳放松训练，讲笑话，引导患者放松；与家属沟通，让其理解患者的状况并给予关爱和支持。每次 30 分钟，每周 3 次，共 8 周。

3. 疗程　8 周。

4. 评价指标：心理治疗联合语言康复训练与语言康复训练

（1）指标 1：失语状态评价指标　①标准失语症检查量表（CRR-

CAE）。治疗8周后，心理治疗联合语言康复训练组CRRCAE在听理解、动名词复述、名词命名、动名词出声读、动名词阅读得分与语言康复训练组对比，差异有统计学意义（$P<0.05$），且心理治疗联合语言康复训练组优于语言康复训练组。但在句子复述、动词描述、画面描述、句子出声读、句子阅读和文字指令阅读差异方面无统计学意义（$P>0.05$）。

（2）指标2：抑郁状态评价指标——卒中后失语患者抑郁问卷（SADQ-H）　治疗8周后，心理治疗联合语言康复训练组SADQ-H得分与语言康复训练组对比，差异有统计学意义（$P<0.05$），且心理治疗联合语言康复训练组优于语言康复训练组。

心理干预结合语言康复训练对于改善患者的抑郁状态，以及患者的语言听理解、动名词复述、名词命名、动名词阅读、动名词出声读比传统单纯的语言康复训练更有效，其可以缩短患者康复时间，改善患者的情绪，提高患者的生活质量，减轻家庭负担；但句子复述、动词描述、画面描述、句子出声读、句子阅读和文字指令阅读方面的远期疗效，还有待进一步观察。

# 第三节　心理治疗及针刺联合语言康复训练方案

★推荐意见：与语言康复训练相比，疗程为2个月则较强推荐心理治疗及针刺联合语言康复训练应用于PSA的治疗。

1. *治疗原则*　缓解焦虑等不良情绪，醒脑开窍，刺激患者语言中枢，恢复失去的语言功能。

2. *治疗方法*

（1）针刺选穴　①治疗原则：醒脑开窍，滋补肝肾，调神导气，启闭开音。②选穴：头针取其颞前线、顶颞前斜线下大约为2/5部位，完全性失语针刺言语三区，感觉性失语针刺言语二区，运动性失语针刺言语一区。③方解：针刺语言区直接刺激大脑皮层，促进局部供血，建立侧支循环，改善皮层血液循环，加速脑组织的修复和细胞代谢，促进语言功能恢复。④针刺操作方法：患者取坐位或仰卧位，取穴局部75%乙醇进行常规消毒，选用0.30mm×25mm毫针，与头皮呈15°~30°使针尖快速刺入皮肤25~35mm，当针尖达到帽状腱膜下层时，使针与头皮平行，继续捻转进针，每次快速捻转行针 2～3 分钟，180～200r/min。针刺舌三针：单手持 0.30mm×40mm 的毫针，针尖呈 45°～60°的角度向舌根方向倾斜，迅速入针，得气后提插捻转 15 秒，以舌根出现胀痛酸麻感为度，拔针后鼓励患者尽可能地大声说话。每次留针 30 分钟，每日 1 次。

（2）康复训练疗法　运用 Schuell 刺激疗法和言语康复训练法，包括口型发音训练、应答训练手势训练、言语交流训练。采取一对一方式分别对患者进行听理解训练，以及对言语表达能力、理解能力及复述能力进行训练。采用一对一的形式，按患者失语程度，灵活制订训练难度，对患者语言功能进行多方位康复训练。具体操作可根据患者数量自由组织言语治疗恢复训练方法，如将数名失语程度相当的患者分为一组，按小组形式进行，将患者平时说不出的语言词汇或者语句记录在若干张卡片上，卡片的背面和外形无差别，共制作多套一模一样的卡片，每名患者各拿一套卡片，互相交流学习，康复师在一旁负责教授和更正，可采取多种形式，如一名患者成功描述一张卡片，其余患者则应将手中相同卡片找出，每名患者依次进行，所有的描述必须完全使用口语，不可夹带手势或者暗示行为，由康复师进行协助指导，患者每天将自己的失语内容进行记录，及时进行复述强化练习，并按情况将卡片内容进行更新。

（3）心理干预疗法　包括营造良好舒适的康复环境；加强沟通技巧，建立良好的医患关系，常用安慰、鼓励、乐观的语言引导患者；请康复较好的病员给患者树立信心；做深呼吸放松训练，听音乐冥想，握拳放松训练，讲笑话，引导患者放松；与家属沟通，让其理解患者的状况并给予关爱和支持。每次 30 分钟，每周 3 次。采用劝说开导疗法（即西医学的心理疏导方法），运用合适的方式劝说患者，以消除患者病后焦虑及消极的情绪影响，使患者树立痊愈的信心。每周 2 次，一对一实施。

3. 疗程　2 个月。

4. 评价指标：心理治疗及针刺联合语言康复训练与语言康复训练

（1）指标 1：临床疗效评价指标　治疗 2 个月后，心理治疗及针刺联合语言康复训练治疗 PSA 的临床疗效与语言康复训练，差异无统计学意义（$P=0.06$），有效率分别为 97.62% 和 77.50%。

（2）指标 2：失语状态评价指标　①自发语言。治疗 2 个月后，心理治疗及针刺联合语言康复训练 ABC 自发语言评分改善情况肯定优于语言康复训练组（$Z = 12.8$，$P < 0.00001$）（$I^2 = 0\%$，$MD = 9.57$，$95\% CI$：$8.11 \sim 11.03$）。②听语理解。治疗 2 个月后，心理治疗及针刺联合语言康复训练 ABC 言语理解评分改善情况肯定优于语言康复训练组（$Z = 4.65$，$P < 0.00001$）（$I^2 = 0\%$，$MD = 9.37$，$95\% CI$：$5.42 \sim 13.32$）。③复述。治疗 2 个月后，心理治疗及针刺联合语言康复训练 ABC 自发语言评分改善情况肯定优于语言康复训练组（$Z = 7.27$，$P < 0.00001$）（$I^2 = 0\%$，$MD = 9.41$，$95\% CI$：$6.87 \sim 11.95$）。④命名。治疗 2 个月后，心理治疗及针刺联合语言康复训练 ABC 自发语言评分改善情况肯定优于语言康复训练组（$Z = 11.84$，$P < 0.00001$）（$I^2 = 0\%$，$MD = 9.10$，$95\% CI$：$7.59 \sim 10.61$）。

# 第八章　音乐疗法

卒中后失语是指由卒中引起的局灶性脑损伤，导致语言优势半球内皮质和皮质下结构网络的破坏。因此，它会导致语言符号的产生和理解受损或永久性丧失，以及在听、说、读或写过程中的语言功能障碍。

神经成像研究发现，在语音和唱歌过程中激活的大脑区域之间存在重叠，这表明唱歌和讲话有一些共同的神经通路。在卒中后失语的治疗过程中，音乐疗法的加入，可以刺激受损的大脑语言功能区，调节语言网络内的神经可塑性变化，并促进言语功能的恢复。

音乐治疗是一种系统的治疗方法，利用音乐元素作为干预方式，可改善患者的情绪状态和神经功能。在卒中康复过程中，许多研究都应用了音乐疗法，取得了良好的效果。由于其安全性，它成本低、方便、简单、易于实现，加之疗效好，患者易于接受。

音乐治疗主要通过音乐的节奏和旋律来增强患者对声音的感知，并通过歌词和歌唱，以及语音频率和节奏来提高患者的语言理解能力。音乐治疗的解剖学基础主要是大脑半球对音乐的不同处理，左脑负责理解歌词和区分节奏，右脑负责处理旋律。音乐治疗包括两种不同的类型——主动型和被动型。主动音乐治疗是指患者自主唱歌、跟着音乐舞蹈或者是演奏乐器。被动音乐疗法，也称为感觉音乐疗法，允许患者听熟悉的音乐。被动听音乐没有特殊要求，只需要给予患者一个安全舒适的环境。在音乐选择方面，主动音乐治疗时选择节奏感强的音乐，被动音乐治疗时主要根据个人喜好选择音乐。根据疾病程度、患者的年龄、性别和文化背景，音乐选择和治疗计划设计往往是多样的。

音乐疗法对卒中后失语产生影响的作用机制为音乐可以刺激大脑并促使其产生大量的多巴胺，多巴胺为一种神经递质，可以传递信息，增加脑部注意力和记忆力，进而促进患者语言功能的恢复；且音乐疗法以抑扬顿挫的发音、波荡起伏的旋律，以及优美舒缓的节奏为基础，可以放松患者的紧张情绪，减轻患者的心理负担，提高患者的治疗积极性，对失语症的治疗及康复均有重要价值。

音乐干预通过结构和功能重组促进大脑可塑性，并上调多巴胺能中脑边缘系统，改善运动认知功能和情绪。还可以诱导语言网络功能中纵向功能连接的变化，来促进语言功能的调整。

Liu 等通过系统评价 Meta 分析得出结论，音乐治疗可能对卒中后失语患者的功能性交流、重复和命名产生一定的有益影响，但可能对理解没有明显影响。由于纳入的研究数量较少，可能导致结果出现偏差。

Lim 等人证明，神经音乐疗法和言语语言疗法都是慢性期卒中后失语患者的有效治疗方法，前者在卒中亚急性期有效。

# 第一节　五行音乐疗法联合语言训练方案

五行音乐疗法以中医传统五声理论为指导，运用角、徵、宫、商、羽五种不同的音乐调式来治疗疾病。它旨在平衡阴阳，调节气血，保持动态平衡，保持个人健康。五行音乐的历史可以追溯至几千年前，它是中国传统民间音乐的一部分。五行音乐作为一种特殊的治疗方法，在改善消极情绪和部分身体症状方面发挥着重要作用。"五行音乐"的名称被定义为音阶名称，相当于数字乐谱的"12356"，而西方音乐由七分词"1234567"组成。在处理中，有五种不同的音乐风格。

五行音乐的符和宫，色彩明快，轻松活泼，给人以精力充沛、健脾养心的功效。五行音乐中"商"的音调，介于"徵"与"宫"之间，使人心满意足，对咳嗽、喘息、气短、胸闷等肺热有清热作用。"角"和"羽"的音调是柔和的，可以使人内心平静，有利于补肾、疏肝和缓解抑郁。

《黄帝内经》是中国最早的医学经典之一，反映了中国古代的医学成就。此外，在现有的中医典籍中，《黄帝内经》首次将五行音乐融入医学领域，形成了较为完整的体系。《黄帝内经》中的五行音乐可以说是中医五行音乐的根源，五音、五脏、天地五行之间相互对应。

应用五行音乐可以使患者在接受语言训练的同时，能够感受音乐节奏的变化，一定程度上增强了疗效，提升了恢复效果。音乐刺激可促进神经兴奋，释放一些神经活性物质刺激交感神经系统，改善大脑血流动力学，加快破损的神经功能修复。

五行音乐干预利用角、徵、宫、商、羽五种旋律，以及五行与五脏的对应关系，根据五行规律确定治疗原则，为临床音乐选择提供治疗工具。据报道，五行音乐疗法对 PSA 的康复在语言功能方面非常重要；然而，由于文献质量的差异，没有可靠的证据支持这一概念。目前，还没有关于五行音乐疗法在 PSA 中的效果和安全性特征的结论性数据。为此，本研究综合收集了相关资料，客观评价和系统分析了 PSA 五行音乐强化治疗对语言功能的康复效果，为临床应用提供了更可靠的依据。

★推荐意见：与语言训练相比，疗程为 12 周则较强推荐五行音乐疗法联合语言训练应用于 PSA 的治疗。

1. *治疗原则*　促进语言功能的恢复。

2. *治疗方法*

（1）五行音乐疗法　结合患者具体情况，选择角、徵、宫、商、羽五调曲目，如角调式歌曲：《但愿人长久》《甜蜜蜜》《青春舞曲》《晴雯歌》《小城故事》；徵调式歌曲：《梁祝》《浏阳河》《茉莉花》《紫竹调》《月亮代表我的心》；宫调式歌曲：《梦江南》《友谊地久天长》《虞美人》《橄榄树》《牡丹之歌》；商调式歌曲：《走西口》《十五的月亮》《蝴蝶泉边》《小河淌水》《保卫黄河》；羽调式歌曲：《春江花月夜》《绣荷包》《枉凝眉》《知音》《梅花三弄》；每个调为一组，每组五首曲子。佩戴耳机聆听音乐，控制音量在 30～40 分贝之间，每次持续 30 分钟，每周 5 次。

（2）语言训练　采用一对一的形式，按患者失语程度，灵活制订训练难度，对患者语言功能进行多方位康复训练。具体操作可根据患者数量自由组织言语治疗恢复训练方法，如将数名失语程度相当的患者分为一组，按小组形式进行，将患者平时说不出的语言词汇或者语句记录在若干张卡片上，卡片的背面和外形无差别，共制作多套一模一样的卡片，每名患者各拿一套卡片，互相交流学习，康复师在一旁负责教授和更正，可采取多种形式，如一名患者成功描述一张卡片，其余患者则应将手中相同卡片找出，每名患者依次进行，所有的描述必须完全使用口语，不可夹带手势或者暗示行为，由康复师进行协助指导，患者每天将自己的失语内容进行记录，及时进行复述强化练习，并按情况将卡片内容进行更新。

3. *疗程*　12 周。

4. 评价指标：五行音乐疗法联合语言训练

（1）指标1：失语状态评价指标 ①失语程度。治疗12周后五行音乐联合语言训练组失语等级与语言训练组对比，差异有统计学意义（$P<0.05$），且五行音乐组联合语言训练组优于语言训练组。②西部失语症检查量表（WAB）。治疗6周后五行音乐联合语言训练组失语商（AQ）得分与语言训练组对比，差异有统计学意义（$P<0.05$），且五行音乐联合语言训练组高于语言训练组。治疗12周后五行音乐联合语言训练组失语商（AQ）得分与语言训练组对比，差异有统计学意义（$P<0.05$），且五行音乐联合语言训练组高于语言训练组。

（2）指标2：左侧大脑动脉血流情况 治疗12周后五行音乐联合语言训练组左侧大脑动脉血流情况与语言训练组对比，差异有统计学意义（$P<0.05$），且五行音乐联合语言训练组高于语言训练组。

（3）指标3：日常生活能力评价指标——生活质量量表（QOL） 治疗12周后五行音乐联合语言训练组QOL各项目评分与语言训练组对比，差异有统计学意义（$P<0.05$），且五行音乐联合语言训练组高于语言训练组。

## 第二节 徵调音乐联合基础治疗方案

★推荐意见：与基础治疗相比，疗程为12周则较强推荐徵调音乐联合基础治疗应用于PSA的治疗。

1. 治疗原则 促进语言功能的恢复。

2. 治疗方法 徵调音乐疗法：在接受神经内科脑血管病的常规药物治疗和护理上，配以聆听徵调音乐。由受试者从中挑出个人喜好的曲子作为该受试者的试验用曲。每日聆听1次，每次30分钟，每周5次。

3. 疗程 12周。

4. 评价指标：徵调音乐联合基础治疗与基础治疗

（1）指标1：失语状态评价指标——汉语标准失语症检查表（CRRCAE） 治疗12周后徵调音乐联合基础治疗组CRRCAE在听理解、复述、说、出声读等八项的评分与基础治疗组对比，差异有统计学意义（$P<0.05$），且徵调音乐联合基础治疗组优于基础治疗组，但阅读一项差异无

统计学意义（$P > 0.05$）

（2）指标 2：神经功能评价指标　治疗 12 周后徵调音乐联合基础治疗组神经功能缺损评分与基础治疗组对比，差异有统计学意义（$P < 0.05$）

# 第三节　音乐疗法联合语言训练方案

音乐治疗可以促进卒中后失语患者的语言功能。音乐治疗有多种形式，主要包括旋律语调治疗、唱歌和演奏乐器。失语症的音乐治疗机制仍在研究中。歌词、节奏和旋律被认为在改善语言功能方面发挥着重要作用，这主要通过改变大脑皮层的可塑性来促进患者语言的改善。

★推荐意见：与语言训练相比，疗程为 2～3 个月则较强推荐音乐疗法联合语言训练应用于 PSA 的治疗。

1. 治疗原则　促进语言功能的恢复。

2. 治疗方法

（1）音乐疗法　音乐治疗主要包括呼吸训练、发音训练、聆听音乐和音乐跟唱。呼吸训练是通过吹奏管弦乐器训练腹式呼吸。发音训练是通过让患者在简单的节拍音律下，完成日常用语发音。聆听音乐需要选择患者喜爱的音乐类型，在相对安静的环境倾听乐曲 30～60 分钟，音量根据患者听力情况控制，一般在 60～70 分贝。音乐跟唱是指治疗师先唱一首歌曲或者是一句歌词，随后患者跟唱。

（2）语言训练　由语言治疗师根据患者自身情况及病情状况制订相应的语言康复训练方案，内容包括：①听理解训练。②发声训练。③口语表达训练。④阅读理解与朗读训练。⑤书写训练。上述训练项目可根据患者自身情况及病情严重程度合理调整，每次训练时间为 30 分钟，每天训练 1 次，每周 5 次。

3. 疗程　1～3 个月。

4. 评价指标

（1）指标 1：失语状态评价指标

1）西部失语症检查量表（WAB）。①自发语言。治疗 2 个月后，音乐疗法联合语言训练组 WAB 自发语言得分或许优于语言训练组（$Z = 5.53$，$P < 0.00001$）（$I^2 = 0\%$，$MD = 2.03$，$95\% CI$：$1.31～2.75$）。②听语理解。

治疗 2 个月后，音乐疗法联合语言训练组 WAB 听语理解得分与语言训练组相比，差异无统计学意义（$Z = 5.53$，$P = 0.65$）（$I^2 = 0\%$，$MD = 0.16$，$95\% CI$：$-0.55 \sim 0.87$）。③复述。治疗 2 个月后，音乐疗法联合语言训练组 WAB 复述得分或许优于语言训练组（$Z = 6.00$，$P < 0.00001$）（$I^2 = 0\%$，$MD = 2.18$，$95\% CI$：$1.47 \sim 2.89$）。④命名。治疗 2 个月后，音乐疗法联合语言训练组 WAB 命名得分或许优于语言训练组（$Z = 6.00$，$P < 0.00001$）（$I^2 = 0\%$，$MD = 1.93$，$95\% CI$：$1.30 \sim 2.56$）。⑤失语商（AQ）。治疗 2 个月后，音乐疗法联合语言训练组 WAB 失语商 AQ 得分或许优于语言训练组（$Z = 5.75$，$P < 0.00001$）（$I^2 = 0\%$，$MD = 14.03$，$95\% CI$：$9.25 \sim 18.82$）。

2）Goodglass-Kaplan 失语症严重程度分级标准（ASRS）。治疗 1 个月后，音乐疗法联合语言训练组 ASRS 评分与语言训练组对比，差异无统计学意义（$P > 0.05$）。

3）汉语标准失语症检查（CRRCAE）。治疗 2 个月后，音乐疗法联合语言训练组 CRRCAE 在听理解、复述、说、出声读、阅读及计算方面评分与语言训练组对比，差异有统计学意义（$P < 0.05$），且音乐疗法联合语言训练组优于语言训练组，但在句子层面的复述、出声读、阅读、主动说能力方面及书写能力方面与治疗前比较，差异无统计学意义（$P > 0.05$）。

（2）指标 2：日常生活能力评价指标——生活质量（SAQOL – 39g）治疗 2 个月后，音乐疗法联合语言训练组 SAQOL – 39g 评分情况与语言训练组对比，差异有统计学意义（$P < 0.05$），且音乐疗法联合语言训练组高于语言训练组。

# 第四节　音乐疗法联合针康法治疗方案

★推荐意见：与针康法相比，疗程为 30 天则较强推荐音乐疗法联合针康法应用于 PSA 的治疗。

1. *治疗原则*　促进语言功能的恢复。

2. *治疗方法*

（1）音乐疗法　提前准备好音乐播放器，结合患者基本情况和对音乐的喜爱类型，选择合适风格的音乐曲目，充分沟通，使患者了解音乐治疗的好处，并鼓励患者在听音乐的过程中主动打节拍和哼唱，治疗者在一旁纠正调整，逐渐将患者带入状态。

（2）针灸疗法　患者取合适体位，治疗者使用75%浓度的乙醇常规消毒皮肤后进针，用一次性毫针（0.40mm×50mm），在顶区和顶前区向前或向后，与皮肤成15°透刺，至帽状腱膜下40mm，留针6小时，前10分钟和20分钟各捻转1分钟，200r/min，随后每隔2小时再捻转1分钟，每天1次，每周6次，连续30天。

（3）康复疗法　①口语表达训练：首先训练字母发声；看图片和实物说出名字，可提示；治疗师先说一句话，患者重复，由简单到复杂。②阅读理解与朗读训练：由短及长，控制速度，重在发音准确。③根据患者需求，选择合适的聊天话题。每天训练1次，每周6次，连续治疗30天。

3. 疗程　30天。

4. 评价指标：音乐疗法联合针康法治疗与针康法治疗　临床疗效评价指标：治疗30天后，音乐疗法联合针康法治疗组PSA临床疗效与针康法相比，差异有统计学意义（$P < 0.05$），有效率分别为93.33%和86.67%。

在卒中早期恢复过程中，将针康法与音乐疗法联合，有助于使患者放松心情，从而配合治疗，无论在机体方面还是精神方面，对患者都有积极的促进作用。通过发声训练及歌唱方式的治疗，能够增强运动性失语患者的言语能力。

因此，针康法结合音乐疗法能够提高患者生活质量，减轻患者家庭和社会负担，帮助患者树立治愈信心，具有重要意义。

# 第五节　音乐电针联合语言训练治疗方案

音乐电针即音乐疗法和电针疗法相结合的治疗方法，是将特定的音乐信号转换为同步的脉冲电流，作用于人体经穴，并通过听觉器官聆听音乐的治疗方法。我国一些学者先后将音乐、电极和电针相互配合应用于临床，后经不断研究和探索，使音乐电针逐渐发展。音乐电针可以调节情绪，改善血液循环，促进脑功能恢复。与脉冲电针相比，音乐声波是不规则的脉冲波形，频率和振幅时刻变化，可以有效克服机体耐受形成，与针刺结合时还可以克服针刺的适应性，从而提高疗效。

★推荐意见：与语言训练相比，疗程为 30 天则较强推荐音乐疗法联合针康法应用于 PSA 的治疗。

1. 治疗原则　促进语言功能的恢复。

2. 治疗方法

（1）音乐电针选穴　以百会透太阳、廉泉透哑门为主穴，肩髃、手三里、合谷、环跳、阳陵泉、阴陵泉、风市、曲池、内庭、丰隆、太溪、风池、足三里、气海为配穴。

（2）操作方法　患者取合适体位，治疗者使用 75% 浓度的乙醇常规消毒皮肤后，在病灶侧百会和太阳的连线上分四段刺入四针，双手夹持与头皮呈 15°的方向刺入帽状腱膜下，深度约为 1 寸，持续捻转 2 分钟，捻转速度为 200r/min 以上，然后患者与音乐电针连接，音频在 50～15000Hz，同时聆听同步播放的音乐，持续 30 分钟，每日 1 次。

（3）语言训练　采用 Schuell 刺激疗法，并根据患者个人情况制订个性化方案，以训练口语表达为主，每次 30 分钟。

3. 疗程　30 天。

4. 评价指标：音乐电针联合语言训练治疗与语言训练治疗

（1）指标 1：临床疗效评价指标　治疗 30 天后，音乐电针联合语言训练组的临床疗效与语言训练组相比，差异有统计学意义（$P<0.01$），有效率分别为 93.33% 和 76.66%。

（2）指标 2：失语程度评价指标　①汉语失语症检查法（ABC）。治疗 30 天后，音乐电针联合语言训练组的 ABC 总评分和各项评分与语言训练组相比，差异均有统计学意义（$P<0.05$）。②失语症严重程度分级标准（BDAE）。治疗 30 天后，音乐电针联合语言训练组的 BDAE 分级与语言训练组相比，差异有统计学意义（$P<0.01$）

（3）指标 3：临床神经功能缺损程度　治疗 30 天后，音乐电针联合语言训练组的神经功能缺损评分与语言训练组相比，差异有统计学意义（$P<0.01$）。

（4）指标 4：日常生活语言沟通能力——功能性语言沟通能力检查法（CFCP）治疗 30 天后，音乐电针联合语言训练组的 CFCP 评分与语言训练组相比，差异有统计学意义（$P<0.01$）。

# 主要参考文献

[1] 起裕民. 音乐电针疗法 [J]. 中国针灸, 1994 (S1): 461-463.

[2] 李滋平, 李勇, 符文彬. 舌针治疗中风失语症 32 例临床观察 [J]. 新中医, 2004 (9): 47-48.

[3] 高兵兵, 赵敬东, 邱丽敏, 等. 化痰解语颗粒治疗痰瘀阻络型中风后失语临床观察 [J]. 实用中医内科杂志, 2004 (5): 466-467.

[4] 李滋平, 符文彬. 舌针治疗中风后运动性失语症 46 例疗效观察 [J]. 新中医, 2005 (11): 63-64.

[5] 邱锡采, 程惠玲, 张岩, 等. 苏丹解语汤治疗中风失语 40 例临床研究 [J]. 江苏中医药, 2005 (9): 20-21.

[6] 蔡永敏, 李燕梅, 李根林. 中风回言胶囊治疗中风失语 120 例临床观察 [J]. 中医杂志, 2005 (10): 756-758.

[7] 张缙, 张忆虹, 白妍. 音乐电针的研究 [J]. 中国针灸, 2005 (8): 585-588.

[8] 蒋建玲, 袁全东. 加用转舌解语汤治疗中风失语 42 例 [J]. 广西中医学院学报, 2006 (2): 43-44.

[9] 贺建国. 资寿解语汤加减治疗卒中后失语 76 例 [J]. 新中医, 2007 (4): 69-70.

[10] 王化贤, 王东生, 吕建周. 脑卒中后抗抑郁治疗对神经功能康复的影响 [J]. 中国医师进修杂志, 2007 (25): 17-19.

[11] 姜莉, 赵仓焕. 音乐电针疗法浅探 [J]. 陕西中医, 2007 (11): 1573-1574.

[12] 周刚, 朱祖福, 高志强. 盐酸多奈哌齐治疗脑卒中后失语的疗效观察 [J]. 中国老年保健医学, 2008 (5): 37-38.

[13] 李湘力. 靳氏舌三针治疗中风运动性失语的疗效观察 [D]. 广州: 广州中医药大学, 2008.

[14] 江钢辉, 李湘力. 靳氏舌三针治疗中风运动性失语症疗效观察 [J]. 上海针灸杂志, 2008 (7): 5-6.

[15] 郑倩华, 杨佐琴, 李瑛. 对针刺治疗脑卒中后失语症患者心理康复治疗的体会和思考 [J]. 针灸临床杂志, 2008 (11): 34-36.

[16] 陈立典, 林秀瑶, 陶静. 脑卒中中医康复单元中失语症患者的康复疗效观察 [J]. 中国康复医学杂志, 2008 (2): 161-162.

[17] 周苹, 单春雷. 失语症的药物治疗进展 [J]. 中国康复医学杂志, 2008 (9): 860-862.

[18] 钢辉, 许辛寅, 陈振虎, 等. CT 定位围针法治疗中风失语症临床研究 [J]. 山东中医杂志, 2009, 28 (8): 555-556.

[19] 李湘力, 蔡敬宙, 江钢辉. 舌三针治疗中风失语症 30 例 [J]. 针灸临床杂志, 2009, 25 (7): 6-8.

[20] 晁文波. 针灸治疗中风失语症临床研究 [J]. 中国中医基础医学杂志, 2009, 15 (8): 619-625.

[21] 陈莺, 李焰生, 王智樱. 多奈哌齐治疗卒中后失语的疗效观察 [J]. 中华内科杂志. 2010, 49 (2): 115-118.

[22] 李隽. 醒脑开窍针刺法治疗中风失语症 30 例 [J]. 河南中医, 2010, 30 (6): 598-599.

[23] 王琦, 杨森, 王虎, 等. 高压氧联合美多巴治疗卒中后失语疗效观察 [J]. 中国实用神经疾病杂志, 2010, 13 (4): 9-11.

[24] 张京兰, 潘德祥, 徐林. 头皮针配合穴位贴敷治疗命名性失语 32 例 [J]. 中医外治杂志, 2011, 20 (2): 20-21.

[25] 杨丹, 韩宝杰. 针刺头针言语一区与言语三区治疗卒中后失语 35 例观察 [J]. 山西中医, 2011, 27 (10): 33-34.

[26] 白志强. 针刺治疗脑梗塞失语症疗效的观察 [J]. 中国民族民间医药, 2011, 20 (3): 125.

[27] 王敏, 王敏华, 华启海. 针刺治疗中风后运动性失语的临床观察 [J]. 四川中医, 2011, 29 (7): 116-118.

[28] 赵琦. 醒脑开窍针刺法治疗卒中后失语临床疗效观察 [J]. 四川中医, 2011, 29 (10): 120-121.

[29] 陈高平. 神仙解语丹联合奥扎格雷钠治疗脑梗死后失语症 62 例 [J].

陕西中医，2011，32（6）：681-682.

[30] 巫碧佳，李永鸿，李荣，等 . 高压氧联合多奈哌齐治疗卒中失语的疗效观察 [J] . 现代中西医结合杂志，2011，20（12）：1454-1456.

[31] 刘小北，俞进 . 盐酸多奈哌齐对脑卒中后失语的疗效观察 [J] . 心脑血管病防治，2012，12（4）：315-317.

[32] 胡霖霖 . 颞前线围刺法治疗脑卒中后运动性失语的临床研究 [D] . 哈尔滨：黑龙江中医药大学，2012.

[33] 刘娟 . 针刺内关、水沟穴治疗脑卒中运动性失语的疗效观察 [D] . 广州：广州中医药大学，2012.

[34] 侯文豪，常东红，杨春雪，等 . 头电针治疗脑卒中后运动性失语的疗效观察 [J] . 针灸临床杂志，2012，28（5）：29-31.

[35] 区智坚 . 舌三针治疗中风后运动性失语的应用研究 [D] . 广州：广州中医药大学，2012.

[36] 张峰 . 通督调神针刺法治疗缺血性中风失语症临床研究 [D] . 广州：广州中医药大学，2012.

[37] 刘淑霞，郭王斌，张永前，等 . 黄竹清脑颗粒治疗出血性中风失语症痰热腑实证 30 例 [J] . 山东中医药大学学报，2012，36（4）：304-306.

[38] 金秀丽 . 活血通窍散治疗气滞血瘀型中风失语 50 例 [J] . 陕西中医，2012，33（6）：664.

[39] 刘靖 . 抗抑郁药氟西汀配合语言训练改善脑卒中失语患者语言神经功能及抑郁的研究 [J] . 中国医药导报，2012，9（18）：54-56.

[40] 唐凌，沈璐 . 高压氧联合依达拉奉治疗脑梗死失语的疗效观察 [J] . 中国医学创新，2012，9（3）：42-43.

[41] 罗爱华，方杰，王璇，等 . 多奈哌齐联合语言训练对脑卒中后失语症的康复疗效 [J] . 现代医院，2012，12（1）：42-44.

[42] 朱湘华 . 加味解语丹治疗卒中后失语的临床观察 [D] . 济南：山东中医药大学，2013.

[43] 马洪丹 . 基于言语三区电针丛刺法对中风后运动性失语的临床疗效观察 [D] . 哈尔滨：黑龙江中医药大学，2013.

[44] 李群，易荣，管遵惠 . 舌针疗法的临床应用及研究概况 [J] . 医

学综述，2013，19（15）：2804 - 2807.

[45] 张力. 资寿解语汤治疗卒中后失语37例 [J]. 中国中医药现代远程教育，2013，11（6）：21.

[46] 李鹏，段莉. 补阳还五汤联合多奈哌齐治疗急性脑卒中后失语临床观察 [J]. 中国中医急症，2013，22（2）：298 - 300.

[47] 陈艳，潘翠环，龚卓，等. 多奈哌齐联合言语训练治疗脑卒中后失语症的临床观察 [J]. 中国康复，2013，28（5）：336 - 338.

[48] 付婧，肖军，易刚，等. 美金刚联合言语训练治疗卒中后外侧裂周失语症的观察 [J]. 实用医院临床杂志，2014，11（5）：104 - 106.

[49] 叶海霞，李世林. 多奈哌齐治疗早期卒中后失语患者的随机对照研究 [J]. 中华行为医学与脑科学杂志，2014，23（3）：225 - 227

[50] 王爱琴，常静玲. 脑卒中后失语的语言功能中西医评价方法探讨 [J]. 中华中医药杂志，2014，29（9）：2899 - 2902.

[51] 李辉萍，徐伟，宋涛. 盐酸美金刚治疗脑卒中后失语症的临床疗效观察 [J]. 中国康复医学杂志，2014，29（10）：973 - 975.

[52] 朱丹. 基于功能磁共振的针刺干预中风后失语语言功能恢复机制研究 [D]. 北京：北京中医药大学，2014.

[53] 高雁鸿，粟茂. 头针治疗脑卒中后失语的临床观察 [J]. 四川中医，2014，32（2）：144 - 146.

[54] 杨成，朱才丰. 针刺治疗卒中后失语临床观察 [J]. 中医药临床杂志，2014，26（11）：1126 - 1127.

[55] 蔡斐，谷文龙，石学敏. "醒脑开窍" 针法治疗脑梗死后失语的临床疗效观察 [J]. 天津中医药，2014，31（5）：272 - 274.

[56] 王乐红. 穴位按摩配合中药熏洗治疗中风半身不遂的效果观察及护理 [J]. 护士进修杂志，2014，29（8）：765 - 767.

[57] 王凡，徐春兰，东贵荣，等. 音乐电针疗法的研究现状与展望 [J]. 中国针灸，2014，34（12）：1247 - 1250.

[58] 肖军，冯园，易刚. 低频重复经颅磁刺激治疗脑卒中后外侧裂周失语症的疗效观察 [J]. 实用医院临床杂志，2014，11（3）：119 - 120.

[59] 肖卫民，李爱萍，王煜明，等. 经颅磁刺激结合针灸与语言训练对早期脑梗死后运动性失语患者的疗效 [J]. 广东医学，2014，35

(13)：2132 - 2134.

[60] 邱日汉，张保红，冼土生. 美金刚联合帕罗西汀治疗急性缺血性卒中后失语的疗效观察 [J]. 现代诊断与治疗，2014，25（23）：5344 - 5345.

[61] 丘卫红，万桂芳，谢纯青，等. 美金刚联合语言训练治疗卒中后失语患者的临床研究 [J]. 中国新药与临床杂志，2014，33（5）：390 - 393.

[62] 丘鸿凯，刘志华，林飞燕，等. 氟西汀联合 Schuell 刺激法语言训练治疗脑卒中后运动性失语症的疗效观察 [J]. 中国实用神经疾病志，2015，18（9）：43 - 44.

[63] 费爱华，蔡圣朝，徐斌. 解语膏穴位贴敷结合针刺治疗中风后运动性失语临床研究 [J]. 中国针灸，2015，35（11）：1099 - 1102.

[64] 陈付艳，李桂平. 针刺配合神经肌肉电刺激治疗缺血性卒中后运动性失语临床观察 [J]. 上海针灸杂志，2015，34（10）：944 - 946.

[65] 胡亚妮，俞翔. 复言汤联合多奈哌齐治疗脑卒中后失语临床观察 [J]. 陕西中医，2015，36（8）：977 - 978.

[66] 尹晓娜. 电针治疗中风后非流畅性失语的临床疗效观察 [D]. 哈尔滨：黑龙江中医药大学，2015.

[67] 江玉娟，项蓉，鞠海燕，等. 体表定位电头针治疗脑卒中患者运动性失语的疗效观察 [J]. 中西医结合心脑血管病杂志，2015，13（15）：1715 - 1717.

[68] 王姣. 头针在中风病治疗中的应用 [J]. 医学理论与实践，2015，28（18）：2446 - 2447.

[69] 封丽华，王河宝. 针刺风府、哑门穴为主治疗脑卒中失语60例 [J]. 江西中医药，2015，46（10）：57 - 58.

[70] 谢煜. "醒脑开窍针法" 治疗中风后运动性失语的临床研究 [D]. 广州：广州中医药大学，2015.

[71] 赵抗山，王晓玲. 艾地苯醌联合血府逐瘀汤治疗急性脑梗死后运动性失语的疗效及安全性 [J]. 中国实用神经疾病杂志，2015，18（17）：105 - 107.

[72] 张静. 启音开窍按摩法对中风后运动性失语患者影响的研究 [D]. 济南：山东中医药大学，2015.

[73] 丘鸿凯，刘志华，林飞燕，等．氟西汀联合 Schuell 刺激法语言训练治疗脑卒中后运动性失语症的疗效观察 [J]．中国实用神经疾病杂志，2015，18（9）：43－44．

[74] 张忠敏，郭艳芹，韩璎，等．急性脑梗死侧支循环建立的神经影像学评估 [J]．医学研究生学报，2015，28（1）：85－88．

[75] 黄铿伟，黄毓华，刘培雄，等．尤瑞克林联合美金刚治疗急性脑梗死运动性失语的疗效观察 [J]．现代诊断与治疗，2015，26（6）：1262－1263．

[76] 程熙，赖靖慧，王志峰，等．多奈哌齐治疗脑卒中后基底节性失语症的疗效观察 [J]．康复学报，2015，25（4）：34－36．

[77] 杨洁．美金刚治疗卒中后失语的疗效观察 [J]．世界临床医学，2016，10（4）：100．

[78] 徐婉月，蔡圣朝．穴位贴敷联合舌针治疗中风后运动性失语 60 例 [J]．中医药临床杂志，2016，28（9）：1275－1277．

[79] 李蒙珍．头针丛刺法治疗中风后感觉性失语患者的临床疗效观察 [D]．哈尔滨：黑龙江中医药大学，2016．

[80] 唐梁英．研究针灸治疗中风失语症的临床疗效及机理 [J]．中国实用医药，2016，11（12）：272－273．

[81] 王国英，陈伟；林秀珍．针刺治疗脑梗塞失语症的疗效观察 [J]．转化医学电子杂志，2016，3（12）：38－39．

[82] 周红霞，刘学文，程先宽，等．芳香解语汤治疗大脑前循环梗塞后运动性失语的临床观察 [J]．中国中医基础医学杂志，2016，22（9）：1206－1207，1235．

[83] 潘林平，陈国成，冯汉才，等．阳和解语汤治疗急性缺血性卒中运动性失语临床研究 [J]．河北中医，2016，38（6）：821－824．

[84] 韩常安．滋阴利窍饮辅助 Schuell 刺激法治疗肝肾两虚证缺血性脑卒中失语症疗效观察 [J]．现代中西医结合杂志，2016，25（34）：3776－3778，3847．

[85] 唐庆波，孙涛，陶晶．中药通窍活血汤加减配合高压氧治疗颅脑损伤后失语的临床效果分析 [J]．基因组学与应用生物学，2016，35（12）：3281－3284．

［86］王甜甜，陆芳，李霖荣，等．不同频率重复经颅磁刺激对脑卒中后非流利型失语症患者视图命名的影响［J］．中国康复，2016，31（6）：412 - 413．

［87］陈冬丽．依达拉奉对急性脑梗死患者血清炎性因子及脑血流的影响［J］．中国实用神经疾病杂志，2016，19（1）：116 - 117．

［88］蒋娟莉，张建．急性脑梗死介入治疗后应用丁苯酞联合依达拉奉改善神经功能恢复的临床研究［J］．海南医学院学报，2016，22（16）：1884 - 1886．

［89］樊影娜，赵佳．低频 rTMS 对急性脑梗死后运动性失语的疗效观察［J］．中国康复，2016，31（1）：28 - 30．

［90］郭春，朱高平，邓婉莹，等．重复经颅磁刺激结合盐酸美金刚与言语训练治疗脑梗死后运动性失语的效果［J］．中国医药导报，2016，13（5）：83 - 86．

［91］罗栋为，吴振东，唐小荣．氟西汀联合多奈哌齐治疗卒中后失语的疗效观察［J］．赣南医学院学报，2016，36（2）：244 - 246．

［92］慕玉莹，孙振永，刘以举，等．美金刚联合语言训练治疗卒中后失语患者的临床研究［J］．当代医学，2016，22（16）：142 - 143．

［93］吕瑞妍，罗丹峰，汪锦飘，等．盐酸美金刚联合言语康复训练治疗早期脑卒中后失语的疗效观察［J］．临床合理用药杂志，2016，9（32）：46 - 47．

［94］别红军．中药复言汤与多奈哌齐结合治疗脑卒中后失语患者109例［J］．实用中西医结合临床，2017，17（12）：87 - 88．

［95］王树青．解语丹药棒治疗脑卒中后运动性失语的疗效观察［J］．广西中医药大学学报，2017，20（4）：23 - 25．

［96］刘睿，杨文明．中风后失语症的中医药临床研究述要［J］．中西医结合心脑血管病杂志，2017，15（21）：2723 - 2726．

［97］张铭，白艳杰，郭健，等．加味解语丹治疗卒中后失语症40例疗效观察［J］．光明中医，2017，32（10）：1416 - 1418．

［98］蔡凯．中药复言汤与多奈哌齐结合治疗脑卒中后失语患者29例［J］．光明中医，2017，32（3）：384 - 385．

［99］田丽，朱慧敏，刘莉，等．基于镜像神经元理论的动作观察疗

法对脑卒中后非流畅性失语的影响 [J]. 中国康复医学杂志，2017，32（10）：1152 - 1154.

［100］许方军，夏清. 头针治疗脑卒中后运动性失语的研究进展 [J]. 按摩与康复医学，2017，8（18）：28 - 30.

［101］刘薇，宋成城，朱文宗，等. 头针治疗运动性失语综述 [J]. 按摩与康复医学，2017，8（13）：8 - 10.

［102］徐慧明，解雅童，崔莹. 针灸治疗中风失语症临床研究 [J]. 亚太传统医药，2017，13（18）：131 - 132.

［103］周亮，杨婷，田亮，等. 通督调神针法治疗脑卒中后失语症的临床研究 [J]. 中华全科医学，2017，15（9）：1506 - 1508.

［104］张斌龙，常静玲，高颖. 针刺治疗脑卒中后失语症的临床与疗效机制研究现状 [J]. 世界中医药，2017，12（7）：1512 - 1516.

［105］李响. 舒郁解语汤加减治疗中风后运动性失语（气滞痰瘀型）的临床观察 [D]. 哈尔滨：黑龙江中医药大学，2017.

［106］张通，李胜利，白玉龙，等. 卒中后失语临床管理专家共识 [J]. 中国康复理论与实践，2022，28（1）：15 - 23.

［107］张科凤. 息风通络中药联合 Schuell 刺激法治疗缺血性中风后失语症阴虚风动证疗效及对血清 CGRP、ET 的影响 [J]. 现代中西医结合杂志，2017，26（25）：2765 - 2767，2822.

［108］阚彧，戴立磊，成逸. 记忆广度训练对脑梗死后感觉性失语症患者语句听理解能力的疗效观察 [J]. 护理与康复，2017，16（11）：1184 - 1186.

［109］赖靖慧，程熙，戴清月，等. 帕罗西汀联合言语训练治疗卒中后运动性失语的疗效观察 [J]. 医学理论与实践，2017，30（23）：3487 - 3488.

［110］夏慧，胡婷婷，陆悌明. 依达拉奉治疗急性脑梗死的疗效及对炎症因子与 NIHSS 评分的影响 [J]. 实用临床医药杂志，2017，21（1）：150 - 151.

［111］戈蕾，赵玉晓，常永霞，等. 低频重复经颅磁刺激联合依达拉奉对脑梗死失语患者炎性因子及脑代谢产物的影响 [J]. 海南医学院学报，2017，23（5）：694 - 697.

[112] 贺兴辉, 贺成功, 蔡圣朝, 等. 舌针、头皮针配合解语膏贴敷治疗卒中后失语28例 [J]. 中国针灸, 2018, 38 (12): 1329 – 1330.

[113] 朱文敏, 钟文娟, 徐波, 等. 针灸结合语言康复治疗脑卒中后失语症疗效的 Meta 分析 [J]. 时珍国医国药, 2018, 29 (8): 2038 – 2043.

[114] 李文瑶, 余思奕, 郭保君, 等. 基于现代文献的穴位贴敷临床治疗病症谱研究 [J]. 中华中医药杂志, 2018, 33 (8): 3562 – 3565.

[115] 刘波. 中药复言汤与多奈哌齐联合应用对脑卒中后失语患者的治疗效果观察 [J]. 临床医药文献电子杂志, 2018, 5 (46): 142 – 143.

[116] 王昭凤. 解语丹药棒治疗脑卒中后运动性失语的临床疗效研究 [D]. 南宁: 广西中医药大学, 2018.

[117] 方雅靖. 赖氏通元法治疗脑卒中后失语症的临床研究 [D]. 广州: 广州中医药大学, 2018.

[118] 祝勇强. 舌三针运动针法治疗脑卒中后运动性失语的临床观察 [D]. 广州: 广州中医药大学, 2018.

[119] 马慧宇. 自拟舒郁解语汤加减治疗气滞痰瘀型中风后运动性失语的临床观察 [J]. 光明中医, 2018, 33 (22): 3362 – 3363.

[120] 丰效杰. 涤痰汤加味治疗中风失语的疗效评价 [J]. 临床研究, 2018, 26 (11): 3 – 4.

[121] 邓军. 涤痰汤合解语丹加减治疗脑梗死后失语症37例 [J]. 中国民间疗法, 2018, 26 (14): 32 – 33.

[122] 王清泉. 地黄饮子加减治疗卒中后失语阴虚证分析 [J]. 光明中医, 2018, 33 (18): 2696 – 2697.

[123] 李伟, 陈颖, 朱新岭, 等. 丁苯酞注射液联合经颅磁刺激治疗急性脑梗死后运动性失语观察 [J]. 中国药师, 2018, 21 (11): 1981 – 1984.

[124] 潘蓉蓉, 何金彩. 言语训练联合美金刚治疗脑卒中后失语的有效性和安全性评价 [J]. 温州医科大学学报, 2018, 48 (11): 842 – 845.

[125] 彭小江. 不同剂量氟西汀治疗老年脑卒中后失语伴轻度抑郁患者的效果及对神经功能和语言障碍的影响 [J]. 临床医学研究与实践, 2019, 4 (14): 41 – 43.

[126] 郭锋, 朱才丰, 陈雪艳, 等. 解语膏穴位贴敷辅助治疗脑卒中

后运动性失语 30 例临床观察［J］. 甘肃中医药大学学报, 2019, 36 (6): 66 – 69.

［127］李姣, 刘进进. 中西结合治疗卒中后失语疗效的 Meta 分析［J］. 湖北民族学院学报 (医学版), 2019, 36 (3): 24 – 28.

［128］谢静霞, 陈庆亮, 吴倩. 经颅直流电刺激配合头针治疗脑卒中失语症疗效观察［J］. 实用中医药杂志, 2019, 35 (8): 1009 – 1010.

［129］孙超. 菖芎解语汤治疗缺血性中风急性期失语 (痰瘀阻络证) 的临床研究［D］. 济南: 山东中医药大学, 2019.

［130］朱湘华, 苏志永, 胡红专. 加味解语丹对治疗脑卒中后失语的临床观察［J］. 临床医药文献电子杂志, 2019, 6 (31): 146 – 147.

［131］黄梅, 王祖红, 郭春艳, 等. 舌针治疗中风述评［J］. 河南中医, 2019, 39 (10): 1583 – 1587.

［132］全玲玲. 针刺舌三针为主穴治疗中风后运动性失语的临床观察［D］. 沈阳: 辽宁中医药大学, 2019.

［133］李莉, 王祖红, 易荣, 等. 管氏舌针治疗缺血性中风后失语 30 例临床观察［J］. 云南中医中药杂志, 2019, 40 (12): 38 – 41.

［134］刘渝册, 马志辉, 杨艳君, 等. 不同针刺方案治疗脑卒中后失语症的临床研究［J］. 广州: 广州中医药大学学报, 2019, 36 (2): 219 – 222.

［135］马志辉, 杨艳君, 刘兢, 等. 不同针刺方法治疗阴虚风动型脑梗死后运动性失语症的平行对照研究［J］. 四川中医, 2019, 37 (5): 176 – 178.

［136］豆华明, 周红, 董超. 涤痰汤加味治疗中风失语疗效观察［J］. 实用中医药杂志, 2019, 35 (7): 800 – 801.

［137］李小飞. 氟西汀结合解语汤加减治疗卒中后失语症对临床效果、AQ 分值及预后观察［J］. 北方药学, 2019, 16 (1): 26 – 27.

［138］王春燕, 李文茜, 金妮, 等. 龙血通络联合舒肝解郁胶囊对恢复期脑梗死患者生活质量及运动性失语的影响［J］. 实用临床医药杂志, 2019, 23 (12): 72 – 74.

［139］刘晓东. 补阳还五汤加减结合重复经颅磁刺激治疗脑卒中后非流畅性失语症临床观察［J］. 实用中医药杂志, 2019, 35 (7): 786 – 787.

[140] 过秀秀，叶祥明. 语言康复训练结合心理干预对脑卒中后 Bro-ca 失语症患者语言功能的影响 [J]. 中国听力语言康复科学杂志，2019，17 (1)：62 - 66.

[141] 邱丽芳，余友金，卢金华，等. 针刺联合反应扩充疗法对脑卒中后慢性失语症患者的语言疗效影响 [J]. 中国医药科学，2020，10 (15)：1 - 4.

[142] 李博，张松兴. 中西医结合治疗脑卒中失语症疗效的 Meta 分析及选方用药探讨 [J]. 实用中医内科杂志，2020，34 (6)：9 - 16.

[143] 贾博惟，王鹏琴. 头针结合经颅直流电刺激治疗卒中后失语症的个案研究 [J]. 实用中医内科杂志，2020，34 (5)：21 - 23.

[144] 王锐，史尊基，岳亚敏，等. 神经肌肉电刺激治疗运动性失语症的可行性分析 [J]. 首都食品与医药，2020，27 (1)：27.

[145] 朱慧敏，张新颜，程欣欣，等. 抑制性 rTMS 刺激联合镜像神经元训练系统对脑卒中后完全性失语的作用研究 [J]. 中国康复，2020，35 (11)：563 - 567.

[146] 徐丽，罗红，陈爽，李静，等. 基于镜像神经元的言语动作观察对脑卒中后 Broca 失语的疗效观察 [J]. 实用医院临床杂志，2020，17 (6)：139 - 142.

[147] 王宇，周维金，王海军，等. 镜像训练结合 Schuell 刺激疗法对改善失语症患者口面失用的影响 [J]. 按摩与康复医学，2020，11 (18)：11 - 13.

[148] 夏家怡，徐倩，王萍，等. 镜像神经元系统结合针灸治疗非流利性失语 [J]. 心理月刊，2020，15 (17)：236 - 237，240.

[149] 员玲玲，王欣，李越. 镜像神经元康复疗法治疗脑卒中后运动性失语症的疗效观察 [J]. 听力学及言语疾病杂志，2020，28 (5)：527 - 530.

[150] 尚郁峰，朱金妹，钱贞，等. 中药穴位熏蒸联合镜像神经元康复训练治疗卒中后失语症疗效观察 [J]. 上海针灸杂志，2020，39 (3)：285 - 290.

[151] 陈柱，徐倩，孙勇，等. 重复经颅磁刺激结合镜像神经元疗法治疗卒中后非流利性失语的疗效观察 [J]. 当代医学，2020，26 (8)：

45 – 48.

[152] 陈柱，单春雷．头针在失语症中的应用 [J]．实用老年医学，2020，34 (2)：186 – 189.

[153] 邢翘楚．通督调神固本法治疗中风后运动性失语的临床研究 [D]．广州：广州中医药大学，2020.

[154] 廖春华，刘朝晖，何珊珊，等．脑血疏口服液联合语言训练治疗卒中后失语的临床疗效 [J]．中西医结合心脑血管病杂志，2020，18 (7)：1142 – 1144.

[155] 吕静，贾建真，黄刚，等．地黄饮子联合言语训练治疗卒中后失语患者的临床效果 [J]．临床医学研究与实践，2020，5 (33)：135 – 136，139.

[156] 宫嘉．通督调神针刺法结合记忆广度训练治疗卒中后失语症临床观察 [J]．实用中医药杂志，2020，36 (4)：523 – 524.

[157] 傅晓娴．氟西汀联合 Schuell 刺激法语言训练治疗脑卒中后运动性失语症的临床疗效 [J]．临床合理用药杂志，2020，13 (33)：170 – 172.

[158] 付婧，李素萍，余茜，等．神经心理学量表评估无创性物理治疗加用多奈哌齐干预治疗失语症恢复期的疗效 [J]．实用医院临床杂志，2020，17 (5)：41 – 44.

[159] 唐卓润，梁天梅．丁苯酞注射液联合 TMS 治疗急性脑梗死后运动性失语的临床效果 [J]．中国医学创新，2020，17 (5)：135 – 138.

[160] 黎春镛，罗高权，刘榴，等．多奈哌齐对急性缺血性脑卒中运动性失语患者的言语功能的影响 [J]．神经损伤与功能重建，2020，15 (2)：78 – 80.

[161] 徐梦，郭杨．针刺联合神经肌肉电刺激治疗脑梗死失语患者的效果 [J]．中国民康医学，2021，33 (23)：127 – 129.

[162] 高鹏，张娥，张运克，等．基于古代医案分析中医治疗中风失语用药规律 [J]．中医学报，2021，36 (12)：2701 – 2707.

[163] 李昭缘，齐瑞，姜林鸿，等．低频重复经颅磁刺激对脑卒中后失语症疗效的 Meta 分析 [J]．中国康复，2021，36 (11)：677 – 683.

[164] 周海燕，袁磊，闻瑛，等．低频重复经颅磁刺激联合言语训练对脑卒中失语的康复效果 [J]．神经损伤与功能重建，2021，16 (10)：

614 – 616.

[165] 张楠，王振宇，刘睿姝，等 . 不同方案非侵入性脑刺激治疗脑卒中后失语症疗效的网状 Meta 分析 [J] . 海南医学，2021，32（13）：1755 – 1761.

[166] 赵德福，赵瑜，杨孝芳 . 督脉取穴针刺联合 Schuell 语言康复训练对脑卒中后失语症患者言语功能、MoCA 评分及语言中枢活动功能的影响 [J] . 临床和实验医学杂志，2021，20（8）：886 – 890.

[167] 张野 . 解语膏穴位贴敷与针刺联合治疗中风后运动性失语 [J] . 深圳中西医结合杂志，2021，31（4）：70 – 72.

[168] 于晓辉，梁志刚 . 脑卒中后失语症治疗的研究进展 [J] . 医学综述，2021，27（3）：513 – 518.

[169] 黄幸，孔乔，周雨帆，等 . 中药治疗卒中后失语 Meta 分析 [J] . 中医学报，2021，36（1）：212 – 217.

[170] 楼喜强，刘襄，刘春花，等 . 头针调衡电刺激治疗脑梗死后运动性失语疗效观察 [J] . 中国针灸，2021，4（11）：1211 – 1215.

[171] 马斌，柳刚，杨骏，等 . 从"舌"论针灸治疗中风失语症 [J] . 中医药信息，2021，38（4）：59 – 62.

[172] 杨政杰，刘林 . 针刺治疗卒中后失语的临床分析 [J] . 中国中医药现代远程教育，2021，19（11）：131 – 133.

[173] 秦梦妮 . "醒脑开窍"康复方案治疗脑梗死后运动性失语的临床研究 [D] . 天津：天津中医药大学，2021.

[174] 扈洁，郑德松，刘云东，等 . 针刺百会八阵穴对缺血性脑卒中运动性失语患者语言功能及脑血流的影响 [J] . 山东中医杂志，2021，40（9）：957 – 961.

[175] 张泮，梁琪 . 通窍活血汤加减治疗颅脑损伤后失语的临床效果 [J] . 中医临床研究，2021，13（14）：91 – 93.

[176] 杨奕静，高晓芬，刘惠宇 . 五行音乐对脑卒中后运动性失语患者的康复治疗 [J] . 韶关学院学报，2021，42（12）：45 – 50.

[177] 周俊杰，王静敏 . 头针联合镜像疗法治疗老年脑卒中后运动性失语临床观察 [J] . 中国疗养医学，2021，30（8）：839 – 841.

[178] 黄晓煌，凌水桥，罗卫欢 . 镜像神经元康复疗法联合阶段性语

言康复训练对脑卒中后失语症患者的影响［J］.中外医学研究，2021，19（12）：166－168.

［179］蒋孝翠，刘臻，夏晓昧.低频重复经颅磁刺激联合动作观察疗法治疗卒中后非流利性失语的疗效观察［J］.中国康复，2021，36（2）：72－76.

［180］于晓辉，张俊良，黄双凤，等.丁苯酞联合美金刚早期治疗急性缺血性卒中后失语的有效性和安全性研究［J］.中国卒中志，2021，16（2）：175－180.

［181］王喜丰，付群芳，刘靖，等.丁苯酞序贯联合美金刚治疗急性脑梗死后运动性失语的疗效［J］.神经损伤与功能重建，2021，16（5）：292－294.

［182］李雪青，邓娟娟，熊丽，等.针刺百会八阵穴结合语言康复训练治疗缺血性脑卒中后运动性失语症临床观察［J］.辽宁中医药大学学报，2022，24（10）：165－168.

［183］陈文雅，郭培，张微微，等.针刺联合低频重复经颅磁刺激治疗脑卒中后失语症的效果［J］.宁夏医科大学学报，2022，44（3）：281－285.

［184］孔乔，黄幸，张乐怡，等.基于复杂网络分析与德尔菲法的中风后失语中药处方筛选研究［J］.环球中医药，2022，15（3）：401－407.

［185］卓碧芳，张梦龙，秦晨阳，等.针刺治疗卒中后失语症的研究进展［J］.中医药学报，2022，50（1）：41－46.

［186］张梦龙，卓碧芳，秦晨阳，等.失语症常用评价方法及其信效度概况［J］.吉林中医药，2022，42（3）：366－369.

［187］徐丽霞，王丽君，张璐.活血通络方联合言语康复训练治疗卒中后失语临床研究［J］.新中医，2022，54（11）：88－91.

［188］刘卫芳，常秀红，高燕，等.高压氧、左旋多巴联合心理干预对急性脑梗死失语症患者的疗效［J］.国际精神病学杂志，2022，49（1）：108－111.

［189］徐唱，孙文琳，张亚洁.经颅直流电刺激配合镜像神经元疗法治疗缺血性脑卒中后运动性失语症效果观察［J］.河北医科大学学报，2022，43（7）：750－753，774.

［190］黄秋实.针灸联合镜像神经元康复训练治疗卒中后失语的临床

观察［J］. 临床研究, 2022, 30 (7): 133 –136.

［191］李玉华. 基于镜像神经元理论的动作观察疗法联合 MIT 在卒中后非流畅性失语患者中的应用效果［J］. 中国民康医学, 2022, 34 (11): 167 –170.

［192］杨威, 过秀秀, 夏思颖, 等. 经颅直流电刺激联合镜像神经元疗法治疗脑卒中后非流畅性失语的临床疗效［J］. 中国现代医生, 2022, 60 (15): 25 –29.

［193］陈柱, 夏家怡, 徐倩, 等. 头针联合镜像神经元训练改善脑卒中后非流利性失语症的作用［J］. 中国听力语言康复科学杂志, 2022, 20 (3): 222 –225.

［194］Lu Lu G, Jia R, Liang D, et al. Effects of music therapy on anxiety: A meta-analysis of randomized controlled trials［J］. Psychiatry Res, 2021, 304: 114137.

［195］G, Jia R, Liang D, et al. Effects of music therapy on anxiety: A meta-analysis of randomized controlled trials［J］. Psychiatry Res, 2021, 304: 114137.

［196］LINN L. Sodium amytal in treatment of aphasia［J］. Arch Neurol Psychiatry, 1947, 58 (3): 357.

［197］Lareng L, Jorda M F. Diazepam in the treatment of tetanus. Apropos of 25 cases［J］. Anesth Analg (Paris), 1967, 24 (1): 13 –20.

［198］Sabe L, Salvarezza F, García Cuerva A, Leiguarda R, Starkstein S. A randomized, double-blind, placebo-controlled study of bromocriptine in nonfluent aphasia. Neurology. 1995 Dec; 45 (12): 2272 –2274.

［199］Huber W. The role of piracetam in the treatment of acute and chronic aphasia. Pharmacopsychiatry. 1999 Mar; 32 Suppl 1: 38 –43.

［200］Kessler J, Thiel A, Karbe H, Heiss WD. Piracetam improves activated blood flow and facilitates rehabilitation of poststroke aphasic patients. Stroke. 2000 Sep; 31 (9): 2112 –2116.

［201］Bragoni M, Altieri M, Di Piero V, Padovani A, Mostardini C, Lenzi GL. Bromocriptine and speech therapy in non-fluent chronic aphasia after stroke. Neurol Sci. 2000 Feb; 21 (1): 19 –22.

［202］ Freitas C, Fernandez-Company J F, Pita M F, et al. Music therapy for adolescents with psychiatric disorders: An overview ［J］. Clin Child Psychol Psychiatry, 2022, 27 (3): 895－910.

［203］ Kessler J, Thiel A, Karbe H, et al. Piracetam improves activated blood flow and facilitates rehabilitation of poststroke aphasic patients ［J］. Stroke, 2000, 31 (9): 2112－2116.

［204］ Liu Q, Li W, Yin Y, et al. The effect of music therapy on language recovery in patients with aphasia after stroke: a systematic review and meta-analysis ［J］. Neurol Sci, 2022, 43 (2): 863－872.

［205］ Walker-Batson D, Curtis S, Natarajan R, et al. A double-blind, placebo-controlled study of the use of amphetamine in the treatment of aphasia ［J］. Stroke, 2001, 32 (9): 2093－2098.

［206］ Tarrant M, Carter M, Dean S G, et al. Singing for people with aphasia (SPA): results of a pilot feasibility randomised controlled trial of a group singing intervention investigating acceptability and feasibility ［J］. BMJ Open, 2021, 11 (1): e40544.

［207］ Berthier M L, Hinojosa J, Martin M C, et al. Open-label study of donepezil in chronic poststroke aphasia ［J］. Neurology, 2003, 60 (7): 1218－1219.

［208］ Knecht S, Breitenstein C, Bushuven S, Wailke S, Kamping S, Flöel A, Zwitserlood P, Ringelstein EB. Levodopa: faster and better word learning in normal humans. Ann Neurol. 2004 Jul; 56 (1): 20－26.

［209］ Arciniegas DB, Frey KL, Anderson CA, Brousseau KM, Harris SN. Amantadine for neurobehavioural deficits following delayed post-hypoxic encephalopathy. Brain Inj. 2004 Dec; 18 (12): 1309－1318.

［210］ Cohen L, Chaaban B, Habert M. Transient improvement of aphasia with zolpidem ［J］. N Engl J Med, 2004, 350 (9): 949－950.

［211］ Berthier ML, Green C, Higueras C, Fernández I, Hinojosa J, Martín MC. A randomized, placebo-controlled study of donepezil in poststroke aphasia. Neurology. 2006 Nov 14; 67 (9): 1687－1689.

［212］ Ashtary F, Janghorbani M, Chitsaz A, Reisi M, Bahrami A. A randomized, double-blind trial of bromocriptine efficacy in nonfluent aphasia after stroke. Neurology. 2006 Mar 28; 66 (6): 914 –916.

[213] Von Wild K R. Early rehabilitation of higher cortical brain functioning in neurosurgery, humanizing the restoration of human skills after acute brain lesions [J]. Acta Neurochir Suppl, 2006, 99: 3 –10.

[214] Nadeau S E, Wu S S. CIMT as a behavioral engine in research on physiological adjuvants to neurorehabilitation: the challenge of merging animal and human research [J]. NeuroRehabilitation, 2006, 21 (2): 107 –130.

[215] Barrett AM, Eslinger PJ. Amantadine for adynamic speech: possible benefit for aphasia? Am J Phys Med Rehabil. 2007 Aug; 86 (8): 605 –612.

[216] Whiting E, Chenery HJ, Chalk J, Copland DA. Dexamphetamine boosts naming treatment effects in chronic aphasia. J Int Neuropsychol Soc. 2007 Nov; 13 (6): 972 –979.

[217] Tanaka Y. [Pharmacotherapy for aphasia]. Rinsho Shinkeigaku. 2007 Nov; 47 (11): 859 –61.

[218] Tsikunov SG, Belokoskova SG. Psychophysiological analysis of the influence of vasopressin on speech in patients with post-stroke aphasias. Span J Psychol. 2007 May; 10 (1): 178 –188.

[219] Sawyer E, Mauro LS, Ohlinger MJ. Amantadine enhancement of arousal and cognition after traumatic brain injury. Ann Pharmacother. 2008 Feb; 42 (2): 247 –252.

[220] Berthier ML, Green C, Lara JP, Higueras C, Barbancho MA, Dávila G, Pulvermüller F. Memantine and constraint-induced aphasia therapy in chronic poststroke aphasia. Ann Neurol. 2009 May; 65 (5): 577 –585.

[221] Hickok G. The dual stream model of speech and language processing. Handb Clin Neurol. 2022; 185: 57 –69.

[222] Seniow J, Litwin M, Litwin T, et al. New approach to the rehabilitation of post-stroke focal cognitive syndrome: effect of levodopa combined with speech and language therapy on functional recovery from aphasia [J]. J Neurol Sci, 2009, 283 (1 –2): 214 –218.

[223] Small S L, Llano D A. Biological approaches to aphasia treatment [J].

Curr Neurol Neurosci Rep，2009，9（6）：443 – 450.

［224］ Johnson NA，Rademaker A，Weintraub S，Gitelman D，Wienecke C，Mesulam M. Pilot trial of memantine in primary progressive aphasia. Alzheimer Dis Assoc Disord. 2010 Jul-Sep；24（3）：308.

［225］ Leemann B，Laganaro M，Chetelat-Mabillard D，Schnider A. Crossover trial of subacute computerized aphasia therapy for anomia with the addition of either levodopa or placebo. Neurorehabil Neural Repair. 2011 Jan；25（1）：43 – 7. Epub 2010 Sep 12.

［226］ Güngör L，Terzi M，Onar MK. Does long term use of piracetam improve speech disturbances due to ischemic cerebrovascular diseases？ Brain Lang. 2011 Apr；117（1）：23 – 37.

［227］ Berthier ML，Pulvermüller F，Dávila G，Casares NG，Gutiérrez A. Drug therapy of post-stroke aphasia：a review of current evidence. Neuropsychol Rev. 2011 Sep；21（3）：302 – 317.

［228］ Korchounov A，Ziemann U. Neuromodulatory neurotransmitters influence LTP-like plasticity in human cortex：a pharmaco-TMS study［J］. Neuropsychopharmacology，2011，36（9）：1894 – 1902.

［229］ Sun Y，Xue S A，Zuo Z. Acupuncture therapy on apoplectic aphasia rehabilitation［J］. J Tradit Chin Med，2012，32（3）：314 – 321.

［230］ Gill SK，Leff AP. Dopaminergic therapy in aphasia. Aphasiology. 2012 Feb；28（2）：155 – 170.

［231］ Small SL，Buccino G，Solodkin A. The mirror neuron system and treatment of stroke. Dev Psychobiol. 2012；54（3）：293 – 310.

［232］ Kim K，Chung E，Kim C J，et al. Swimming exercise during pregnancy alleviates pregnancy-associated long-term memory impairment［J］. Physiol Behav，2012，107（1）：82 – 86.

［233］ Rock P L，Roiser J P，Riedel W J，et al. Cognitive impairment in depression：a systematic review and meta-analysis［J］. Psychol Med，2014，44（10）：2029 – 2040.

［234］ Cahana-Amitay D，Albert ML. Neuroscience of aphasia recovery：the concept of neural multifunctionality. Curr Neurol Neurosci Rep. 2015 Jul；15

(7)：41.

[235] Chen W, Ye Q, Ji X, et al. Mirror neuron system based therapy for aphasia rehabilitation. Front Psychol. 2015; 6: 1665. Published 2015 Oct 30.

[236] Breitenstein C, Korsukewitz C, Baumgartner A, et al. L-dopa does not add to the success of high-intensity language training in aphasia [J]. Restor Neurol Neurosci, 2015, 33 (2): 115 – 120.

[237] Yamada N, Kakuda W, Yamamoto K, Momosaki R, Abo M. Atomoxetine administration combined with intensive speech therapy for post-stroke aphasia: evaluation by a novel SPECT method. Int J Neurosci. 2016 Sep; 126 (9): 829 – 838.

[238] Berthier ML, De-Torres I, Paredes-Pacheco J, Roé-Vellvé N, Thurnhofer-Hemsi K, Torres-Prioris MJ, Alfaro F, Moreno-Torres I, López-Barroso D, Dávila G. Cholinergic Potentiation and Audiovisual Repetition-Imitation Therapy Improve Speech Production and Communication Deficits in a Person with Crossed Aphasia by Inducing Structural Plasticity in White Matter Tracts. Front Hum Neurosci. 2017 Jun 14; 11: 304.

[239] Woodhead ZV, Crinion J, Teki S, Penny W, Price CJ, Leff AP. Auditory training changes temporal lobe connectivity in 'Wernicke's aphasia': a randomised trial. J Neurol Neurosurg Psychiatry. 2017 Jul; 88 (7): 586 – 594.

[240] Keser Z, Dehgan MW, Shadravan S, Yozbatiran N, Maher LM, Francisco GE. Combined Dextroamphetamine and Transcranial Direct Current Stimulation in Poststroke Aphasia. Am J Phys Med Rehabil. 2017 Oct; 96 (10 Suppl 1): S141 – S145.

[241] Chang J, Zhang H, Tan Z, et al. Effect of electroacupuncture in patients with post-stroke motor aphasia: Neurolinguistic and neuroimaging characteristics [J]. Wien Klin Wochenschr, 2017, 129 (3 – 4): 102 – 109.

[242] Saxena S, Hillis A E. An update on medications and noninvasive brain stimulation to augment language rehabilitation in post-stroke aphasia [J]. Expert Rev Neurother, 2017, 17 (11): 1091 – 1107.

［243］Leonardi S, Cacciola A, De Luca R, et al. The role of music therapy in rehabilitation: improving aphasia and beyond ［J］. Int J Neurosci, 2018, 128 (1): 90 – 99.

［244］Yuan X, Teng X, Wang Y, et al. Recipient treatment with acetylcholinesterase inhibitor donepezil attenuates primary graft failure in rats through inhibiting post-transplantational donor heart ischaemia/reperfusion injury ［J］. Eur J Cardiothorac Surg, 2018, 53 (2): 400 – 408.

［245］Crosson B, Rodriguez AD, Copland D, Fridriksson J, Krishnamurthy LC, Meinzer M, Raymer AM, Krishnamurthy V, Leff AP. Neuroplasticity and aphasia treatments: new approaches for an old problem. J Neurol Neurosurg Psychiatry. 2019 Oct; 90 (10): 1147 – 1155.

［246］Sihvonen A J, Soinila S, Sarkamo T. Post-stroke enriched auditory environment induces structural connectome plasticity: secondary analysis from a randomized controlled trial ［J］. Brain Imaging Behav, 2022.

［247］You L, Wang Y, Chen W, et al. The Effectiveness of Action Observation Therapy Based on Mirror Neuron Theory in Chinese Patients with Apraxia of Speech after Stroke. Eur Neurol. 2019; 81 (5 – 6): 278 – 286.

［248］Yu B H, Xing Y, Zhang F. The Therapeutic Effect of Electroacupuncture Therapy for Ischemic Stroke ［J］. Evid Based Complement Alternat Med, 2020, 2020: 6415083.

［249］Stefaniak J D, Halai A D, Lambon R M. The neural and neurocomputational bases of recovery from post-stroke aphasia ［J］. Nat Rev Neurol, 2020, 16 (1): 43 – 55.

［250］Shi E R, Zhang Q. A domain-general perspective on the role of the basal ganglia in language and music: Benefits of music therapy for the treatment of aphasia ［J］. Brain Lang, 2020, 206: 104811.

［251］Vitti E, Hillis A E. Treatment of post-stroke aphasia: A narrative review for stroke neurologists ［J］. Int J Stroke, 2021, 16 (9): 1002 – 1008.

［252］Sihvonen A J, Pitkaniemi A, Leo V, et al. Resting-state language network neuroplasticity in post-stroke music listening: A randomized controlled trial ［J］. Eur J Neurosci, 2021, 54 (11): 7886 – 7898.